Inhaltsverzeichnis

D1923044

Vorwort 005

1 Einleitung 006

1.1 Allgemeines zum Untertest »Textverständnis« 006

2 Bearbeitungsstrategie 008

2.1 Bearbeitungsschritte 008

2.2 Das Wichtigste in Kürze 020

2.3 Übungsbeispiel 021

2.4 Lösungen zum Übungsbeispiel 024

3 Simulationen 026

3.1 Simulation 1 026

3.1.1 Nervenzellen 027

3.1.2 Herz 030

3.1.3 Muskulatur 033

3.1.4 Nebennieren 037

3.2 Simulation 2 040

3.2.1 Durchfall 041

3.2.2 Multiple Sklerose 044

3.2.3 Tubulussystem 048

3.2.4 Koronardurchblutung 051

3.3 Simulation 3 055

3.3.1 Diabetes mellitus Typ I 056

3.3.2 Anaphylaktischer Schock 060

3.3.3 Vitamin B_{12} 064

3.3.4 RAA-System 068

3.4 Simulation 4 071

3.4.1 Allergien 072

3.4.2 Schlaganfall 076

3.4.3 Blutgerinnung 079

3.4.4 Schmerzempfindung 082

3.5 Simulation 5 086

3.5.1 Sklerodermie 087

3.5.2 Herzfunktion 091

3.5.3 Bewegung 095

3.5.4 Farbsehen 099

3.6 Simulation 6 102

3.6.1 Diabetes mellitus Typ II 103

3.6.2 Fetaler Kreislauf 107

3.6.3 Weibliche Geschlechtshormone 111

3.6.4 Harnkonzentrierung und Henle-Schleife 115

3.7 Simulation 7 119

3.7.1 Hypophyse 120

3.7.2 Menstruationszyklus 123

3.7.3 Schilddrüse 127

3.7.4 Sauerstoffbindung an Hämoglobin 130

3.8 Simulation 8 134

3.8.1 Stoffwechselstörungen 135

3.8.2 Myasthenia gravis 138

3.8.3 Regulation der Nahrungsaufnahme 142

3.8.4 Basalganglien 146

4 Antwortbogen 150

5 Lösungsbogen 151

Digitale Inhalte zu diesem Buch
Die Lösungs- und Antwortbögen sowie die ausführlichen Lösungen zu den Simulationen in diesem Buch kannst Du Dir auch als digitale Version herunterladen. Das erleichtert Dir die direkte Auswertung und Nachbearbeitung der Aufgaben. Alle digitalen Inhalte dieses Buches findest Du über den nebenstehenden QR-Code oder unter:
www.med2university.de/tms/7590

6 Erläuterungen zu den ausführlichen Lösungen 152

7 Ausführliche Lösungen 153

7.1 Simulation 1 153
7.1.1 Nervenzellen 154
7.1.2 Herz 155
7.1.3 Muskulatur 157
7.1.4 Nebennieren 160
7.2 Simulation 2 163
7.2.1 Durchfall 164
7.2.2 Multiple Sklerose 165
7.2.3 Tubulussystem 167
7.2.4 Koronardurchblutung 170
7.3 Simulation 3 173
7.3.1 Diabetes mellitus Typ I 174
7.3.2 Anaphylaktischer Schock 176
7.3.3 Vitamin B_{12} 178
7.3.4 RAA-System 181
7.4 Simulation 4 184
7.4.1 Allergien 185
7.4.2 Schlaganfall 187
7.4.3 Blutgerinnung 189
7.4.4 Schmerzempfindung 191
7.5 Simulation 5 195
7.5.1 Sklerodermie 196
7.5.2 Herzfunktion 198
7.5.3 Bewegung 200
7.5.4 Farbsehen 203
7.6 Simulation 6 206
7.6.1 Diabetes mellitus Typ II 207
7.6.2 Fetaler Kreislauf 210
7.6.3 Weibliche Geschlechtshormone 213
7.6.4 Harnkonzentrierung und Henle-Schleife 217
7.7 Simulation 7 221
7.7.1 Hypophyse 222
7.7.2 Menstruationszyklus 224
7.7.3 Schilddrüse 227
7.7.4 Sauerstoffbindung an Hämoglobin 229
7.8 Simulation 8 232
7.8.1 Stoffwechselstörungen 233
7.8.2 Myasthenia gravis 236
7.8.3 Regulation der Nahrungsaufnahme 239
7.8.4 Basalganglien 243

8 Wie Du weiter üben kannst 246

8.1 Buchempfehlungen 246
8.2 Kurse 247

9 Literaturverzeichnis 248

Eigene Notizen 249

Vorwort

Liebe zukünftige Teilnehmende des TMS und EMS,

seit vielen Jahren begleite und berate ich Studieninteressierte auf dem Weg zu medizinischen Studiengängen. In dieser Zeit haben sich die Zulassungsverfahren für die begehrten Plätze immer wieder verändert. Seit 2020 ist der TMS (der „Test für medizinische Studiengänge“) ein wichtiges Kriterium für die Zulassung von Studienbeginnenden, da er eine gute Prognose für den Studienerfolg abgibt.

Um den TMS/EMS-Test erfolgreich zu bestehen und Deine Chance auf einen Studienplatz zu erhöhen, ist es wichtig, sich gründlich und strukturiert vorzubereiten. Mit dem Band „Textverständnis“ aus unserer Buchreihe „Weiße Reihe“, den Du in Händen hältst, möchte ich eine maßgeschneiderte Prüfungsvorbereitung bieten, die allen aktuellen Anforderungen und Lernstandards entspricht. Um diesem Anspruch gerecht zu werden, haben wir gemeinsam mit Tätigen in den Bereichen Medizin, Mathematik, Biologie, Humanbiologie, Psychologie und den ehemaligen Teilnehmenden unserer TMS-Kurse, die einen Prozentrang von über 90 % erreicht haben, die erfolgreichsten Bearbeitungsstrategien und Testaufgaben erarbeitet. Unser Ziel ist es, Dir einen optimalen Start in Deine Lernphase zu bieten.

Falls Du Fragen oder Anregungen zu unserer Reihe hast oder unsere Arbeit durch konstruktive Rückmeldungen unterstützen möchtest, freuen wir uns über Dein Feedback oder eine positive Bewertung auf amazon.de.

Wir wünschen Dir mit den Büchern unserer TMS-Reihe viel Freude, erfolgreiches Arbeiten und vor allem einen Studienplatz!

Marianne Kunisch und Team

1 Einleitung

In dem Band „Textverständnis“ der „Weißen Reihe“ wirst Du Bearbeitungsstrategien dieses Untertests kennenlernen. Hierbei wirst Du im ersten Kapitel über den Aufbau und die Struktur der Texte informiert. Die Bearbeitungsstrategie und die Vorgehensweise zum Lösen dieser Aufgaben stellen wir im zweiten Kapitel vor. Den Abschluss der Bearbeitungsstrategie bildet „Das Wichtigste in Kürze“, das Dir einen schnellen Überblick der wesentlichen Bearbeitungsschritte vermittelt.

Dann folgt der Übungsteil mit 36 originalgetreuen Texten mit jeweils mit sechs Fragen. Den Abschluss des Buches bilden allgemeine Informationen über die gesamte TMS/EMS-Buchreihe und unsere TMS-Intensivkurse, in denen Du Dein Wissen vertiefen kannst.

1.1 Allgemeines zum Untertest »Textverständnis«

Die TMS-Aufgaben aus diesem Bereich prüfen Dein **Verständnis für Fragen aus der Medizin und den Naturwissenschaften** [1]. Hier geht es vor allem darum, wie schnell Du Informationen aus umfangreichen Texten aufnehmen, verarbeiten und die richtigen Schlussfolgerungen daraus ziehen kannst [1]. Dieser TMS-Untertest umfasst **vier lange Texte**, für die Du **60 Minuten** Zeit zur Bearbeitung hast. Ein Text geht nicht in die Bewertung mit ein.

In diesen Texten wird immer ein Sachverhalt aus der **Medizin** oder den **Naturwissenschaften** geschildert. In der Mehrzahl der Aufgaben werden allgemeine physiologische oder medizinische Gegebenheiten beschrieben, die auf eine relativ komplexe und dichte Weise dargestellt sein können.

Zu jedem Text gibt es **sechs Fragen**, die Du mithilfe des vorher dargestellten Sachverhaltes auf **Richtigkeit und Ableitbarkeit** überprüfen musst.

Wie ist der Aufbau der Texte?
Im Gegensatz zum Untertest „Medizinisch-naturwissenschaftliches Grundverständnis“ sind diese Texte wesentlich **umfangreicher**, aber **strukturiert**! Die Strukturierung erfolgt durch Absätze, die den Text **optisch gliedern** und Dir die **Orientierung erleichtern**.
In den Absätzen wird immer ein Teilaspekt des gesamten Sachverhaltes dargelegt.
Die Texte sind in der Regel nach ihrem Schwierigkeitsgrad gestaffelt. Zu Beginn steht ein sehr einfacher Text, der vierte und letzte Text ist der schwierigste.

In der Regel sind die medizinisch-naturwissenschaftlichen Texte wie folgt aufgebaut:

- Einleitungssatz
- Schilderung des Sachverhalts
- Häufig klinischer Bezug

Welche Themengebiete kommen in den Aufgaben vor?
Der überwiegende Teil der Aufgaben beschreibt **physiologische Vorgänge** im menschlichen Organismus, z. B. hormonelle Regelkreise, Regulation des Säure-Basen- und Elektrolythaushalts, Stoffwechselwege usw. Ein klinischer Bezug zu Krankheitsbildern und/oder die Beschreibung von Therapiemöglichkeiten kommen recht häufig vor.

Welche Arten von Fragen kommen vor?
Zu jedem Text müssen **sechs Fragen** beantwortet werden, die sich in der Fragestellung unterscheiden. Es gibt Fragestellungen mit **drei (Kombinations-Aussagentyp)** bzw. **fünf Aussagen (einfacher Aussagentyp)**, die beurteilt werden müssen. Es ist immer nur eine Antwortmöglichkeit korrekt. Die Verteilung dieser beiden Typen von Fragestellungen innerhalb des Untertests ist ausgewogen, d. h. es gibt in etwa gleich viele Aufgaben mit drei bzw. fünf Aussagen.

Einfacher Aussagentyp
Hier werden fünf Aussagen in Form von (A) bis (E) aufgeführt. In der Fragestellung wird nach der **korrekten** bzw. **falschen** Aussage gefragt. Dies ist der einzige Fragentyp, bei dem zwischen zutreffenden bzw. **nicht** zutreffenden Aussagen unterschieden wird.

Beispiel
Welche Aussage lässt sich aus dem Text ableiten?
(A) Spermatozyten besitzen einen haploiden Chromosomensatz.
(B) Die testosteronbildende Zelle ist die Leydig-Zellen, die sich im Keimepithel befindet.
(C) Nach der Spermatogenese sind die Spermien diploid.
(D) Hohe Konzentrationen von Testosteron stimulieren die Freisetzung von GnRH.
(E) Hohe Inhibin B Konzentrationen führen zu niedrigen FSH-Konzentrationen.

Kombinations-Aussagentyp
In diesem Fall gibt es drei zu überprüfende Aussagen I-III. Die Antwortmöglichkeiten von (A) bis (E) stellen dann unterschiedliche Kombinationsmöglichkeiten dieser drei Aussagen dar.

Welche Aussagen lassen sich aus dem Text ableiten?
I Die Reifung von Spermien ist unabhängig von LH.
II Gonadoliberin wird in der Hypophyse gebildet.
III Die Sertolizellen produzieren Testosteron.

(A) Nur die Aussage I lässt sich ableiten.
(B) Nur die Aussage III lässt sich ableiten.
(C) Die Aussagen I und II lassen sich ableiten.
(D) Die Aussagen I und III lassen sich ableiten.
(E) Keine der Aussagen lässt sich ableiten.

2 Bearbeitungsstrategie

Der Untertest lässt sich mit einer **strukturierten Vorgehensweise** sehr erfolgreich bearbeiten. Dazu zählen vor allem das **aufmerksame und konzentrierte Lesen**, eine **gute Markierungsmethode** und das **Erstellen kurzer Inhaltsangaben der jeweiligen Absätze**. Die ersten zwei Punkte zielen auf ein besseres Verständnis des Textes ab, während der letzte Punkt vor allem ein schnelleres Auffinden entsprechender Textstellen ermöglicht.

Die nun dargestellte **Bearbeitungsstrategie** hat sich vielfach bewährt. Dabei ist es wichtig, dass Du Dir eine Vorgehensweise angewöhnst und diese dann auch konsequent anwendest.

2.1 Bearbeitungsschritte

Schritt 1: Erstes Durchlesen des Textes

Beim ersten Durchlesen des Textes verschaffst Du Dir einen **Überblick über das Thema.** Du kannst so auch schon feststellen, ob einfaches Faktenwissen, komplizierte Regelkreise oder Krankheitsbilder behandelt werden. Du kannst auch schon den inneren Aufbau des Textes erfassen: Einleitung – Darlegung des Sachverhaltes – evtl. medizinischer Bezug – evtl. Therapiemöglichkeiten/Diagnostik. Beim ersten Durchlesen wird der Text noch nicht markiert.

Schritt 2: Genaues Lesen, Markieren des Textes und Anlegen einer Skizze

Beim zweiten Durchlesen ist es ganz wichtig, dass Du Dir den Text **effizient strukturierst**, damit Du die anschließenden Fragen korrekt beantworten kannst.

Du hast drei Möglichkeiten, Dir den Text zu strukturieren:

- Textstellen mit Farbmarkern markieren
- Eine kurze Inhaltsangabe der Absätze erstellen
- Eine Skizze anlegen

Was sollte markiert werden?

Folgende Begriffe sollten markiert werden:

- Medizinische Fachbegriffe (lateinisch, griechisch und deutsch)
- Zahlen
- Verben, die eine Beziehung ausdrücken, z. B. erhöhen, verstärken, aktivieren, inaktivieren, erniedrigen, vermindern, hemmen, blockieren, absorbieren, sezernieren

Wie wird markiert?

Man kann den Text auf verschiedene Arten markieren, diese wollen wir Dir an folgendem Textbeispiel demonstrieren. Wir werden Dir **zwei grundsätzlich unterschiedliche Markierungsmethoden vorstellen,** wobei sich die erste Methode sich besser für Anfänger, die zweite eher für Fortgeschrittene eignet. Eine Kombination aus beiden Techniken ist ebenfalls denkbar.

Bei allen Markierungsmethoden ist es wichtig, dass Du **hellfarbige Textmarker** verwendest, also kein dunkles Blau oder Grün, damit Du die Textstelle nach der Markierung immer noch gut lesen kannst.

Textbeispiel: Der Hoden

Der Hoden zählt zu den inneren Geschlechtsorganen des Mannes, ist paarig angelegt und befindet sich außerhalb des Körpers im Hodensack (Scrotum).

Im Inneren ist der Hoden in mehrere Hodenläppchen unterteilt, in denen jeweils zwischen 2-4 gewundene Samenkanälchen (Tubuli seminiferi) zu liegen kommen. Die Samenkanälchen selbst haben einen zweischichtigen Aufbau und bestehen aus dem Keimepithel (Epithelium spermatogenicum) und einer Lamina propria (bindegewebige Schicht). Keimzellen und Sertolizellen sind die beiden Zelltypen, aus denen die Tubuli seminiferi gebildet werden. Als Keimzellen treten alle Vor- und Endstufen der späteren Samenzellen im Samenkanälchen auf, da der Hoden den Ort der Spermienbildung (Spermatogenese) darstellt.

Die Spermatogenese beginnt mit der mitotischen Teilung einer Urkeimzelle, die zur Bildung von Spermatozyten führt, die dann nach weiteren mitotischen Teilungen als Spermatogonien in die Meiose eintreten und zwei Reifeteilungen durchlaufen, an deren Ende Spermien mit einem haploiden Chromosomensatz gebildet werden. Die Entwicklung der Keimzellen verläuft von außen nach innen, d. h. die ersten Zellen der Spermatogenese befinden sich basal am äußeren Rand des Samenkanälchens, während sich die Spermien in der innersten Schicht zum Lumen hingewandt befinden. Die Größe der Zellen nimmt im Laufe der Spermatogenese ab.

Die gesamte Spermatogenese beträgt insgesamt ca. 64 Tage und findet nicht in allen Samenkanälchen zur gleichen Zeit statt, sondern eher versetzt, damit eine kontinuierliche Produktion an Spermien gewährleistet ist. Die Samenbildung beginnt mit der Pubertät und dauert bis ins hohe Alter an. Die Speicherung und Reifung der Spermien zu befruchtungsfähigen Spermien erfolgt im Nebenhoden und dauert nochmals 8-17 Tage. Die Spermatogenese erfordert Temperaturen, die unterhalb der Körpertemperatur liegen, weswegen sich die Hoden außerhalb des Körpers befinden. Bei zu hohen Temperaturen werden keine Spermien gebildet.

Die Sertolizellen dienen der Ernährung und dem Schutz der Samenzellen. Zwischen den einzelnen Samenkanälchen befindet sich eine weitere sehr wichtige Zellart, die Leydig-Zellen, die das parakrin (direkt auf die Nachbarzellen) wirkende Hormon Testosteron bilden.

Die Freisetzung des Testosterons, ein Androgen, unterliegt dem hypothalamisch-hypophysären Regelkreis. Dies bedeutet, dass das Hypothalamushormon Gonadoliberin (GnRH) über die Freisetzung von FSH und LH aus der Hypophyse die Freisetzung von Testosteron in den Leydig-Zellen bewirkt. Dabei wirkt LH verstärkt auf die Leydig-Zellen ein, während FSH stimulierend auf die Sertolizellen wirkt. Gehemmt werden kann die FSH-Produktion durch das Inhibin B der Sertolizellen und LH durch erhöhte Testosteronkonzentrationen. Hierbei handelt es sich um einen negativen Rückkopplungsmechanismus, d. h. eine hohe Konzentration an Testosteron bewirkt gleichzeitig eine Hemmung der GnRH- und LH-Freisetzung.

Testosteron führt zur Ausbildung der sekundären Geschlechtsorgane, wie z. B. Bartwuchs, Stimmbruch und Fettproduktion. Des Weiteren ist Testosteron für die Spermatogenese wichtig und fördert das Knochen- und Muskelwachstum.

Anabolika, zu denen auch Testosteron zählt, werden gern im Leistungssport zur Steigerung der körperlichen Leistungsfähigkeit eingesetzt. Bei Männern kommt es hierdurch zu Schrumpfung der Hoden, Störungen der Spermatogenese (vermindert) und zu einer Verweiblichung mit Brustdrüsenwachstum. Bei Frauen beobachtet man eine Vermännlichung (Virilisierung) mit tieferer Stimme, verstärkter Körperbehaarung, Rückbildung der Brüste und Störungen des Menstruationszyklus.

Markierungsmethoden

Im Folgenden möchten wir Dir nun mehrere Markierungsmethoden vorstellen. Dazu wurden einige Absätze auf unterschiedliche Weise markiert.

Markierungsmethode I: Verwendung von einem Farbmarker

Bei dieser Markierungsmethode verwendest Du nur **einen Farbmarker** und markierst die wichtigsten Fachbegriffe, Verben, inhaltlichen Fakten und Zahlen. Der **Vorteil dieser Markierungsmethode** ist, dass sie **sehr schnell** geht, und sie Dir schon aus der Schule vertraut und eingeübt ist. Der **Hauptnachteil** ist jedoch, dass die Texte trotz Markierungen **schnell unübersichtlich** werden und Du bei komplexeren Inhalten und Fragestellungen Schwierigkeiten hast, relevante Textstellen schnell zu finden.

Der Hoden zählt zu den inneren Geschlechtsorganen des Mannes, ist paarig angelegt und befindet sich außerhalb des Körpers im Hodensack (Scrotum).

Im Inneren ist der Hoden in mehrere Hodenläppchen unterteilt, in denen jeweils zwischen 2-4 gewundene Samenkanälchen (Tubuli seminiferi) zu liegen kommen. Die Samenkanälchen selbst haben einen zweischichtigen Aufbau und bestehen aus dem Keimepithel (Epithelium spermatogenicum) und einer Lamina propria (bindegewebige Schicht). Keimzellen und Sertolizellen sind die beiden Zelltypen, aus denen die Tubuli seminiferi gebildet werden. Als Keimzellen treten alle Vor- und Endstufen der späteren Samenzellen im Samenkanälchen auf, da der Hoden den Ort der Spermienbildung (Spermatogenese) darstellt.

Die Spermatogenese beginnt mit der mitotischen Teilung einer Urkeimzelle, die zur Bildung von Spermatozyten führt, die dann nach weiteren mitotischen Teilungen als Spermatogonien in die Meiose eintreten und zwei Reifeteilungen durchlaufen, an deren Ende Spermien mit einem haploiden Chromosomensatz gebildet werden. Die Entwicklung der Keimzellen verläuft von außen nach innen d. h. die ersten Zellen der Spermatogenese befinden sich basal am äußeren Rand des Samenkanälchens, während sich die Spermien in der innersten Schicht zum Lumen hingewandt, befinden. Die Größe der Zellen nimmt im Laufe der Spermatogenese ab. Die gesamte Spermatogenese beträgt insgesamt ca. 64 Tage und findet nicht in allen Samenkanälchen zur gleichen Zeit statt, sondern eher versetzt, damit eine kontinuierliche Produktion an Spermien gewährleistet ist. Die Samenbildung beginnt mit der Pubertät und dauert bis ins hohe Alter an. Die Speicherung und Reifung der Spermien zu befruchtungsfähigen Spermien erfolgt im Nebenhoden und dauert nochmals 8-17 Tage. Die Spermatogenese erfordert Temperaturen, die unterhalb der Körpertemperatur liegen, weswegen sich die Hoden außerhalb des Körpers befinden. Bei zu hohen Temperaturen werden keine Spermien gebildet.

Die Sertolizellen dienen der Ernährung und dem Schutz der Samenzellen. Zwischen den einzelnen Samenkanälchen befindet sich eine weitere sehr wichtige Zellart, die Leydig-Zellen, die das parakrin (wirkt direkt auf die Nachbarzellen) wirkende Hormon Testosteron bilden.

Die Freisetzung des Testosterons, ein Androgen, unterliegt dem hypothalamischen-hypophysären Regelkreis. Dies bedeutet, dass das Hypothalamushormon, Gonadoliberin (GnRH), über die Freisetzung von FSH und LH aus der Hypophyse, die Freisetzung von Testosteron in den Leydig-Zellen bewirkt. Dabei wirkt LH verstärkt auf die Leydig-Zellen ein, während FSH stimulierend auf die Sertolizellen wirkt. Gehemmt werden kann die FSH-Produktion durch das Inhibin B der Sertolizellen und LH durch erhöhte Testosteronkonzentrationen. Hierbei handelt es sich um einen negativen Rückkopplungsmechanismus, d. h. eine hohe Konzentration an Testosteron bewirkt gleichzeitig eine Hemmung der GnRH- und LH-Freisetzung.

Testosteron führt zur Ausbildung der sekundären Geschlechtsorgane, wie z. B. Bartwuchs, Stimmbruch und Fettproduktion. Des Weiteren ist Testosteron für die Spermatogenese wichtig und fördert das Knochen- und Muskelwachstum.

Anabolika, zu denen auch Testosteron zählt, werden gern im Leistungssport zur Steigerung der körperlichen Leistungsfähigkeit eingesetzt. Bei Männern kommt es hierdurch zur Schrumpfung der Hoden, Störungen der Spermatogenese (vermindert) und zu einer Verweiblichung mit Brustdrüsenwachstum. Bei Frauen beobachtet man eine Vermännlichung (Virilisierung) mit tieferer Stimme, verstärkter Körperbehaarung, Rückbildung der Brüste und Störungen des Menstruationszyklus.

Markierungsmethode II: Verwendung von verschiedenen Farbmarkern

Es gibt zwei Möglichkeiten, mit mehreren Farbmarkern zu arbeiten: Du kannst den Text nach Absätzen gliedern oder nach inhaltlichen Aspekten.

Möglichkeit 1

Bei dieser Methode wird mit **mehreren Farben** markiert, **wobei für jeden Absatz ein neuer Farbmarker verwendet wird.** Es werden Fachbegriffe, Verben und Zahlen markiert.

Der Hoden zählt zu den inneren Geschlechtsorganen des Mannes, ist paarig angelegt und befindet sich außerhalb des Körpers im Hodensack (Scrotum).

Im Inneren ist der Hoden in mehrere Hodenläppchen unterteilt, in denen jeweils zwischen 2-4 gewundene Samenkanälchen (Tubuli seminiferi) zu liegen kommen. Die Samenkanälchen selbst haben einen zweischichtigen Aufbau und bestehen aus dem Keimepithel (Epithelium spermatogenicum) und einer Lamina propria (bindegewebige Schicht). Keimzellen und Sertolizellen sind die beiden Zelltypen, aus denen die Tubuli seminiferi gebildet werden. Als Keimzellen treten alle Vor- und Endstufen der späteren Samenzellen im Samenkanälchen auf, da der Hoden den Ort der Spermienbildung (Spermatogenese) darstellt.

Die Spermatogenese beginnt mit der mitotischen Teilung einer Urkeimzelle, die zur Bildung von Spermatozyten führt, die dann nach weiteren mitotischen Teilungen als Spermatogonien in die Meiose eintreten und zwei Reifeteilungen durchlaufen, an deren Ende Spermien mit einem haploiden Chromosomensatz gebildet werden. Die Entwicklung der Keimzellen verläuft von außen nach innen d. h. die ersten Zellen der Spermatogenese befinden sich basal am äußeren Rand des Samenkanälchens, während sich die Spermien in der innersten Schicht zum Lumen hingewandt, befinden. Die Größe der Zellen nimmt im Laufe der Spermatogenese ab. Die gesamte Spermatogenese beträgt insgesamt ca. 64 Tage und findet nicht in allen Samenkanälchen zur gleichen Zeit statt, sondern eher versetzt, damit eine kontinuierliche Produktion an Spermien gewährleistet ist. Die Samenbildung beginnt mit der Pubertät und dauert bis ins hohe Alter an. Die Speicherung und Reifung der Spermien zu befruchtungsfähigen Spermien erfolgt im Nebenhoden und dauert nochmals 8-17 Tage. Die Spermatogenese erfordert Temperaturen, die unterhalb der Körpertemperatur liegen, weswegen sich die Hoden außerhalb des Körpers befinden. Bei zu hohen Temperaturen werden keine Spermien gebildet.

Die Sertolizellen dienen der Ernährung und dem Schutz der Samenzellen. Zwischen den einzelnen Samenkanälchen befindet sich eine weitere sehr wichtige Zellart, die Leydig-Zellen, die das parakrin (wirkt direkt auf die Nachbarzellen) wirkende Hormon Testosteron bilden.

Möglichkeit 2

Bei dieser Methode wird mit mehreren Farben **entsprechend den inhaltlichen Aspekten des Textes** markiert wird (siehe Absatz 5-7). Immer dann, wenn ein neuer Aspekt bzw. Fakt erwähnt wird, verwendest Du eine neue Farbe (Beispiel Absatz 6-7).

1. Aspekt: Wirkung von Testosteron
2. Aspekt: Wirkung von Anabolika beim Mann
3. Aspekt: Wirkung von Anabolika bei der Frau

Die Freisetzung des Testosterons, ein Androgen, unterliegt dem hypothalamischen-hypophysären Regelkreis. Dies bedeutet, dass das Hypothalamushormon, Gonadoliberin (GnRH), über die Freisetzung von FSH und LH aus der Hypophyse, die Freisetzung von Testosteron in den Leydig-Zellen bewirkt. Dabei wirkt LH verstärkt auf die Leydig-Zellen ein, während FSH stimulierend auf die Sertolizellen wirkt. Gehemmt werden kann die FSH-Produktion durch das Inhibin B der Sertolizellen und LH durch erhöhte Testosteronkonzentrationen. Hierbei handelt es sich um einen negativen Rückkopplungsmechanismus d.h. eine hohe Konzentration an Testosteron bewirkt gleichzeitig eine Hemmung der GnRH- und LH-Freisetzung.

Testosteron führt zur Ausbildung der sekundären Geschlechtsorgane, wie z. B. Bartwuchs, Stimmbruch und Fettproduktion. Des Weiteren ist Testosteron für die Spermatogenese wichtig und fördert das Knochen- und Muskelwachstum.

Anabolika, zu denen auch Testosteron zählt, werden gern im Leistungssport zur Steigerung der körperlichen Leistungsfähigkeit eingesetzt. Bei Männern kommt es hierdurch zur Schrumpfung der Hoden, Störungen der Spermatogenese (vermindert) und zu einer Verweiblichung mit Brustdrüsenwachstum. Bei Frauen beobachtet man eine Vermännlichung (Virilisierung) mit tieferer Stimme, verstärkter Körperbehaarung, Rückbildung der Brüste und Störungen des Menstruationszyklus.

Der **Vorteil dieser Methode** ist, dass Du Dich **schnell im Text zurechtfindest und die Antwortmöglichkeiten auf Richtigkeit überprüfen** kannst, da durch die Markierungen die Struktur des Textes sichtbar wird. Diese Form der Markierung **erleichtert Dir die Orientierung und die Arbeit mit dem Text, der trotz der Markierungen übersichtlich bleibt**, Da Du häufig Informationen aus mehreren Absätzen benötigst, um die Fragen in diesem Untertest beantworten zu können, ist es ganz wichtig, dass Du die Textstellen schnell wiederfindest, um die Aussagen auf Richtigkeit überprüfen zu können.

Bei dieser Methode ist allerdings zu beachten, dass Du **Zeit zum Einüben** brauchst und den Text beim Markieren konzentriert lesen solltest. Dies ist aber auch bei der ersten Markierungsmethode erforderlich. Wichtig ist, dass Du **immer die gleiche Vorgehensweise anwendest**, immer mit den gleichen Farben beginnst und die Reihenfolge für alle Texte gleich hältst. Die Farbmarker kannst Du während des Tests auf dem Tisch geöffnet hinlegen, sodass Du nur zugreifen musst.

Erstellen von kurzen Inhaltsangaben der Absätze

Zusammen mit der entsprechenden Markierungsmethode hilft Dir die Erstellung einer **kurzen Inhaltsangabe der Absätze** einerseits bei der Strukturierung des Textes, vor allem aber beim schnellen Auffinden der Textstellen. Hierzu werden **inhaltliche Stichpunkte** rechts neben dem Absatz notiert.

Im Folgenden werden wir Dir ein Beispiel dazu geben.

Der Hoden

Der Hoden zählt zu den inneren Geschlechtsorganen des Mannes, ist paarig angelegt und befindet sich außerhalb des Körpers im Hodensack (Scrotum).

Im Inneren ist der Hoden in mehrere Hodenläppchen unterteilt, in denen jeweils zwischen 2 – 4 gewundene Samenkanälchen (Tubuli seminiferi) zu liegen kommen. Die Samenkanälchen selbst haben einen zweischichtigen Aufbau und bestehen aus dem Keimepithel (Epithelium spermatogenicum) und einer Lamina propria (bindegewebige Schicht). Keimzellen und Sertolizellen sind die beiden Zelltypen, aus denen die Tubuli seminiferi gebildet werden. Als Keimzellen treten alle Vor- und Endstufen der späteren Samenzellen im Samenkanälchen auf, da der Hoden den Ort der Spermienbildung (Spermatogenese) darstellt.

> Innerer Aufbau des Hodens: Hodenläppchen, Hodenkanälchen, Keimepithel: Keimzellen und Sertolizellen

Die Spermatogenese beginnt mit der mitotischen Teilung einer Urkeimzelle, die zur Bildung von Spermatozyten führt, die dann nach weiteren mitotischen Teilungen als Spermatogonien in die Meiose eintreten und zwei Reifeteilungen durchlaufen, an deren Ende Spermien mit einem haploiden Chromosomensatz gebildet werden. Die Entwicklung der Keimzellen verläuft von außen nach innen d. h. die ersten Zellen der Spermatogenese befinden sich basal am äußeren Rand des Samenkanälchens, während sich die Spermien in der innersten Schicht zum Lumen hingewandt, befinden. Die Größe der Zellen nimmt im Laufe der Spermatogenese ab. Die gesamte Spermatogenese beträgt insgesamt ca. 64 Tage und findet nicht in allen Samenkanälchen zur gleichen Zeit statt, sondern eher versetzt, damit eine kontinuierliche Produktion an Spermien gewährleistet ist. Die Samenbildung beginnt mit der Pubertät und dauert bis ins hohe Alter an. Die Speicherung und Reifung der Spermien zu befruchtungsfähigen Spermien erfolgt im Nebenhoden und dauert nochmals 8 – 17 Tage. Die Spermatogenese erfordert Temperaturen, die unterhalb der Körpertemperatur liegen, weswegen sich die Hoden außerhalb des Körpers befinden. Bei zu hohen Temperaturen werden keine Spermien gebildet.

> Funktion des Hodens: Spermatogenese, zeitlicher Ablauf

> Funktion Nebenhoden

Die Sertolizellen dienen der Ernährung und dem Schutz der Samenzellen. Zwischen den einzelnen Samenkanälchen befindet sich eine weitere sehr wichtige Zellart, die Leydig-Zellen, die das parakrin (wirkt direkt auf die Nachbarzellen) wirkende Hormon Testosteron bilden. Die Freisetzung des Testosterons, ein Androgen, unterliegt dem hypothalamischen-hypophysären Regelkreis. Dies bedeutet, dass das Hypothalamushormon, Gonadoliberin (GnRH), über die Freisetzung von FSH und LH aus der Hypophyse, die Freisetzung von Testosteron in den Leydig-Zellen bewirkt. Dabei wirkt LH verstärkt auf die Leydig-Zellen ein, während FSH stimulierend auf die Sertolizellen wirkt. Gehemmt werden kann die FSH-Produktion durch das Inhibin B der Sertolizellen und LH durch erhöhte Testosteronkonzentrationen. Hierbei handelt es sich um einen negativen Rückkopplungsmechanismus d.h. eine hohe Konzentration an Testosteron bewirkt gleichzeitig eine Hemmung der GnRH- und LH-Freisetzung.

Leydig-Zellen, Testosteronbildung, Regulation der Testosteronbildung, GnRH, FSH, LH, Inhibin B

Testosteron führt zur Ausbildung der sekundären Geschlechtsorgane, wie z. B. Bartwuchs, Stimmbruch und Fettproduktion. Des Weiteren ist Testosteron für die Spermatogenese wichtig und fördert das Knochen- und Muskelwachstum.

Testosteronwirkung:
Bartwuchs, Fettproduktion,
Knochen- und Muskelwachstum

Anabolika, zu denen auch Testosteron zählt, werden gern im Leistungssport zur Steigerung der körperlichen Leistungsfähigkeit eingesetzt. Bei Männern kommt es hierdurch zur Schrumpfung der Hoden, Störungen der Spermatogenese (vermindert) und zu einer Verweiblichung mit Brustdrüsenwachstum. Bei Frauen beobachtet man eine Vermännlichung (Virilisierung) mit tieferer Stimme, verstärkter Körperbehaarung, Rückbildung der Brüste und Störungen des Menstruationszyklus.

Anabolika:
Mann – Verweiblichung
Frau – Vermännlichung

3. Skizze anlegen

Die Texte im Untertest „Textverständnis" sind z. T. äußerst komplex. Die dargestellten funktionellen Wirkketten und kausalen Zusammenhänge können sehr anspruchsvoll sein, sodass es sich immer lohnt auch eine **Skizze anzufertigen**. Da 15 Minuten Bearbeitungszeit pro Text zur Verfügung stehen, ist auch der zeitliche Rahmen dafür vorhanden. Mithilfe einer Skizze lassen sich die physiologisch komplexen Zusammenhänge sehr einfach und logisch darstellen.

Beim Anlegen von Skizzen empfehlen wir, folgende Schreibweisen zu verwenden:

- Definiere einheitliche Abkürzungen für die Fachbegriffe.
- Nutze Pfeile, um eine Wirkung zu symbolisieren.
- Stelle Aktivierungen/Steigerungen/Zunahmen durch „ + " oder „ ↑ " - Zeichen dar.
- Stelle Hemmung oder Abnahme durch „ – " oder „ ↓ " dar.

Zu Beginn ist es schwierig, gute Abkürzungen zu finden, da Dir die Thematik nicht bekannt ist. Mit der Zeit wirst Du Dir jedoch immer mehr Wissen über die einzelnen Organsysteme aneignen, sodass Du bessere Abkürzungen finden wirst, weil Dir die Thematik immer vertrauter wird.

Das folgende Beispiel bezieht sich auf den vorherigen Text. Die Skizze wurde sehr ausführlich gestaltet ohne Verwendung von Abkürzungen wie z. B. für Hypophyse = Hypo.

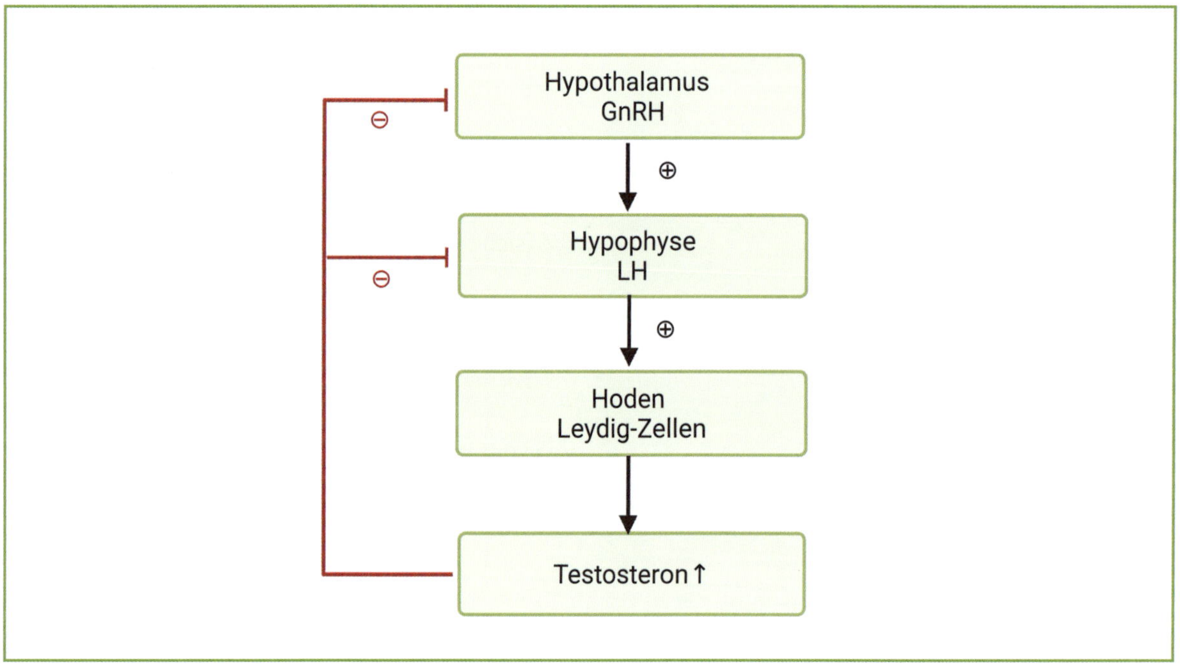

Abb. 1: Mögliche Skizze

Schritt 4: Aussagen auf Richtigkeit überprüfen

Zum Abschluss überprüfst Du die Aussagen auf Richtigkeit. Bei der Überprüfung der Aussagen sind zwei Punkte besonders zu beachten: Es empfiehlt sich, eine klar definierte Vorgehensweise bei den verschiedenen Aussagetypen einzuüben und die inhaltliche Überprüfung aufmerksam durchzuführen.

Vorgehensweise bei der Überprüfung der Aussagen

Einfacher Aussagentyp: Hierbei ist es wichtig, nochmals darauf zu achten, ob nach ableitbaren oder nicht ableitbaren Aussagen gefragt wird. Die nicht ableitbaren Aussagen kommen bisher nur bei diesem Aussagentyp vor. Hier sollte man das Wort **„nicht"** sofort markieren.

Kombinations-Aussagentyp: Bei diesem Aussagetyp beginnst Du mit der **Aussage**, die am **häufigsten vorkommt,** z. B. Aussage II kommt in den Antworten (A), (D) und (E) vor. Ist nun Aussage II falsch, dann kommt als mögliche richtige Antwort nur noch die Antwort (B) oder (C) infrage. In diesem Fall überprüfst Du dann (B) oder (C) und kannst die jeweilige andere Antwort ausschließen. Damit sparst Du Zeit.

Da es sich immer um Multiple-Choice-Fragen handelt, ist es von großem Vorteil, wenn Du gleich von Beginn an die **Aussagen** auch **optisch bewertest**. Bist Du Dir ganz sicher, dass die Aussage korrekt oder falsch ist, dann markiere diese mit zwei Häkchen (✓✓) bzw. zwei kleinen „ff" oder streiche sie durch. Aussagen, bei denen Du in Richtung „richtig" tendierst, aber nicht ganz sicher bist, markiere mit einem Häkchen (✓) bzw. einem kleinen „f" für eher falsch. Kennzeichne Aufgaben, bei denen Du Dir ganz unsicher bist, mit einem Fragezeichen (?).

	Aussage bewerten
(A) Ein Vogel ist keine Pflanze.	✓✓ (sicher richtig)
(B) Eine Kartoffel ist ein Zwiebelgewächs.	? (weiß ich nicht)
(C) Der Blumenkohl ist weiß.	✓✓ (sicher richtig)
(D) Ein Delfin ist kein Säugetier.	ff (sicher falsch)
(E) Der Hund stammt vom Wolf ab.	✓ (eher richtig)

Überprüfung der inhaltlichen Richtigkeit

Deine Aufgabe besteht darin, zu entscheiden, welche **Information sich aus dem Text tatsächlich ableiten lässt**. Gerade in den letzten Jahren wurden die **Texte sehr komplex und anspruchsvoll.** Beliebt sind Regelkreise und kausal verknüpfte Wirkketten, die in der Beantwortung eine zusätzliche Herausforderung darstellen, da die kausalen Zusammenhänge vor der Beantwortung erst einmal **selbstständig durchdacht** werden müssen. Für die Beurteilung der einzelnen Aussagen gilt, dass die Antworten nicht wortwörtlich im Text stehen müssen, um als richtig definiert zu werden. Gerade bei Regelkreisen bzw. Wirkketten gilt, dass die Antwort als richtig definiert wird, wenn diese aus den kausalen Zusammenhängen ableitbar ist. Aussagen, die fachlich richtig sind, aber im Text nicht erwähnt werden, gelten als nicht ableitbar.

Werden **medizinische Aspekte** in den Aufgaben erwähnt, dann beziehen sich sehr viele Fragen genau darauf! Deshalb lohnt es sich gerade hier eine besondere Markierungsmöglichkeit einzuüben.

Zur Beantwortung der Frage sind häufig die **Informationen aus mehreren Absätzen erforderlich,** das bedeutet, dass Du die Textstelle schnell auffinden musst. Durch eine strategische Markierungstechnik lässt sich dies gut trainieren.

Prinzipiell gilt, dass keine speziellen Vorkenntnisse erforderlich sind, da alle fachspezifischen Begriffe und Ausdrücke erklärt werden. Allerdings sind die Texte mit medizinischem Basiswissen wesentlich einfacher zu bearbeiten und die Chance, die Fragen richtig zu lösen, erhöht sich dadurch eindeutig. Wenn Du ein hohes Gesamtergebnis erreichen willst, solltest Du auch in diesem Untertest ein maximales Ergebnis anstreben (siehe Seminar Medizin Basics Kapitel 8).

Schritt 5: Übertragung der Antwort auf den Antwortbogen

Am Ende Deiner Bearbeitung folgt dann die Markierung der richtigen Antwort auf dem Antwortbogen, da nur dieser ausgewertet wird.

TIPPS ZUR BEARBEITUNG

- Wenn Du zu einem Text keinen Zugang findest, dann bearbeite diesen später und gehe zum nächsten Text über.
- Du kannst auch direkt beim ersten Durchlesen markieren.
- Falls Du mit mehreren verschiedenfarbigen Textmarkern arbeitest, lege Dir diese schon geöffnet auf den Tisch, damit Du nur zugreifen musst. Dies spart Dir wertvolle Zeit.
- Markiere die Aufgaben nach immer demselben Schema, d. h. auch die Farbabfolge sollte gleich sein.
- Für ein hohes Gesamtergebnis solltest Du Dich auf jeden Fall auch für diesen Untertest sehr gut vorbereiten.
- Wir empfehlen Dir dringend, alle drei Techniken anzuwenden, die Dir nun zur Verfügung stehen: eine gute Markierungsmethode, die Inhaltsangabe der Absätze und das Anlegen einer Skizze!
- Falls Du Deine Kenntnisse im medizinischen Basiswissen erweitern bzw. vertiefen möchtest, dann kommt für Dich vielleicht das Buch „Medizin Basics“ und/oder unser Seminar „Medizin Basics“ in Frage. Wir sind der einzige TMS-Kursanbieter in Deutschland, der einen derartig spezifisch ausgerichteten Kurs durchgeführt. Mehr Informationen findest Du auf unserer Homepage **www.med2university.de**.

Hinweis zur Auswertung

Damit Du Deine Leistungen besser einschätzen kannst, möchten wir Dir die erreichte Punktzahl in Abhängigkeit der richtig gelösten Aufgaben angeben. Diese Angaben beziehen sich alle auf den 25. und 26. Juli 2020. Seit dem Jahr 2021 werden die Punktzahlen nicht mehr ausgewiesen.

Anzahl richtiger Aufgaben	Erreichter Prozentrangwert (in %)
11	55-60
12	71
14	75-88
16	90-95

In den letzten Jahren waren diese Werte sehr vergleichbar, sodass man auch in Zukunft davon ausgehen kann, dass die Schwankungen nicht zu groß sein werden.

2.2 Das Wichtigste in Kürze

Schritt 1: Erstes Lesen des Textes
Verschaffe Dir beim ersten Lesen einen Überblick über das Thema: handelt es sich um Faktenwissen, Regelkreise oder komplizierte Krankheitsbilder? Versuche, die innere Struktur des Textes zu erfassen.

Schritt 2: Genaues Lesen, Markieren des Textes und Anlegen einer Skizze
Beim zweiten Lesen wird der Text mit einem oder mehreren Farbmarkern markiert, Inhaltsangaben werden erstellt und Skizzen angefertigt.

Schritt 3: Überprüfung der Aussagen
Nun musst Du die Aussagen auf Richtigkeit überprüfen. Bei den einfachen Aussagentypen solltest Du darauf achten, ob nach der ableitbaren oder nicht ableitbaren Aussage gefragt ist. Das „nicht" sofort markieren. Beim Kombinationsaussagentyp mit der am häufigsten vorkommenden Aussage beginnen.

Schritt 5: Antwort auf den Antwortbogen übertragen
Übertrage die richtige Antwort auf den Antwortbogen.

2.3 Übungsbeispiel

Der Hoden zählt zu den inneren Geschlechtsorganen des Mannes, ist paarig angelegt und befindet sich außerhalb des Körpers im Hodensack (Scrotum).

Im Inneren ist der Hoden in mehrere Hodenläppchen unterteilt, in denen jeweils zwischen 2-4 gewundene Samenkanälchen (Tubuli seminiferi) zu liegen kommen. Die Samenkanälchen selbst haben einen zweischichtigen Aufbau und bestehen aus dem Keimepithel (Epithelium spermatogenicum) und einer Lamina propria (bindegewebige Schicht). Keimzellen und Sertolizellen sind die beiden Zelltypen, aus denen die Tubuli seminiferi gebildet werden. Als Keimzellen treten alle Vor- und Endstufen der späteren Samenzellen im Samenkanälchen auf, da der Hoden den Ort der Spermienbildung (Spermatogenese) darstellt.

Die Spermatogenese beginnt mit der mitotischen Teilung einer Urkeimzelle, die zur Bildung von Spermatozyten führt, die dann nach weiteren mitotischen Teilungen als Spermatogonien in die Meiose eintreten und zwei Reifeteilungen durchlaufen, an deren Ende Spermien mit einem haploiden Chromosomensatz gebildet werden. Die Entwicklung der Keimzellen verläuft von außen nach innen d. h. die ersten Zellen der Spermatogenese befinden sich basal am äußeren Rand des Samenkanälchens, während sich die Spermien in der innersten Schicht zum Lumen hingewandt, befinden. Die Größe der Zellen nimmt im Laufe der Spermatogenese ab.

Die gesamte Spermatogenese beträgt insgesamt ca. 64 Tage und findet nicht in allen Samenkanälchen zur gleichen Zeit statt, sondern eher versetzt, damit eine kontinuierliche Produktion an Spermien gewährleistet ist. Die Samenbildung beginnt mit der Pubertät und dauert bis ins hohe Alter an. Die Speicherung und Reifung der Spermien zu befruchtungsfähigen Spermien erfolgt im Nebenhoden und dauert nochmals 8-17 Tage. Die Spermatogenese erfordert Temperaturen, die unterhalb der Körpertemperatur liegen, weswegen sich die Hoden außerhalb des Körpers befinden. Bei zu hohen Temperaturen werden keine Spermien gebildet.

Die Sertolizellen dienen der Ernährung und dem Schutz der Samenzellen. Zwischen den einzelnen Samenkanälchen befindet sich eine weitere sehr wichtige Zellart, die Leydig-Zellen, die das parakrin (wirkt direkt auf die Nachbarzellen) wirkende Hormon Testosteron bilden.

Die Freisetzung des Testosterons, ein Androgen, unterliegt dem hypothalamischen-hypophysären Regelkreis. Dies bedeutet, dass das Hypothalamushormon, Gonadoliberin (GnRH), über die Freisetzung von FSH und LH aus der Hypophyse, die Freisetzung von Testosteron in den Leydig-Zellen bewirkt. Dabei wirkt LH verstärkt auf die Leydig-Zellen ein, während FSH stimulierend auf die Sertolizellen wirkt. Gehemmt werden kann die FSH-Produktion durch das Inhibin B der Sertolizellen und LH durch erhöhte Testosteronkonzentrationen. Hierbei handelt es sich um einen negativen Rückkopplungsmechanismus d.h. eine hohe Konzentration an Testosteron bewirkt gleichzeitig eine Hemmung der GnRH- und LH-Freisetzung.

Testosteron führt zur Ausbildung der sekundären Geschlechtsorgane, wie z. B. Bartwuchs, Stimmbruch und Fettproduktion. Des Weiteren ist Testosteron für die Spermatogenese wichtig und fördert das Knochen- und Muskelwachstum.

Anabolika, zu denen auch Testosteron zählt, werden gern im Leistungssport zur Steigerung der körperlichen Leistungsfähigkeit eingesetzt. Bei Männern kommt es hierdurch zur Schrumpfung der Hoden, Störungen der Spermatogenese (vermindert) und zu einer Verweiblichung mit Brustdrüsenwachstum. Bei Frauen beobachtet man eine Vermännlichung (Virilisierung) mit tieferer Stimme, verstärkter Körperbehaarung, Rückbildung der Brüste und Störungen des Menstruationszyklus.

1. Welche Aussagen lassen sich aus dem Text ableiten?

I Die Reifung von Spermien ist unabhängig von LH.

II Gonadoliberin wird in der Hypophyse gebildet.

III Die Sertolizellen produzieren Testosteron.

(A) Nur die Aussage I lässt sich ableiten.
(B) Nur die Aussage III lässt sich ableiten.
(C) Die Aussagen I und II lassen sich ableiten.
(D) Die Aussagen I und III lassen sich ableiten.
(E) Keine der Aussagen lässt sich ableiten.

2. Mit welchen Nebenwirkungen müssen Erwachsene, die Anabolika nehmen, rechnen?

I Bei Männern kann es zu einer Vergrößerung der Hoden kommen.

II Bei Frauen beobachtet man Störungen des Menstruationszyklus.

III Bei Männern kann es zu einem gestörten Brustdrüsenwachstum kommen.

(A) Nur die Aussage I lässt sich ableiten.
(B) Nur die Aussage III lässt sich ableiten.
(C) Die Aussagen I und II lassen sich ableiten.
(D) Die Aussagen II und III lassen sich ableiten.
(E) Die Aussagen I und III lassen sich ableiten.

3. Welche Aussagen lassen sich aus dem Text ableiten?

I GnRH fördert die Bildung der Hypophysenhormone FSH und LH.

II LH wirkt vor allem auf die Sertolizellen und stimuliert die Bildung von Testosteron.

III Inhibin B bewirkt die Freisetzung von FSH.

(A) Nur die Aussage I lässt sich ableiten.
(B) Nur die Aussage III lässt sich ableiten.
(C) Die Aussagen I und II lassen sich ableiten.
(D) Die Aussagen II und III lassen sich ableiten.
(E) Die Aussagen I und III lassen sich ableiten.

4. Welche Faktoren können zu einer verminderten Spermatogenese führen?

I Eine zu hohe Temperatur im Hoden.

II Die Bildung von GnRH.

III Die Einnahme von Anabolika.

(A) Nur die Aussage I lässt sich ableiten.
(B) Nur die Aussage III lässt sich ableiten.
(C) Die Aussagen I und II lassen sich ableiten.
(D) Die Aussagen II und III lassen sich ableiten.
(E) Die Aussagen I und III lassen sich ableiten.

5. Welche Aussage(n) lässt bzw. lassen sich ableiten?

I Die Spermatozyten befinden sich im Tubuli seminiferi ganz außen.

II Die Spermatozyten sind kleiner als die Spermien.

III Die Spermatogenese dauert ca. 74 Tage.

(A) Nur die Aussage I lässt sich ableiten.
(B) Nur die Aussage III lässt sich ableiten.
(C) Die Aussagen I und II lassen sich ableiten.
(D) Die Aussagen I und III lassen sich ableiten.
(E) Die Aussagen II und III lassen sich ableiten.

6. Welche Aussage lässt sich aus dem Text ableiten?

(A) Spermatozyten besitzen einen haploiden Chromosomensatz.
(B) Die testosteronbildende Zelle ist die Leydig-Zelle, die sich im Keimepithel befindet.
(C) Nach der Spermatogenese sind die Spermien diploid.
(D) Hohe Konzentrationen von Testosteron stimulieren die Freisetzung von GnRH.
(E) Hohe Inhibin B Konzentrationen führen zu niedrigen FSH-Konzentrationen.

(Lösung: 1E, 2D, 3A, 4E , 5A, 6E)

2.4 Lösungen zum Übungsbeispiel

Nr. 1

Erläuterungen: Lösung E

I Diese Aussage ist nicht korrekt. Das Hormon wirkt auf die Leydig-Zellen, die ihrerseits dann Testosteron bilden, das für die Spermatogenese wichtig ist.

II Diese Aussage ist nicht korrekt: Gonadoliberin (GnRH) ist ein Hormon des Hypothalamus.

III Diese Aussage ist nicht korrekt: Testosteron wird von den Leydig-Zellen produziert.

Nr. 2

Erläuterungen: Lösung D

I Diese Aussage ist nicht korrekt. Anabolika führen bei Männern zu einer Schrumpfung der Hoden, nicht zu einer Vergrößerung.

II Diese Aussage ist korrekt: Bei Frauen treten Störungen des Menstruationszyklus auf.

III Diese Aussage ist korrekt. Es kann ein gestörtes Brustdrüsenwachstum beobachtet werden.

Nr. 3

Erläuterungen: Lösung A

I Diese Aussage ist korrekt. Hierbei handelt es sich um den hypothalamisch-hypophysären Regelkreis, bei dem GnRH auf die Hypophyse wirkt und zur Freisetzung von FSH und LH führt.

II Diese Aussage ist nicht korrekt. LH wirkt vor allem auf die Leydig-Zellen und führt zur Freisetzung von Testosteron.

III Diese Aussage ist nicht korrekt. Inhibin B wird von den Sertolizellen gebildet und hemmt die Freisetzung von FSH.

Nr. 4

Erläuterungen: Lösung E

I Diese Aussage ist korrekt. Bei zu hohen Temperaturen werden keine Spermien gebildet. Dies ist der Grund, warum die Hoden außerhalb des Körpers liegen.

II Diese Aussage ist nicht korrekt. GnRH fördert die Bildung von Spermien, da es zur verstärkten Freisetzung von FSH und LH führt und LH bewirkt die Bildung und Freisetzung von Testosteron, das die Spermatogenese fördert.

III Diese Aussage ist korrekt. Ein verminderte Spermatogenese ist ein Nebeneffekt der Anabolikaeinnahme.

Nr. 5

Erläuterungen: Lösung A

I Diese Aussage ist korrekt. Die Spermatogenese beginnt innerhalb der Samenkanälchen außen. Dort befinden sich die Spermatozyten.

II Diese Aussage ist nicht korrekt. Die Zellgröße nimmt von außen nach innen ab und damit sind die Spermien wesentlich kleiner als die Spermatozyten.

III Diese Aussage ist nicht korrekt. Die Spermatogenese beträgt ca. 64 Tage. Die Reifung der Spermien, die im Nebenhoden stattfindet, dauert ca. 8-17 Tage. Diese zählt aber nicht mehr zur Spermatogenese.

Nr. 6

Erläuterung: Lösung E

(A) Diese Aussage ist nicht korrekt. Die Spermatogonien sind diploid.

(B) Diese Aussage ist nicht korrekt. Die Leydig-Zellen befinden sich zwischen den Samenkanälchen.

(C) Diese Aussage ist nicht korrekt. Die Spermien sind haploid.

(D) Diese Aussage ist nicht korrekt. Hohe Konzentration führen zur Hemmung der Freisetzung von GnRH. Es handelt sich hier um eine negative Rückkopplung.

(E) Diese Aussage ist korrek. Hohe Konzentrationen von Inhibin B führen zu einer negativen Rückkopplung und hemmen die Freisetzung von FSH.

3 Simulationen

In diesem Kapitel findest Du acht Simulationen, deren Schwierigkeitsgrad innerhalb einer Simulation von leicht nach schwer steigt.

An dieser Stelle möchten wir Dir auch einen Hinweis auf die ausführlichen Lösungen geben. Du wirst dort ausführliche Erläuterungen zu den Lösungen finden, die Dir das Nachvollziehen der Antwort erleichtern, aber auch übersichtliche Skizzen, die Dir beim Verstehen der Texte, sowie beim Erstellen eigenständiger Skizzen helfen werden.

Simulation 1

3.1.1 Nervenzellen

Nervenzellen (Neuronen) bilden zusammen mit den Gliazellen das Nervensystem. Hauptaufgabe der Nervenzelle ist die Weiterleitung von Informationen in Form von elektrischen Signalen.

Die Nervenzellen besitzen einen Zellkörper, auch Soma oder Perikaryon genannt, und Zellfortsätze. Bei den Zellfortsätzen gibt es zwei Arten: die Dendriten und die Neuriten bzw. das Axon. Die verästelten Dendriten, auch als Dendritenbaum bezeichnet, nehmen vor allem Erregungen von anderen Nervenzellen auf.

Der Neurit eines Neurons kann über einen Meter lang sein und dient der Fortleitung einer Erregung. Kennzeichen markhaltiger Neuriten ist ihre Umhüllung durch Gliazellen, die dann als Mark- oder Myelinscheide bezeichnet werden und die zusammen mit dem Axon die Nervenfasern bilden. Im peripheren Nervensystem wird die Myelinscheide durch Schwann-Zellen, im zentralen Nervensystem durch Oligodendrozyten gebildet. Die Umhüllung stellt eine isolierende Schicht dar, wobei an den Zellgrenzen der Gliazellen jeweils eine schmale Lücke bleibt. Diese Lücke stellt den Ranvier-Schnürring dar und der Bereich zwischen zwei Ranvier-Schnürringen wird als Internodium bezeichnet. Markhaltige Nervenfasern sind durch eine schnelle, sprungweise Erregungsleitung gekennzeichnet, während die Erregungsweiterleitung markloser Nervenfasern, ohne Myelinscheide, kontinuierlich erfolgt.

Die Erregungsweiterleitung erfolgt durch eine Spannungsänderung (Depolarisation, Bildung eines Aktionspotenzials) des Membranpotenzials. Die Axonenden stehen über Synapsen, an denen die Erregung meist mittels Botenstoffen (Neurotransmittern) chemisch übertragen wird, in Kontakt zu anderen Nervenzellen, Muskelzellen (neuromuskuläre Endplatte) oder zu Drüsenzellen. Ein Axon endet mit einem sogenannten Endknöpfchen, das den präsynaptischen Teil einer Synapse darstellt. Hier befindet sich in synaptischen Bläschen (Vesikel) der Neurotransmitter. Erreicht bei Erregung ein fortgeleitetes Aktionspotenzial das Endknöpfchen, so strömen durch spannungsabhängige Calciumkanäle vermehrt Calciumionen (Ca^{2+}) in die präsynaptische Endigung. Dieser kurzfristige Calcium-Einstrom führt zur Verschmelzung der synaptischen Vesikel mit der präsynaptischen Membran. Der Vesikelinhalt mit dem Neurotransmitter wird so per Exozytose in den schmalen Zwischenzellraum, den synaptischen Spalt, freigesetzt. Auf der gegenüberliegenden Seite des synaptischen Spalts befindet sich der postsynaptische Membranbereich der „Empfängerzelle", die mit Rezeptoren bestückt ist, an die Neurotransmittermoleküle binden. Dies hat die Öffnung von Ionenkanälen zur Folge, die an der postsynaptischen Membran zu einer Änderung der elektrischen Spannung führt.

Acetylcholin (ACh) ist der bekannteste Neurotransmitter und wirkt unter anderem an der Muskelzelle, der sogenannten neuromuskulären Endplatte, wo er eine Kontraktion auslöst. Neurotransmitter lassen sich in erregende und hemmende Neurotransmitter einteilen. ACh zählt zu den erregenden Neurotransmittern, während GABA, Dopamin und Serotonin hemmende Wirkungen aufweisen. Kennzeichen eines erregenden Neurotransmitters ist, dass an der postsynaptischen Membran eine Depolarisation ausgelöst wird, indem spezifisch Na^+-Kanäle geöffnet werden, während die Öffnung von K^+-Kanälen bzw. Cl^--Kanälen zu keiner Depolarisation führt.

1. Welche der Aussagen lässt bzw. lassen sich aus dem Text lassen ableiten?

I Im zentralen Nervensystem wird die Myelinscheide von Oligodendrozyten gebildet.

II Neuriten mit einer Myelinscheide werden als markhaltige Nervenfasern bezeichnet.

III Im peripheren Nervensystem wird die Myelinscheide von den Schwann Zellen gebildet.

(A) Nur Aussage I lässt sich ableiten.
(B) Nur Aussage III lässt sich ableiten.
(C) Die Aussagen I und II lassen sich ableiten.
(D) Die Aussagen I und III lassen sich ableiten.
(E) Alle drei Aussagen lassen sich ableiten.

2. Welche der Aussagen lassen sich aus dem Text nicht ableiten?

(A) Als Nervenfaser wird die Einheit aus Axon und Gliazelle bezeichnet.
(B) Die Ranvier-Schnürringe treten nur in markhaltigen Axonen auf.
(C) Die Dendriten empfangen Signale von anderen Nervenzellen.
(D) Das Perikaryon ist der Ort der Neurotransmittersynthese.
(E) Ein Neurit kann bis zu 1 m lang sein.

3. Welche der Aussagen aus dem Text lässt bzw. lassen sich ableiten?

I Nervenzellen haben Kontakt zu anderen Nervenzellen und enden an den Dendriten.

II Über Nervenzellen wird auch die Aktivität von Drüsenzellen, wie die Speicheldrüse, stimuliert.

III Eine Muskelkontraktion setzt die Freisetzung von GABA voraus.

(A) Nur Aussage I lässt sich ableiten.
(B) Nur Aussage III lässt sich ableiten.
(C) Die Aussagen I und II lassen sich ableiten.
(D) Die Aussagen I und III lassen sich ableiten.
(E) Alle drei Aussagen lassen sich ableiten.

4. Die Hemmung der Ca^{2+}-Ionenaufnahme in Synapsen, die ACh-Vesikel enthalten, führt zu welchem Effekt?

I Keine Weiterleitung des elektrischen Signals an die Nachbarzelle.

II Die ACh-Vesikel werden verstärkt freigesetzt.

III Keine Verschmelzung der Membranvesikel mit der postsynaptischen Membran.

(A) Nur Aussage I lässt sich ableiten.
(B) Nur Aussage III lässt sich ableiten.
(C) Die Aussagen I und II lassen sich ableiten.
(D) Die Aussagen I und III lassen sich ableiten.
(E) Alle drei Aussagen lassen sich ableiten.

5. Welche der Auswirkungen erwarten Sie, wenn eine Vergiftung mit dem Botulinumtoxin, das die Freisetzung von ACh an der neuromuskulären Endplatte unterbindet, vorliegt?

I Es kommt zu keiner Öffnung des Na^+-Kanals an der präsynaptischen Membran.

II Die Weiterleitung des elektrischen Signals wird an der präsynaptischen Membran unterbunden.

III Es wird an der postsynaptischen Membran keine Depolarisation ausgelöst.

(A) Nur Aussage I lässt sich ableiten.
(B) Nur Aussage III lässt sich ableiten.
(C) Die Aussagen I und II lassen sich ableiten.
(D) Die Aussagen II und III lassen sich ableiten.
(E) Alle drei Aussagen lassen sich ableiten.

6. Welche der folgenden Aussagen lässt bzw. lassen sich aus dem Text ableiten?

I Multiple Sklerose ist eine Erkrankung, die zum Abbau von Myelinscheiden führt.

II Als Internodie bezeichnet man den Zwischenraum zweier Gliazellen am Neurit.

III Eine schnelle Fortleitung des elektrischen Signals ist die Folge der Myelinisierung.

(A) Nur Aussage I lässt sich ableiten.
(B) Nur Aussage III lässt sich ableiten.
(C) Die Aussagen I und II lassen sich ableiten.
(D) Die Aussagen I und III lassen sich ableiten.
(E) Die Aussagen II und III lassen sich ableiten.

3.1.2 Herz

Das Herz ist ein Hohlmuskel und besteht aus einer rechten und einer linken Herzhälfte, die jeweils in einen Vorhof und eine Kammer unterteilt werden. Beide Herzhälften sind durch eine Herzscheidewand voneinander getrennt. Um den Körper durchgängig mit Blut versorgen zu können, muss das Herz sich ständig kontrahieren.

Die Kontraktionsphase des Vorhofs bzw. der Kammer wird als Systole und ihre Erschlaffungsphase als Diastole bezeichnet. Jeder Kontraktionsphase geht die Bildung eines Aktionspotenzials voraus. Spezialisierte Herzmuskelzellen bilden elektrische Signale (Aktionspotenzial, AP), die über eine direkte Verbindung, die gap junction, an die umliegenden Herzmuskelzellen weitergeleitet werden und dann zur deren Kontraktion führen. Solche spezialisierten Herzmuskelzellen befinden sich im gesamten Herzen und werden wie folgt eingeteilt: Sinusknoten, AV-Knoten, His-Bündel, Tawara-Schenkel und Purkinjefasern. Alle Zentren bilden Aktionspotenziale mit abnehmender Grundfrequenz: Der Sinusknoten mit einer Frequenz von 60-80/Minute, der AV-Knoten mit 40-50/Minute und das His-Bündel mit 30-40/Minute in Ruhe. Der Sinusknoten, der im rechten Vorhof im Mündungsbereich der oberen Hohlvene liegt, ist Taktgeber und stellt das primäre Schrittmacherzentrum dar, gefolgt von den nachfolgenden Schrittmacherzentren. Die Überleitung der Erregung vom sekundären Schrittmacherzentrum (= AV-Knoten) zum His-Bündel wird um 60-120 ms verzögert, damit die Systole in den Vorhöfen abgeschlossen werden kann. Fällt der Sinusknoten aus, übernimmt das nächstuntergeordnete Schrittmacherzentrum die Bildung des elektrischen Signals und wird somit zum Taktgeber des Herzens. Die Weiterleitung des AP durch Tawara-Schenkel und Purkinjefasern löst die Systole der Kammermuskulatur aus.

Wird die Überleitung des AP an das His-Bündel stark verzögert, spricht man vom AV-Block I. Grades. Kommt es zum Ausfall einzelner Überleitungen, handelt es sich um den AV-Block II. Grades. Erst wenn kein AP mehr an das His-Bündel weitergeleitet wird, spricht man vom AV-Block III. Grades. Dies macht die Implantation eines Herzschrittmachers erforderlich.

Die Herzfunktion wird durch den Sympathikus, der zum vegetativen Nervensystem zählt, beeinflusst, dessen sympathische Fasern, die Nn. cardiaci, Noradrenalin freisetzen. Durch die Bindung von Noradrenalin an β1-Rezeptoren, die zu einem Anstieg des cAMP-Spiegels in den Herzmuskelzellen führen, kommt es zu einer Erhöhung der Schlagfrequenz (positiv chronotrop) und einer Beschleunigung der AV-Überleitung (positiv dromotrop).

Während der Systole werden in Ruhe ca. 60 ml Blut aus dem Herzen ausgeworfen, dieses Schlagvolumen entspricht knapp der Hälfte der diastolischen Kammerfüllung. Die vom Herzen geförderte Blutmenge, das sogenannte Herzminutenvolumen, errechnet sich aus Schlagfrequenz und Schlagvolumen pro Minute. Unter maximaler Belastung, z. B. bei körperlicher Arbeit, kann das Herzminutenvolumen bis auf das 30-fache steigen.

In der Notfallmedizin werden β-Sympathomimetika (ähneln der Wirkung vom Noradrenalin) wie Dopamin, Dobutamin oder Adrenalin zur Steigerung der Herzleistung eingesetzt. β-Sympatholytika (Betablocker) blockieren die β1-Rezeptoren des Herzmuskels.

7. Bei einem AV-Block III. Grades wird welches Herzminutenvolumen in Ruhe erreicht?

(A) ca. 3600 ml/min
(B) ca. 2000 ml/min
(C) ca. 3000 ml/min
(D) ca. 4000 ml/min
(E) ca. 1000 ml/min

8. Welche der Aussagen lässt sich aus dem Text ableiten?

(A) Die Durchtrennung der Nn. cardiaci führt zur einer Steigerung des Herzminutenvolumens.
(B) Eine Steigerung des positiv dromotropen Effektes ist unter Einnahme von β-Blockern zu beobachten.
(C) Das tertiäre Schrittmacherzentrum schlägt mit einer Frequenz von 40-50 Schlägen pro Minute.
(D) Eine Verzögerung der Weiterleitung des Aktionspotenzials vom His-Bündel zu den Tawara-Schenkeln gewährleistet die vollständige Kontraktion der Kammern.
(E) Die Aktionspotenziale werden in den Herzmuskelzellen über gap junctions weitergeleitet.

9. Welche der Aussagen lässt bzw. lassen sich aus dem Text ableiten?

I Eine hohe Konzentration an Noradrenalin führt zur Steigerung des Herzminutenvolumens.

II Bei einer Weiterleitungsstörung des His-Bündels ist mit einem Ausfall der Kammersystole zu rechnen.

III Eine Verstärkung des positiv chronotopen Effekts wird bei Hemmung des cAMP-Abbaus im Sinusknoten beobachtet werden.

(A) Nur die Aussage I lässt sich ableiten.
(B) Nur die Aussage II lässt sich ableiten.
(C) Die Aussagen I und II lassen sich ableiten.
(D) Die Aussagen I und III lassen sich ableiten.
(E) Die Aussagen I, II und III lassen sich ableiten.

10. Patienten mit Tachykardie (Herzrasen) sollten welche Substanzen erhalten?

I Noradrenalin

II Dobutamin

III β-Blocker

(A) Nur die Aussage I lässt sich ableiten.
(B) Nur die Aussage III lässt sich ableiten.
(C) Die Aussagen I und II lassen sich ableiten.
(D) Die Aussagen I und III lassen sich ableiten.
(E) Die Aussagen II und III lassen sich ableiten.

11. Wie wird sich das Herzminutenvolumen eines Sportlers, der einen Sprint von 400 m läuft, entwickeln?

I Das Herzminutenvolumen wird deutlich über 3600 ml/min liegen.

II Man muss mit einem Herzminutenvolumen von 3600 ml/min rechnen.

III Das Herzminutenvolumen wird deutlich unter 3600 ml/min liegen.

(A) Nur die Aussage I lässt sich ableiten.
(B) Nur die Aussage III lässt sich ableiten.
(C) Die Aussagen I und II lassen sich ableiten.
(D) Die Aussagen I und III lassen sich ableiten.
(E) Die Aussagen II und III lassen sich ableiten.

12. Um eine Steigerung der Herzleistung zu erreichen ist was nötig?

I Mit β-Sympatholytika besetzte Noradrenalinrezeptoren.

II Ein hoher cAMP-Spiegel im Sinusknoten.

III Ein niedriger cAMP-Spiegel im Sinusknoten.

(A) Nur die Aussage I lässt sich ableiten.
(B) Nur die Aussage II lässt sich ableiten.
(C) Die Aussagen I und II lassen sich ableiten.
(D) Die Aussagen I und III lassen sich ableiten.
(E) Die Aussagen II und III lassen sich ableiten.

3.1.3 Muskulatur

Man unterscheidet drei Arten von Muskelgewebe: Skelettmuskulatur, Herzmuskulatur und glatte Muskulatur. Skelett- und Herzmuskulatur gehören zur quergestreiften Muskulatur. Die Skelettmuskulatur bildet den Bewegungsapparat, wird vom somatischen Nervensystem innerviert und kann willkürlich kontrolliert werden. Die Herzmuskulatur und die glatte Muskulatur werden hingegen durch das vegetative Nervensystem gesteuert und können nicht willkürlich kontrolliert werden. Die Herzmuskulatur dient dem Bluttransport als Pumpe, wohingegen die glatte Muskulatur in den inneren Hohlorganen, ausgenommen dem Herzen, vorkommt. Im Darm dient sie beispielsweise dem Nahrungstransport und in den Blutgefäßen der Regulation des Gefäßwiderstands im Blutkreislauf. Bei Skelettmuskelzellen finden sich zahlreiche Zellkerne, die am Rande der Zelle liegen, während sich bei Herzmuskelzellen und glatten Muskelzellen nur ein Zellkern pro Muskelzelle zentral in der Zelle findet.

Innerhalb der Skelettmuskulatur unterscheidet man Muskelfasern des Typ I von Muskelfasern des Typ II. Typ-I-Fasern haben eine niedrige Kontraktionsfrequenz, kontrahieren langsamer als Typ-II-Fasern, dafür aber ausdauernder und erfüllen eher Haltefunktionen, während Typ-II-Fasern an schnellen Bewegungen beteiligt sind. Die von einer Nervenzelle, dem sogenannten Motoneuron, innervierten Skelettmuskelfasern bilden gemeinsam eine sogenannte motorische Einheit. Das elektrische Signal, das sogenannte Aktionspotenzial des Motoneurons wird an der motorischen Endplatte, der Kontaktstelle zwischen Motoneuron und Muskelzelle, durch Freisetzung des Botenstoffes Acetylcholin (ACh) an die Muskelzellen übermittelt. ACh bewirkt durch die Bindung an den ACh-Rezeptor den Einstrom von positiv geladenen Ionen und so eine Umkehr des Membranpotenzials (Depolarisierung). Durch die Depolarisierung werden spannungsabhängige Natrium-Kanäle kurz geöffnet, wodurch ein Aktionspotenzial in der Muskelzelle ausgelöst wird. Daraufhin schließen sich die spannungsabhängigen Natriumkanäle wieder und gehen in einen inaktivierbaren Zustand über. Die Membran repolarisiert, indem die Signalübertragung an der motorischen Endplatte durch den Abbau von ACh durch das Enzym Acetylcholinesterase beendet wird. Erst durch die Repolarisation der Membran werden die spannungsabhängigen Natrium-Kanäle wieder aktivierbar und können ein weiteres Aktionspotenzial auslösen. Die nachfolgende Umsetzung des Aktionspotenzials der Muskelzelle in eine mechanische Kontraktion wird als elektromechanische Kopplung bezeichnet. Durch die Depolarisation werden spannungsgesteuerte membranständige Calcium-Kanäle der Muskelzelle, die sogenannten Dihydropyridinrezeptoren (DHP-Rezeptoren), aktiviert, wodurch sie ihre Konformation ändern. Dihydropyridinrezeptoren sind mechanisch eng verbunden mit Calcium-Kanälen des sogenannten sarkoplasmatischen Retikulums (SR) der Muskelzellen, den Ryanodinrezeptoren. Diese werden durch die Konformitätsänderung der DHP-Rezeptoren geöffnet, sodass Calcium aus dem SR, einem intrazellulären Calciumspeicher, in das Sarkoplasma, also das flüssigkeitsgefüllte Innere der Zelle, fließt. Der Calcium-Anstieg bewirkt über Interaktion mit Muskelproteinen die Kontraktion. Die Calciumpumpe SERCA transportiert die Calciumionen zurück in das SR, wodurch die Kontraktion beendet wird.

Muskelrelaxantien werden bei Narkosen eingesetzt, um eine Muskelerschlaffung zu erreichen. Man unterscheidet depolarisierende von nicht-depolarisierenden Muskelrelaxantien. Nicht-depolarisierende Muskelrelaxantien hemmen den Acetylcholinrezeptor. Man unterscheidet nicht-depolarisierende Muskelrelaxantien vom Steroid-Typ, wie Rocuronium, und vom Benzylisocholin-Typ, wie Atracurium. Sugammadex hemmt nicht-depolarisierende Muskelrelaxantien vom Steroid-Typ. Depolarisierende Muskelrelaxantien, wie beispielsweise Succinylcholin, aktivieren den Acetylcholinrezeptor, werden jedoch durch die Acetylcholinesterase nicht abgebaut und führen dadurch zu einer Inaktivierung der ACh-Rezeptoren mit anschließender Relaxation. Der Abbau von Succinylcholin erfolgt stark verlangsamt durch die Pseudocholinesterase. Dantrolen blockiert den Ryanodinrezeptor.

13. Welche der Aussagen lässt sich aus dem Text ableiten?

(A) Quergestreifte Skelettmuskelfasern vom Typ II verfügen über einen randständigen Zellkern und sind vor allem an Haltefunktionen des Bewegungsapparats beteiligt.
(B) Die quergestreifte Herzmuskulatur wird durch das vegetative Nervensystem innerviert und verfügt über einen zentralen Zellkern.
(C) Die glatte Darmmuskulatur wird durch das somatische Nervensystem innerviert und dient dem Nahrungstransport.
(D) Die glatte Muskulatur in Blutgefäßen verfügt über randständige Zellkerne und dient der Regulation des Gefäßwiderstands.
(E) Die glatte Herzmuskulatur wird durch das vegetative Nervensystem innerviert und dient dem Bluttransport.

14. Welche der Aussagen lässt sich aus dem Text nicht ableiten?

(A) Die Freisetzung von Acetylcholin durch das Motoneuron bewirkt durch Bindung an den Acetylcholinrezeptor eine Depolarisation der Muskelzelle.
(B) Die Öffnung spannungsabhängiger Natrium-Kanäle bewirkt die Ausbildung eines Aktionspotenzials der Muskelzelle.
(C) Die Konformationsänderung des Dihydropyridin-Rezeptors bewirkt durch Aktivierung des Ryanodinrezeptors eine Calcium-Freisetzung aus dem sarkoplasmatischen Retikulum in das Sarkoplasma.
(D) Die Calcium-Freisetzung aus dem sarkoplasmatischen Retikulum in das Sarkoplasma bewirkt durch Interaktion mit Muskelproteinen eine Kontraktion.
(E) Die Kontraktion bewirkt den Rücktransport von Calcium in das sarkoplasmatische Retikulum durch die Calciumpumpe SERCA.

15. Welche der Aussagen lässt bzw. lassen sich aus dem Text ableiten?

I Die Aktivierung von Ryanodin-Rezeptoren führt zu einer Verringerung der Calcium-Konzentration im sarkoplasmatischen Retikulum.

II Die Aktivierung von SERCA führt zu einer Verringerung der Calcium-Konzentration im sarkoplasmatischen Retikulum.

III Dantrolen führt zu einer Verringerung der Calcium-Konzentration im sarkoplasmatischen Retikulum.

(A) Nur die Aussage I lässt sich ableiten.
(B) Nur die Aussage II lässt sich ableiten.
(C) Nur die Aussagen I und III lassen sich ableiten.
(D) Nur die Aussagen II und III lassen sich ableiten.
(E) Alle Aussagen lassen sich ableiten.

16. Welche der Aussagen lässt sich aus dem Text ableiten?

(A) Eine Aktivitätssteigerung der Acetylcholinesterase führt zu einer Reduktion der Wirkdauer von depolarisierenden Muskelrelaxantien wie Succinylcholin.
(B) Ein Mangel der Pseudocholinesterase verlängert die Signalübertragung an der motorischen Endplatte, vermittelt durch den Botenstoff Acetylcholin.
(C) Ein Mangel der Acetylcholinesterase verkürzt die Signalübertragung an der motorischen Endplatte, vermittelt durch den Botenstoff Acetylcholin.
(D) Ein Mangel der Pseudocholinesterase führt zu einer Verlängerung der Wirkdauer des depolarisierenden Muskelrelaxans Succinylcholin.
(E) Eine Aktivitätssteigerung der Pseudocholinesterase verkürzt die Signalübertragung an der motorischen Endplatte, vermittelt durch den Botenstoff Pseudocholin.

17. Welche der Aussagen lässt sich aus dem Text ableiten?

(A) Succinylcholin führt kurzzeitig zu einem Calcium-Einstrom aus dem Sarkoplasma in das sarkoplasmatische Retikulum.
(B) Durch Succinylcholin wird die Depolarisation der Muskelzelle durch die Aktivierung von Acetylcholinrezeptoren gehemmt.
(C) Succinylcholin führt kurzzeitig zu einer Konformationsänderung von Ryanodin-Rezeptoren des sarkoplasmatischen Retikulums.
(D) Succinylcholin führt zum Einstrom positiv geladener Ionen in die Motoneurone über Acetylcholinrezeptoren.
(E) Durch Succinylcholin wird die Repolarisation der Muskelzelle gehemmt, sodass spannungsabhängige Natrium-Kanäle in einem geschlossenen, inaktivierbaren Zustand verbleiben.

18. Welche der Aussagen lässt bzw. lassen sich aus dem Text ableiten?

I Der durch das nicht-depolarisierende Muskelrelaxans vom Steroid-Typ Atracurium blockierte Acetylcholinrezeptor kann durch Sugammadex enthemmt werden.

II Der durch das depolarisierende Muskelrelaxans vom Steroid-Typ Rocuronium blockierte Acetylcholinrezeptor kann durch Sugammadex enthemmt werden.

III Der durch das depolarisierende Muskelrelaxans Succinylcholin aktivierte Acetylcholinrezeptor kann durch Dantrolen gehemmt werden.

(A) Keine der Aussagen lässt sich ableiten.
(B) Nur die Aussage I lässt sich ableiten.
(C) Nur die Aussage II lässt sich ableiten.
(D) Nur die Aussagen I und III lassen sich ableiten.
(E) Nur die Aussagen II und III lassen sich ableiten.

3.1.4 Nebennieren

Die Nebennieren zählen zu den endokrinen Drüsen und sind an der Bildung lebenswichtiger Hormone beteiligt. Die Hormone, genannt Sekrete, der endokrinen Drüsen werden direkt in das Blut abgegeben.

In der Nebennierenrinde entstehen drei unterschiedliche Hormone, die alle zur Gruppe der Steroidhormone gezählt werden. In der äußeren Schicht, der Zona glomerulosa, werden Mineralocorticoide, dessen Hauptvertreter das Aldosteron ist, und in der mittleren Region, der Zona fasciculata, werden Glucocorticoide gebildet. Bei der innersten Schicht handelt es sich um die Zona reticularis, die Androgene produziert und deren Hauptvertreter das DHEA ist.

Glucocorticoide werden auch Stresshormone genannt, weil sie den Körper in Augenblicken besonderer Belastung z. B. bei schwerer körperlicher Anstrengung oder psychischem Stress unterstützen und ihm Energie zur Verfügung stellen. So erfolgt die Stimulierung der Gluconeogenese (Synthese von Glucose) in der Leber durch Cortisol, was zur Erhöhung des Blutglucosespiegels führt. Durch einen gesteigerten Fettabbau (Lipolyse) im Fettgewebe werden ebenfalls Energiereserven mobilisiert, die in Folge zur Erhöhung der Fettsäuren- und Glycerinkonzentrationen im Blut führen. In der Muskulatur beobachtet man eine gesteigerte Proteolyse durch Proteasen, die zur einer erhöhten Aminosäurenbildung führt. Glycerin und Aminosäuren dienen der Neubildung von Glucose, der Gluconeogenese, in der Leber. Neben diesen Effekten hat Cortisol auch einen immunsuppressiven Effekt, es unterdrückt die Immunantwort und wird aus diesem Grund bei überschießenden allergischen Reaktionen oder Hautekzemen verabreicht.

Die Regulation der Synthese und Sekretion der Glucocorticoide unterliegt dem hypothalamisch-hypophysären Regelkreislauf. Der Hypothalamus setzt CRH frei, welches auf die Hypophyse wirkt und die Freisetzung von ACTH bewirkt, das dann in Folge auf die Nebennierenrinde einwirkt und dort zur Ausschüttung von Cortisol führt. Dieses hypothalamisch-hypophysäre System wird durch negative Rückkopplung reguliert. Dies bedeutet, dass hohe Blut-Cortisol-Konzentrationen die Freisetzung von CRH und ACTH hemmen, während bei niedrigen Konzentrationen diese negative Rückkopplung aufgehoben wird.

Kennzeichen des Morbus Cushing sind stark erhöhte Cortisolkonzentrationen im Blut. Ursächlich ist häufig die übermäßige Gabe von Glucocorticoiden innerhalb einer Therapie oder, wesentlich seltener, ACTH-produzierende Tumore der Hypophyse. Bei Patienten des Morbus Cushing wird eine Stammesfettsucht beobachtet, die durch eine gesteigerte Lipolyse an den Extremitäten und einen gesteigerten Aufbau des zentralen Fettgewebes am Körper entsteht. Die Patienten fallen durch ein Vollmondgesicht auf.

Beim sogenannten Morbus Addison kommt es aufgrund einer Nierenrindeninsuffizienz zu einem Mangel an Cortisol, der in Folge zu einer verstärkten ACTH-Ausschüttung führt. ACTH entsteht durch Spaltung aus dem Vorläufermolekül Propiomelanocortin (POMC), wobei gleichzeitig auch andere Spaltprodukte wie das MSH (Melanozyten-stimulierendes Hormon) anfallen. Da MSH die Melanozyten der Haut zur Produktion von Melanin anregt, können Patienten mit einem Morbus Addison durch eine bronzefarbene Pigmentierung der Haut auffällig werden.

19. Welche der folgenden Aussagen über die Auswirkung von Stress bzw. körperlicher Arbeit lassen sich aus dem Text ableiten?

I Körperliche Belastung führt zu einer vermehrten Cortisolfreisetzung in der Zonula fasciculata.

II Eine Senkung des Blutglucosespiegels ist unter Stress zu beobachten.

III Eine erhöhte Konzentration an Fettsäuren und Glycerin kann man in dieser Situation beobachten.

(A) Nur die Aussage I lässt sich ableiten.
(B) Nur die Aussage III lässt sich ableiten.
(C) Nur die Aussagen I und II lassen sich ableiten.
(D) Nur die Aussagen I und III lassen sich ableiten.
(E) Nur die Aussagen II und III lassen sich ableiten.

20. Welche der Auswirkungen würden Sie beim Morbus Addison erwarten?

I Eine verstärkte Pigmentierung der Haut.

II Eine erhöhte Konzentration an ACTH im Blut.

III Patienten mit Stammesfettsucht und Vollmondgesicht.

(A) Die Aussage I lässt sich ableiten.
(B) Die Aussage III lässt sich ableiten.
(C) Die Aussagen I und II lassen sich ableiten.
(D) Die Aussagen I und III lassen sich ableiten.
(E) Die Aussagen II und III lassen sich ableiten.

21. Bei einem Patienten wurden erniedrigte ACTH-Werte im Blut gemessen. Durch welchen Sachverhalt kann dies bedingt sein?

I Ein Nebennierenrindentumor.

II Erhöhte Gaben von Cortisol während einer Allergiebehandlung.

III Eine gesteigerte Ausschüttung von CRH.

(A) Die Aussage I lässt sich ableiten.
(B) Die Aussage III lässt sich ableiten.
(C) Die Aussagen I und II lassen sich ableiten.
(D) Die Aussagen I und III lassen sich ableiten.
(E) Die Aussagen II und III lassen sich ableiten.

22. Welche der folgenden Wirkungen lässt bzw. lassen sich aus dem Text über Cortisol ableiten?

I Eine verstärkte Pigmentierung ist durch die Wirkung des Cortisols zu beobachten.

II Eine Erhöhung des Blutglucosespiegels ist durch eine gesteigerte Gluconeogenese bedingt.

III Das Cortisol bewirkt eine Erhöhung der Fettsäuren- und Glycerinkonzentrationen im Blut.

(A) Die Aussage I lässt sich ableiten.
(B) Die Aussage III lässt sich ableiten.
(C) Die Aussagen I und II lassen sich ableiten.
(D) Die Aussagen I und III lassen sich ableiten.
(E) Die Aussagen II und III lassen sich ableiten.

23. Welche der Aussagen lässt bzw. lassen sich ableiten?

I Die innerste Schicht der Nebennierenrinde ist der Bildungsort für Aldosteron.

II In der Zona fasciculata werden Glucocorticoide gebildet.

III Bildungsort der Mineralcorticoide ist die Zona glomerulosa, die äußerste Schicht der Nebennierenrinde.

(A) Die Aussage I lässt sich ableiten.
(B) Die Aussage III lässt sich ableiten.
(C) Die Aussagen I und II lassen sich ableiten.
(D) Die Aussagen I und III lassen sich ableiten.
(E) Die Aussagen II und III lassen sich ableiten.

24. Bei einer Patientin wurde ein erhöhter Blutglucosespiegel festgestellt. Durch welche der nachfolgenden Sachverhalte kann dies dem Text zufolge bedingt sein?

I Therapie mit glucocorticoidhaltigen Medikamenten.

II Verstärkter Abbau von Aminosäuren.

III Morbus Cushing.

(A) Die Aussage I lässt sich ableiten.
(B) Die Aussage III lässt sich ableiten.
(C) Die Aussagen I und II lassen sich ableiten.
(D) Die Aussagen I und III lassen sich ableiten.
(E) Alle Aussagen lassen sich ableiten.

Simulation 2

3.2.1 Durchfall

Durchfall oder Diarrhö ist die mehrfache Ausscheidung von zu flüssigem Stuhl. So entspricht eine Stuhlmenge von über 200–250 g bei mehr als drei Stuhlgängen pro Tag und einem hohem Wasseranteil (über 75 %) der medizinischen Definition des Durchfalls. Während ein akuter Durchfall meist leicht verläuft und ohne Medikamente abheilt, kann der hohe Wasser-/Elektrolytverlust bei schweren und langandauernden Durchfällen gefährlich sein und eine medikamentöse Therapie erfordern.

Die häufigsten Auslöser einer Diarrhö sind Bakterien und Viren. Bei Durchfallerkrankungen, die von Bakterien ausgelöst werden, unterscheidet man drei Mechanismen: Erreger vom Sekretionstyp sind z. B. Vibrio cholerae oder ETEC. Sie wirken auf die Darmschleimhaut ein und veranlassen diese, Elektrolyte (Ionen) und Wasser in den Darm abzugeben. Vertreter des Invasionstyps sind z. B. Shigellen, Campylobacter, Clostridium diffcile oder EIEC/EHEC. Nachdem Eindringen in die Schleimhautzellen des Darms vermehren sich diese Erreger dort und zerstören dann die Zellen. Zu den Erregern des Penetrationstyps zählen Salmonellen und Yersinien. Diese werden von der Darmschleimhaut aufgenommen und lösen eine Entzündungsreaktion aus. Die Hauptvertreter von viral verursachten Durchfällen sind humane Rotaviren und humane Noraviren.

Eine Lebensmittelvergiftung kann auch zum Durchfall führen, wenn sich Bakterien, die sich in den verdorbenen Lebensmitteln befinden, vermehren und hierbei Giftstoffe, sogenannte Enterotoxine, bilden. Zu dieser Gruppe zählen die Bakterien Staphylococcus aureus, Clostridium perfringens und Bacillus cereus. Die Vermehrung der Bakterien wird durch ungenügende Hygiene bei der Zubereitung und durch zu warme Lagerung begünstigt. Eigentlicher Auslöser des Durchfalls sind also nicht die Bakterien selbst, sondern die Aufnahme der schon gebildeten Enterotoxine. Oftmals sind die Enterotoxine sehr stabil gegenüber Hitze, sodass das Kochen bereits verdorbener Speisen nicht davor schützt.

Eine Diarrhö kann auch durch die Einnahme von hohen Dosen an Nahrungsergänzungsmitteln wie zum Beispiel Vitamin C (Ascorbinsäure) ausgelöst sein. Auch der übermäßige Konsum des Zuckeraustauschstoffs Sorbitol (z. B. in Kaugummis) wirkt abführend.

Die wichtigste Maßnahme, vor allem bei länger andauerndem Durchfall, ist der Ersatz des verloren gegangenen Wassers und der Elektrolyte.

Opioide (wozu Loperamid gehört) und Opiate gehören zur Medikamentengruppe, die zur Schmerzbehandlung eingesetzt werden, aber auch gleichzeitig eine verstopfende Wirkung haben. So hemmt Loperamid die Darmbewegungen (Darmmotilität). Grundsätzlich sollte Loperamid nur kurzfristig (max. 48 Stunden) und bevorzugt als überbrückendes Reisemedikament bei schweren Durchfällen angewendet werden, bis man entsprechende ärztliche Versorgung bekommt.

Lassen sich Durchfälle nur schwer behandeln, dann kann eine Opiumtinktur verwendet werden. Dazu zählen Medikament der Gruppe Dropizol (Gruppe Motilitätshemmer). Opiumtinktur greift im Magen-Darm-Trakt vor allem an μ-Opioid-Rezeptoren an, verringert die Darmmotilität, vermindert die Sekretion und verlangsamt die Darmbewegungen.

1. Welches sind die größten Probleme einer Diarrhö?

I Der häufige Toilettengang.

II Der hohe Wasserverlust.

III Der hohe Elektrolytverlust.

(A) Nur die Aussage I lässt sich ableiten.
(B) Nur die Aussage III lässt sich ableiten.
(C) Die Aussagen I und II lassen sich ableiten.
(D) Die Aussagen I und III lassen sich ableiten.
(E) Die Aussagen II und III lassen sich ableiten.

2. Welche der Ursachen, die nicht bakterieller oder viraler Natur sind, können zu einer Diarrhö führen?

I Missbräuchlicher Gebrauch von Sorbitol.

II Eine hohe Dosis an Ascorbinsäure.

III Eine hohe Dosis an Salmonellen.

(A) Nur die Aussage I lässt sich ableiten.
(B) Nur die Aussage III lässt sich ableiten.
(C) Die Aussagen I und II lassen sich ableiten.
(D) Die Aussagen I und III lassen sich ableiten.
(E) Die Aussagen I, II und III lassen sich ableiten.

3. Eine Durchfallerkrankung, die durch Bacillus cereus ausgelöst wurde, basiert auf welchem Effekt?

I Bildung von Enterotoxinen.

II Zerstörung der Darmepithelzellen.

III Schädigung der Darmzellen mit anschließender Sekretion von Elektrolyten und Wasser.

(A) Nur die Aussage I lässt sich ableiten.
(B) Nur die Aussage III lässt sich ableiten.
(C) Die Aussagen I und II lassen sich ableiten.
(D) Die Aussagen I und III lassen sich ableiten.
(E) Die Aussagen II und III lassen sich ableiten.

4. Welche der Bakterien führen zu einer Diarrhö und zu einer Entzündungsreaktion?

I Staphlococcus aureus

II Salmonellen

III Vibrio cholerae

(A) Nur die Aussage I lässt sich ableiten.
(B) Nur die Aussage II lässt sich ableiten.
(C) Die Aussagen I und II lassen sich ableiten.
(D) Die Aussagen I und III lassen sich ableiten.
(E) Die Aussagen II und III lassen sich ableiten.

5. Welche Medikamente wirken über die μ-Opioid-Rezeptoren?

I Loperamid

II Dropizol

III Sorbitol

(A) Nur die Aussage I lässt sich ableiten.
(B) Nur die Aussage II lässt sich ableiten.
(C) Die Aussagen I und II lassen sich ableiten.
(D) Die Aussagen I und III lassen sich ableiten.
(E) Die Aussagen II und III lassen sich ableiten.

6. Welche der Aussagen lässt sich aus dem Text nicht ableiten?

(A) Vitamin C kann in hohen Dosen eine Diarrhö auslösen.
(B) Aufgrund des hohen Wasser- und Elektrolytverlustes muss dieser bei einer Diarrhö ersetzt werden.
(C) Medikamente wie Loperamid hemmen die Darmmotilität.
(D) Bakterielle Infektionen führen immer zur Diarrhö.
(E) Häufig werden Diarrhöen durch virale Infektionen ausgelöst.

3.2.2 Multiple Sklerose

Nervenzellen bestehen aus einem Zellkörper (Soma), Dendriten und einem Axon, das der Weiterleitung des elektrischen Signals (Aktionspotenzial, AP) dient. Viele Axone besitzen eine Myelinscheide, die von Gliazellen gebildet wird und die Weiterleitung des AP beschleunigt. Die Oligodendrozyten übernehmen die Myelinisierung im Gehirn und im Rückenmark von mehreren Nervenzellen, während die Schwann-Zellen für periphere Nerven zuständig sind. Die Myelinscheide ist an den Ranvier-Schnürringen unterbrochen, sodass eine saltatorische (sprunghafte) Weiterleitung des Aktionspotenzials entsteht. Ohne Myelinisierung würde die Weiterleitung deutlich länger dauern, da das AP die ganze Länge des Axons passieren müsste. Das AP wird in Form einer Spannungsänderung an der Zellmembran weitergeleitet.

Die Multiple Sklerose (MS) ist eine chronisch-entzündliche Autoimmunerkrankung des zentralen Nervensystems und geht mit einer Demyelinisierung sowie axonalen und neuronalen Schädigungen einher. Die Ursache der MS ist noch nicht bekannt. Es wird vermutet, dass der Kontakt mit einem bis jetzt noch unbekannten Antigen das Immunsystem dazu bringt, sich gegen die Myelinscheiden der Nervenzellen zu wenden. Eine mögliche Ursache für diesen Kontakt sind virale Infektionen, zum Beispiel mit dem Epstein-Barr-Virus. Bisher ist bekannt, dass T-Zellen ins zentrale Nervensystem einwandern und dort zur Zerstörung der Markscheiden und weiteren Läsionen, vor allem in der weißen Substanz des zentralen Nervensystems (ZNS) führen. Zusätzlich werden B-Zellen, die ebenfalls zum Immunsystem zählen, aktiviert und bilden Antikörper gegen Bestandteile der Myelinscheiden. Eine Remyelinisierung ist prinzipiell möglich, da ständig neue Gliazellen gebildet werden, doch bei starker Entzündung werden Nervenzellen häufig beschädigt, bevor sich die Myelinscheide regenerieren kann.

Beim Verlauf der Multiplen Sklerose (MS) unterscheidet man einen schubförmigen und einen progredienten Verlauf. Beim schubförmigen Verlauf kommt es zu schubartigen Verschlechterungen, die sich entweder völlig zurückbilden oder Folgeschäden hinterlassen können, die sich mit der Zeit verschlimmern. Bei der progredienten Variante entwickelt sich die Krankheit stetig weiter, ohne dass zwischendurch symptomfreie Phasen bestehen.

Eine Läsion der Multiplen Sklerose ist im MRT besonders gut darstellbar, da die Myelinscheiden aus vielen Lagen von Zellmembran bestehen, die alle sehr fettreich sind. Im MRT lassen sich fetthaltige von fettfreien Zonen gut abgrenzen.

Die Symptomatik der Multiplen Sklerose unterscheidet sich individuell sehr stark, da sie von der Lage der Läsionen abhängig ist. Eine typische Erstmanifestation ist eine Entzündung der Sehnerven und damit einhergehende Sehstörungen. Weitere mögliche Symptome sind Probleme bei der Augenbewegung, Sensibilitätsstörungen im Gesicht und am Körper, Lähmung der Gesichtsmuskeln und der körperfernen Extremitäten (Füße, Hände), Muskelzittern, Sprachstörungen und Inkontinenz. Persönlichkeitsveränderungen, Gedächtnisstörungen und Depressionen können auch vorkommen oder zu einem späteren Zeitpunkt auftreten.

Bei der Therapie eines Schubs werden Glucokortikoide wie Cortisol verwendet. Cortisol zählt zu den körpereigenen Hormonen, dass bei Stress ausgeschüttet wird und das Immunsystem unterdrückt. Nicht nur wird die Produktion entzündungsfördernder Stoffe gehemmt, Cortisol hemmt auch Immunzellen wie T- und B-Zellen und wirkt deshalb gut bei zeitlich begrenzten Entzündungsgeschehen der MS. Aufgrund der vielen Nebenwirkungen kann Cortisol bei längeren Behandlungszeiträumen nicht dauerhaft gegeben werden.

Die Immunsuppressiva sind eine Medikamentengruppe, die verschiedene Funktionen oder Bestandteile des Immunsystems hemmen und werden häufig bei Autoimmunerkrankungen eingesetzt. Teriflunomid hemmt die Synthese von DNA-Bausteinen, dadurch wird die Zellteilung von Immunzellen stark beeinträchtigt. Ocrelizumab ist ein künstlicher Antikörper, der gegen ein Protein auf der Oberfläche von B-Zellen gerichtet ist und diese so zerstört. Cladribin ist ein Stoff, der vom Körper in DNA eingebaut wird und bei Zellteilungen zum Absterben der Zelle führt, in diesem Fall vor allem der T- und B-Lymphozyten.

Trotz dieser Behandlungsmethoden ist die Prognose bei Multipler Sklerose je nach Verlaufsform nicht sehr gut. Nach 15 Jahren benötigen etwa 50 % der Betroffenen eine Gehhilfe und nach 25 Jahren ist ein Drittel gar nicht mehr gehfähig. Nur etwa 10 % erleiden keine bleibenden Behinderungen.

7. Welche der Aussagen lassen sich aus dem Text ableiten?

I Bei einer durch Multiple Sklerose bedingten Läsion des Frontallappens des Gehirns sind vor allem die Schwann-Zellen und Nervenzellen beschädigt.

II Oligodendrozyten sind für die Myelinisierung mehrerer Nervenzellen zuständig.

III Die Myelinisierung bewirkt eine schnellere Weiterleitung, da sich Aktionspotenziale nur noch innerhalb der Ranvier-Schnürringe bilden müssen.

(A) Nur Aussage I lässt sich ableiten.
(B) Nur Aussage II lässt sich ableiten.
(C) Die Aussagen I und II lassen sich ableiten.
(D) Die Aussagen II und III lassen sich ableiten.
(E) Die Aussagen I und III lassen sich ableiten.

8. Welche der Aussagen lässt bzw. lassen sich aus dem Text ableiten?

I Das Epstein-Barr-Virus zerstört die Myelinscheiden der Nervenzellen und löst so die Multiple Sklerose aus.

II Aktivierte B-Zellen bilden bei der MS Antikörper gegen Bestandteile von Nervenzellen, die dadurch beschädigt werden.

III Nach einem abgelaufenen MS-Schub in den Nerven des Oberschenkels können die Oligodendrozyten unter Umständen für eine Remyelinisierung sorgen und so Schäden rückgängig machen.

(A) Nur Aussage I ist korrekt.
(B) Nur Aussage II ist korrekt.
(C) Nur Aussage III ist korrekt.
(D) Die Aussage II und III sind korrekt.
(E) Keine der Aussagen ist korrekt.

9. Welche der Aussagen lässt sich aus dem Text nicht ableiten?

(A) Antikörper werden vom Körper selbst produziert, können aber auch als Medikament gegeben werden.
(B) Glucokortikoide sind körpereigene Stoffe, können aber auch als Medikament gegeben werden.
(C) Die MS hat, da sie Nerven schädigt, nur physische Symptome.
(D) Die MS hat vorwiegend neuronal bedingte Symptome.
(E) Im späteren Verlauf der Krankheit haben viele Betroffene große Probleme, sich richtig zu bewegen.

10. Welche der Aussagen lässt bzw. lassen sich aus dem Text ableiten?

I Der Antikörper Ocrelizumab wird von B-Zellen produziert.

II Teriflunomid und Cladribin verhindern die Bildung von DNA.

III Cortisol wird am ehesten beim schubförmigen Verlauf der Multiplen Sklerose verabreicht.

(A) Nur Aussage II lässt sich ableiten.
(B) Nur Aussage III lässt sich ableiten.
(C) Die Aussagen I und II lassen sich ableiten.
(D) Die Aussagen II und III lassen sich ableiten.
(E) Alle Aussagen lassen sich ableiten.

11. Welche der Aussagen lässt sich aus dem Text ableiten?

(A) Der progrediente Verlauf der MS läuft häufiger ohne bleibende Schäden ab.
(B) Remyelinisierung passiert eher beim progredienten Verlauf der MS.
(C) Cortisol ist ein körpereigener Stoff und daher zur Behandlung von Autoimmunkrankheiten nicht geeignet.
(D) Ocrelizumab führt zur Eliminierung von Immunzellen und schränkt damit das Immunsystem damit ein.
(E) Eine typische Erstmanifestation der MS sind Sehstörungen aufgrund einer Läsion im Auge.

12. Welche der Aussagen lässt bzw. lassen sich aus dem Text ableiten?

I Die größten Ladungsänderungen in einer Nervenzelle finden sich innerhalb der Schnürringe.

II Bei der MS läuft die Weiterleitung von Signalen in Nervenzellen langsamer, da deutlich weniger Aktionspotenziale gebildet werden können.

III Langandauernde Behandlungen mit Cortisol können zu vermehrten und schwer verlaufenden Infektionen führen.

(A) Nur Aussage I lässt sich ableiten.
(B) Nur Aussage II lässt sich ableiten.
(C) Die Aussagen I und II lassen sich ableiten.
(D) Die Aussagen I und III lassen sich ableiten.
(E) Alle Aussagen lassen sich ableiten.

3.2.3 Tubulussystem

Die Reinigung des Blutes durch die Nieren ist ein sehr komplexer Mechanismus, mit dem es gelingt, schädliche (harnpflichtige) Stoffe auszuscheiden. Blut strömt zunächst zur Niere und gelangt dort in das Glomerulum, ein Knäuel aus sehr kleinen, engen Blutgefäßen. Aufgrund des Blutdrucks strömt das Blut durch Poren in der Wand dieser Gefäße (Endothel) und wird so gefiltert. Das Filtrat sammelt sich als sogenannter Primärharn in der Bowman-Kapsel, die das Glomerulum umgibt. Zellen und große Proteine werden nicht filtriert, da sie nicht durch die Öffnungen im Endothel passen. Der Primärharn fließt von der Bowman-Kapsel in das Tubulussystem der Niere. Dies ist ein langer schlauchartiger Hohlraum (Tubuluslumen), der von Zellen, den Tubulusepithelzellen, umgeben ist und sich direkt an das Glomerulum anschließt. Er beginnt mit dem proximalen Tubulus, darauf folgen der Intermediärtubulus und der distale Tubulus. Letzterer mündet schließlich im Sammelrohr.

Pro Tag entstehen ca. 180 Liter Primärharn, der viele Elektrolyte (z. B. Natrium, Kalium, Chlorid), kleinere Moleküle wie Glucose und Aminosäuren und kleine Proteine enthält. Beim Durchfluss durch das Tubulussystem werden dem Primärharn der Großteil des Wassers und dieser Stoffe wieder entzogen und über zellmembranständige Kanäle in die Tubulusepithelzellen geschleust (rückresorbiert). Am Ende bleiben nur noch harnpflichtige Substanzen zurück, z. B. Kreatinin, die mit dem Urin (ca. 1,5 Liter pro Tag) ausgeschieden werden.

Glucose wird gemeinsam mit Natrium im proximalen Tubulus durch den SGLT-2 (Sodium Glucose Linked Transporter 2) rückresorbiert. Natrium wird zudem im distalen Tubulus zusammen mit Kalium und Chlorid über den Na^+-K^+-$2Cl^-$-Kanal und zusätzlich zusammen mit Chlorid über den TSC (Thiazid-sensitiver Co-Transporter) rückresorbiert. Eine weitere Rückresorption von Natrium erfolgt im Sammelrohr im Austausch gegen Kalium. Dabei kommt es zur Ausscheidung von Kalium. Der Salzgehalt (Na^+ und Cl^-) im Tubuluslumen wird im distalen Tubulus durch spezielle Zellen gemessen. Ist der Cl^--Gehalt hoch, so kommt es durch das sogenannte tubuloglomeruläre Feedback (TGF) zu einer Engstellung der Gefäße im Glomerulum, sodass weniger Primärharn produziert wird. Bei niedrigem Chloridgehalt passiert das Gegenteil.

Elektrolyte und Glucose werden nach Aufnahme in die Tubulusepithelzellen zurück in das Blut geschleust. Wasser wird in allen Abschnitten des Tubulussystems durch den passiven parazellulären (zwischen den Tubulusepithelzellen stattfindenden) Transport rückresorbiert. Dies beschreibt einen Mechanismus, bei dem das Wasser passiv der Rückresorption von Elektrolyten folgt. Das Wasser gelangt parazellulär vom Tubuluslumen direkt zurück in das Blut. Abgesehen davon wird Wasser zusätzlich über Kanäle (Aquaporine) aus dem Lumen in die Tubulusepithelzellen aufgenommen. Über beide Mechanismen gelangt Wasser wieder in die Blutgefäße des Körpers. Je höher die Rückresorption von Wasser ist, desto höher sind das Blutvolumen und der Blutdruck.

Kennzeichen des Diabetes mellitus ist eine erhöhte Glucosekonzentration im Blut und im Primärharn. Bis zu einer Konzentration von 10 mmol/Liter kann Glucose aus dem Primärharn noch vollständig über die SGLT-2 rückresorbiert werden. Durch die gesteigerte Rückresorption von Glucose wird dem Primärharn auch viel Natrium entzogen, sodass sich der Natriumgehalt im distalen Tubulus verringert.

In der Therapie des Diabetes mellitus werden unter anderem SGLT-2-Inhibitoren wie Empagliflozin eingesetzt. Sie hemmen den SGLT-2, wodurch mehr Glucose ausgeschieden und der Blutzuckerspiegel gesenkt wird, weil auch die reguläre Rückresorption von Glucose eingeschränkt ist. Häufig geht Diabetes mellitus mit einem erhöhten Blutdruck einher. Zur Therapie des Bluthochdrucks werden unter anderem Thiazide eingesetzt, die den TSC hemmen. So werden mehr Natrium und Chlorid mit dem Harn ausgeschieden.

13. Welche der Wirkungen würde man erwarten, wenn der Na^+-K^+-$2Cl^-$-Kanal medikamentös blockiert wird?

I Es wird mehr Wasser mit dem Urin ausgeschieden.

II Es werden mehr Elektrolyte mit dem Urin ausgeschieden.

III Es kommt zu einer Weitstellung der Gefäße im Glomerulum.

(A) Nur die Aussagen I und II lassen sich ableiten.
(B) Nur die Aussagen I und III lassen sich ableiten.
(C) Nur die Aussagen II und III lassen sich ableiten.
(D) Nur Aussage I lässt sich ableiten.
(E) Alle Aussagen lassen sich ableiten.

14. Welche der Aussagen zur allgemeinen Aufgabe der Nieren lässt bzw. lassen sich ableiten?

I Täglich werden ca. 180 Liter Flüssigkeit durch das Endothel der Glomeruli gefiltert.

II Alte Zellen werden über die Niere mit dem Harn ausgeschieden.

III Harnpflichtige Substanzen wie Kreatinin werden aus dem Primärharn rückresorbiert.

(A) Nur die Aussagen I und II lassen sich ableiten.
(B) Nur die Aussagen I und III lassen sich ableiten.
(C) Nur die Aussagen II und III lassen sich ableiten.
(D) Nur Aussage I lässt sich ableiten.
(E) Keine der Aussagen lässt sich ableiten.

15. Diabetes kann langfristig die Nieren schädigen. Welche der Aussagen lässt sich nicht ableiten?

(A) Bei einer gesunden Niere führt die Rückresorption von Glucose (über SGLT-2) auch zu einer Rückresorption von Natrium.
(B) Thiazide senken den Blutzuckerspiegel über Hemmung des TSC.
(C) Bei einem Blutzuckerspiegel von 15 mmol/Liter lässt sich Glucose im Urin nachweisen.
(D) Bei einem Blutzuckerspiegel von 9 mmol/Liter und einer gleichzeitigen Therapie mit Empagliflozin lässt sich Glucose im Urin nachweisen.
(E) Glucose kann mittels Druck durch Öffnungen im Endothel der Glomeruli gepresst werden.

16. Bei Nierenerkrankungen wie einer Glomerulonephritis kommt es zu einer Schädigung des Glomerulums. Als Folge sind die Öffnungen des Kapillarendothels vergrößert. Welche der Aussagen lässt bzw. lassen sich dazu aus dem Text ableiten?

I Die Menge an täglich produziertem Primärharn nimmt dann deutlich ab.

II Elektrolyte gelangen dann nicht mehr in den Primärharn.

III Auch größere Proteine können dann in das Tubulussystem gelangen.

(A) Nur die Aussagen I und II lassen sich ableiten.
(B) Nur die Aussagen II und III lassen sich ableiten.
(C) Nur Aussage III lässt sich ableiten.
(D) Nur Aussage I lässt sich ableiten.
(E) Keine der Aussagen lässt sich ableiten.

17. Welche der Aussagen zu Rückresorption und Sekretion der Elektrolyte im Tubulussystem lässt sich ableiten?

(A) Im proximalen Tubulus wird Natrium zusammen mit Glucose über den TSC rückresorbiert.
(B) Im distalen Tubulus wird Natrium zusammen mit Chlorid über den SGLT-2 rückresorbiert.
(C) Im distalen Tubulus wird Kalium über den TSC rückresorbiert.
(D) Im Sammelrohr gelangt Kalium in das Tubuluslumen.
(E) Im distalen Tubulus gelangt Chlorid in das Tubuluslumen.

18. Der Volumenhaushalt des Körpers ist wichtig für den Blutdruck und wird durch die Wassermenge in den Blutgefäßen bestimmt. Welche der folgenden Aussagen lässt sich aus dem Text ableiten?

(A) Der Einsatz von Thiaziden verringert den passiv parazellulären Wassertransport.
(B) Der Einsatz von Thiaziden erhöht den Blutdruck.
(C) Beim passiv parazellulären Transport wird Wasser in die Tubulusepithelzellen gebracht.
(D) Aquaporine werden durch Empagliflozin gehemmt.
(E) Wasser wird nur im distalen Tubulus rückresorbiert.

3.2.4 Koronardurchblutung

Das Herz ist für die Durchblutung des Körpers verantwortlich. Es ist ein Hohlorgan, welches von einer Muskelwand (Myokard) umgeben und durch eine Herzscheidewand (Septum) in eine linke und eine rechte Herzkammer (Ventrikel) unterteilt ist, denen jeweils zwei Vorhöfe vorgeschaltet sind. Blut, das in der Lunge mit Sauerstoff gesättigt wurde, gelangt über den linken Vorhof in den linken Ventrikel und wird durch Anspannung (Kontraktion) des Myokards über die Körperschlagader (Aorta) in den Körper gepumpt. Die Aorta verteilt das Blut in die weiteren Arterien des Körpers.

Damit das Herz diese stetige Pumpleistung aufrecht halten kann, muss es ständig mit Blut versorgt werden. Die Versorgung des Herzmuskels erfolgt über zwei Gefäße, die sogenannten Koronararterien, die rechts und links von der Aorta abzweigen, außerhalb des Herzmuskels verlaufen und dann in die Tiefe der Muskulatur ziehen. Die Versorgungsgebiete unterscheiden sich: Die rechte Koronararterie versorgt die rechte, vordere Seite und einen Teil der Hinterseite des Myokards mit Blut, in dem auch der Sinusknoten liegt, von dem die Kontraktion des Herzmuskels und die Bildung des Herzrhythmus ausgeht. Die linke Koronararterie versorgt die vordere linke und einen Teil der hinteren Seite des Myokards. Der Abtransport des verbrauchten (sauerstoffarmen) Blutes aller Koronararterien erfolgt über den sog. Sinus coronarius. Aufgebaut sind die Koronararterien aus einer inneren Zellschicht, dem Endothel, und einer ringförmig verlaufenden Gefäßmuskelschicht. Die Durchblutung der Koronararterien wird durch die Weit- bzw. Engstellung der Gefäße kontrolliert, so geht eine Abnahme des Durchmessers (Vasokonstriktion) mit einem gesteigerten Kontraktionszustand der Gefäße einher und eine Zunahme des Durchmessers (Vasodilatation) mit einer Erschlaffung der Gefäßmuskelschicht.

In Ruhe gelangen ca. 5 % des gesamten Blutes, das das Herz pro Minute pumpt, in die Koronararterien und ca. 70 % des Sauerstoffs (O_2) wird vom Myokard verbraucht. Diese sog. O_2-Ausschöpfung lässt sich nicht steigern. Benötigt der Herzmuskel also mehr Sauerstoff, z. B. bei körperlicher Belastung, so muss der Blutfluss in den Koronararterien durch Vasodilatation erhöht werden. Das Verhältnis von maximal möglicher Durchblutung zur Ruhedurchblutung bezeichnet man als Koronarreserve. Sie liegt bei gesunden Menschen bei >3,5 und ist bei Einschränkungen der Durchblutung vermindert.

Bei körperlicher Anstrengung produzieren die Herzmuskelzellen vermehrt CO_2, H^+-Ionen und Adenosin. Nach Bindung des Adenosins an den $_{A2}$-Rezeptor der Zellen der Gefäßmuskulatur kommt es intrazellulär zu einem Anstieg des cAMP, das zur Inaktivierung des Enzyms Myosin-Leichte-Ketten-Kinase (MLCK) führt, das üblicherweise zu einer chemischen Modifizierung des Proteins Myosin in den Gefäßmuskelzellen führt, in dessen Folge es zur Vasokonstriktion kommt. Der Gegenspieler des MLCK ist das Enzym Myosin-Leichte-Ketten-Phosphatase (MLCP), das diese Modifizierung rückgängig macht.

Hohe Konzentrationen von H^+-Ionen bedeuten einen niedrigen pH-Wert und umgekehrt. Ein niedriger pH-Wert vermindert an den Gefäßmuskelzellen den intrazellulären Einstrom von Calcium (Ca^{2+}) durch den L-Typ-Ca^{2+}-Kanal. Ein hoher intrazellulärer Ca^{2+}-Spiegel bewirkt eine Aktivierung der MLCK.

Ein weiterer wichtiger Stoff für die Regulation der Koronargefäßweite ist Stickstoffmonoxid (NO). Dieser Stoff wird dauerhaft von gesunden Endothelzellen gebildet und gelangt in die Gefäßmuskelzellen. Dort bewirkt er eine Erhöhung des Stoffes cGMP, welcher über weitere Reaktionen die MLCP aktiviert.

Bei der koronaren Herzkrankheit (KHK) kommt es zu Ablagerungen (umgangssprachlich Verkalkungen) der Koronararterien. Dabei ist einerseits der Gefäßdurchmesser durch die Ablagerungen verringert und andererseits das Endothel geschädigt, sodass weniger NO gebildet wird. Die Koronargefäße können nicht mehr adäquat weitgestellt werden. Betroffene haben eine zu geringe Durchblutung und infolgedessen einen Sauerstoffmangel des Herzmuskels bei Belastung. Dies führt zu Schmerzen und Engegefühl im Brustbereich (Angina pectoris).

Medikamentös gibt es verschiedene Mechanismen, um die zu geringe Durchblutung zu beeinflussen. Ca^{2+}-Kanal-Blocker wie Amlodipin blockieren den L-Typ-Ca^{2+}-Kanal, Beta-Blocker wie Metoprolol verringern unter anderem die Schlagkraft des Herzens, wodurch der Sauerstoffverbrauch der Herzmuskelzellen geringer ist. Glyceroltrinitrat ist ein Stoff, aus dem NO freigesetzt wird, das an den Gefäßmuskelzellen wirken kann. Die Wirkung von Glyceroltrinitrat setzt sehr schnell ein, weshalb es während der Angina pectoris zur Besserung gegeben werden kann.

19. Welche der folgenden Aussagen lässt bzw. lassen sich ableiten?

I Im Blut des Sinus coronarius liegt die Sauerstoffsättigung bei Belastung bei 30 %.

II Im Blut des Sinus coronarius liegt die Sauerstoffsättigung in Ruhe bei 30 %.

III Im Blut des Sinus coronarius liegt die Sauerstoffsättigung in Ruhe bei 70 %.

(A) Nur Aussage I lässt sich ableiten.
(B) Nur Aussage III lässt sich ableiten.
(C) Nur die Aussagen I und II lassen sich ableiten.
(D) Nur die Aussagen I und III lassen sich ableiten.
(E) Keine der Aussagen lässt sich ableiten.

20. Welche der Aussagen zur KHK lässt bzw. lassen sich aus dem Text ableiten?

I Bei der KHK ist die Koronarreserve verringert.

II Die O_2-Ausschöpfung der Herzmuskelzellen in Ruhe ist bei KHK verringert.

III Bei Gesunden wird dauerhaft NO in den Gefäßmuskelzellen gebildet.

(A) Nur Aussage I lässt sich ableiten.
(B) Nur Aussage III lässt sich ableiten.
(C) Nur die Aussagen I und II lassen sich ableiten.
(D) Nur die Aussagen I und III lassen sich ableiten.
(E) Alle Aussagen lassen sich ableiten.

21. Ein Blutgerinnsel, das zu einer kompletten Verstopfung einer Koronararterie führt, ist häufig die Ursache eines Herzinfarkts. Dies führt zu Unterversorgung und Funktionseinschränkung des Myokards in dem betroffenen Bereich. Bei der Therapie von Herzinfarkten ist die Kenntnis der Anatomie des Herzens wichtig. Welche der folgenden Aussagen lässt bzw. lassen sich ableiten?

I Die Aorta ist die Fortsetzung des linken Ventrikels und führt sauerstoffreiches Blut.

II Bei einem Infarkt der rechten Koronararterie kann es zu Störungen des Herzrhythmus kommen.

III Bei Infarkten der linken Koronararterie wird das Myokard auf der Herzhinterseite geschädigt.

(A) Nur Aussage II lässt sich ableiten.
(B) Nur Aussage III lässt sich ableiten.
(C) Nur die Aussagen I und II lassen sich ableiten.
(D) Nur die Aussagen I und III lassen sich ableiten.
(E) Alle Aussagen lassen sich ableiten.

22. Welche der Aussagen lässt sich nicht aus dem Text ableiten?

(A) Hohe Konzentrationen von cAMP und cGMP führen beide zu einer Weitstellung der Gefäßmuskulatur.
(B) H^+ und Amlodipin verringern beide die Ca^{2+}-Konzentration in der Zelle.
(C) Die MLCK findet man in den Gefäßmuskelzellen.
(D) Eine niedrige H^+-Konzentration an den Koronararterien führt zu ihrer Weitstellung.
(E) Ein hoher pH-Wert an den Koronararterien führt zur Aktivität der MLCK.

23. Welche der Aussagen zur Therapie der KHK lässt sich aus dem Text ableiten?

(A) Durch den Einsatz von Metoprolol wird der Sauerstoffgehalt im Blut der Aorta erhöht.
(B) Glyceroltrinitrat bewirkt eine Aktivierung der MLCP.
(C) Durch Amlodipin wird weniger cGMP gebildet.
(D) Glyceroltrinitrat bewirkt eine höhere Ca^{2+}-Konzentration in der Zelle.
(E) Eine Blockierung des A_2-Rezeptors würde zur Inaktivierung der MLCK führen.

24. Der Austausch von Stoffen zwischen Myokard, Gefäßendothel und Gefäßmuskelzellen am gesunden Herzen ist ein komplexer Vorgang. Welche der Aussagen trifft nicht zu?

(A) H^+ entsteht bei Belastung im Myokard.
(B) NO wird in den Endothelzellen hergestellt, wirkt aber an den Gefäßmuskelzellen.
(C) Adenosin stammt aus Zellen des Myokards, wirkt aber an den Gefäßmuskelzellen.
(D) Bei körperlicher Ruhe wird kein NO in den Endothelzellen gebildet.
(E) Der L-Typ-Ca^{2+}-Kanal ermöglicht den Eintritt von Ca^{2+} in die Gefäßmuskelzelle.

Simulation 3

3.3.1 Diabetes mellitus Typ I

Glucose spielt im Stoffwechsel des Menschen eine wichtige Rolle. Die normalen Blutglucosewerte (Blutzuckerwerte) liegen nüchtern zwischen 60 und 100 mg/dl. Erhöhte Werte werden als Hyperglykämie, erniedrigte Werte als Hypoglykämie bezeichnet.

Die Regulation des Blutglucosespiegels erfolgt durch zwei Hormone, Insulin und Glucagon, die antagonistische (gegensätzliche) Wirkungen haben. Insulin reduziert den Blutglucosespiegel, indem es für eine vermehrte Aufnahme der Glucose in Leber-, Muskel- und Fettzellen sorgt. Die Wirkung von Insulin erfolgt an den Zielzellen über die Bindung an den Insulinrezeptor, wodurch verschiedene Zellvorgänge ausgelöst werden. Unter anderem werden in die Zellmembran der Muskelzellen GLUT-4 (Glucosetransporter Typ 4) eingebaut, die zum Einstrom von Glucose in die Zelle führen. Weiterhin bewirkt Insulin den Aufbau von Fett, Proteinen und Glykogen, der Speicherform von Glucose, hemmt die Glucoseneubildung (Gluconeogenese) und den Abbau von Glykogen (Glykogenolyse) in der Leber. Insulin führt zusätzlich zur Aktivierung der Na^+/K^+-ATPasen, wodurch verstärkt K^+-Ionen nach intrazellulär transportiert werden. Die Insulinfreisetzung erfolgt immer direkt nach der Essensaufnahme und wird durch die erhöhte Glucosekonzentration im Blut ausgelöst. Im Gegensatz dazu führt Glucagon zu einer vermehrten Glykogenolyse, zu Gluconeogenese und zur vermehrten Freisetzung von Glucose aus der Leber.

Der Diabetes mellitus beschreibt eine Gruppe von Krankheiten, die durch einen relativen oder absoluten Insulinmangel entstehen. Die häufigsten Formen des Diabetes mellitus sind der Typ I und der Typ II.

Beim Diabetes mellitus Typ I handelt es sich um eine Autoimmunerkrankung, der eine Fehlsteuerung des Immunsystems zugrunde liegt. Hierbei werden Antikörper gebildet, die sich gegen die insulinbildenden B-Zellen der Bauchspeicheldrüse (Pankreas) richten und diese zerstören. Man geht davon aus, dass eine Virusinfektion und die erbliche Veranlagung ursächlich für diese Krankheit sein könnten. So lassen sich spezifische T-Lymphozyten sowie Antikörper gegen die B-Zellen des Pankreas, gegen Glutamatdecarboxylase und Insulin nachweisen. Der Diabetes mellitus Typ I tritt häufig schon in der Kindheit oder im jungen Erwachsenenalter auf und führt zu einem absoluten Insulinmangel.

Dieser Insulinmangel führt zu schweren Hyperglykämien, die bei langer Dauer schwerwiegende physiologische Folgen haben können. In Folge des zellulären Glucosemangels bauen Muskelzellen vermehrt Muskelproteine zu Aminosäuren ab, die in einem zweiten Schritt in der Leber der Bildung von Glucose dienen (Gluconeogenese) und durch Freisetzung ins Blut zusätzlich den Blutglucosespiegel erhöhen. Gleichzeitig erfolgt ein verstärkter Abbau von Fetten im Fettgewebe, deren Abbauprodukte in der Leber zu einer erhöhten Ketonkörperbildung beitragen, woraus eine Erhöhung der H^+-Ionen-Konzentration resultiert. Eine erhöhte H^+-Ionen-Konzentration führt zum Absinken des pH-Wertes, das als Azidose bezeichnet wird. In diesem Fall spricht man von Ketoazidose, da die erhöhte Konzentration an Ketonkörpern der Auslöser ist.

Die Behandlung des Diabetes mellitus Typ I besteht aus der lebenslangen Substitution von Insulin. Dies müssen sich Diabetiker meistens mehrmals täglich ins Fettgewebe am Bauch oder Oberschenkel spritzen. Die verschiedenen Insulintypen, die man geben kann, unterscheiden sich nach Wirkdauer, Zeitpunkt und Häufigkeit der Gabe. Kurzwirksame Insuline werden direkt ins Blut abgegeben, sorgen für eine schnelle Wirkung, die aber auch schnell wieder nachlässt und werden häufig direkt vor dem Essen gespritzt. Langwirksame oder verzögerte Insuline bilden ein Depot im Fettgewebe, aus dem dann stetig Insulin freigesetzt wird. Dies führt zu langanhaltenden, gleichmäßigen Insulinwerten und das Insulin muss meistens nur morgens gegeben werden, weil die Werte über den Tag konstant bleiben. Eine weitere Therapiemöglichkeit für den Diabetes mellitus Typ I ist die Transplantation einer gesunden Bauchspeicheldrüse.

1. Welche der folgenden Aussagen lässt bzw. lassen sich aus dem Text ableiten?

I Eine der wichtigsten Funktionen von Insulin ist der Einbau von GLUT-4 in die Membran von Leberzellen, damit die Leber die Glucose verwerten kann.

II Die Leber, neben der Bauchspeicheldrüse eines der wichtigsten Organe für die Kontrolle des Blutzuckers, kann zur Energiebereitstellung Aminosäuren und Fette in Glucosemoleküle umwandeln.

III Die Hyperglykämie ist bei Diabetes mellitus Typ I eines der Hauptmerkmale der Erkrankung.

(A) Nur Aussage I lässt sich ableiten.
(B) Nur Aussage III lässt sich ableiten.
(C) Die Aussagen I und III lassen sich ableiten.
(D) Die Aussagen II und III lassen sich ableiten.
(E) Alle Aussagen lassen sich ableiten.

2. In den frühen Morgenstunden kann bei einem Diabetiker ohne vorherige Nahrungszufuhr eine Hyperglykämie beobachtet werden. Dieses Phänomen wird auch als Dawn-Phänomen bezeichnet. Was könnte die Ursache dafür sein?

I Eine gesteigerte Wirkung von Glucagon.

II Eine gesteigerte Gluconeogenese in der Leber.

III Eine gesteigerte Bildung von Ketonkörpern.

(A) Nur Aussage I lässt sich ableiten.
(B) Nur Aussage III lässt sich ableiten.
(C) Die Aussagen I und II lassen sich ableiten.
(D) Die Aussagen I und III lassen sich ableiten.
(E) Alle Aussagen lassen sich ableiten.

3. Bei einem Notfall wird bei einem Patienten eine sehr hohe Kaliumkonzentration (Hyperkaliämie) im Blut gemessen. Solche Hyperkaliämien können lebensbedrohliche Herzrhythmusstörungen auslösen. Welche Gegenmaßnahme(n) halten Sie für sinnvoll?

I Die Infusion von Ketonkörpern.

II Die Infusion von Glucagon.

III Die Infusion von Glucose-Insulin-Gemischen.

(A) Nur Aussage I lässt sich ableiten.
(B) Nur Aussage II lässt sich ableiten.
(C) Nur Aussage III lässt sich ableiten.
(D) Die Aussagen II und III lassen sich ableiten.
(E) Alle Aussagen lassen sich ableiten.

4. Welche der Aussagen lässt bzw. lassen sich aus dem Text ableiten?

I Bei der Gabe von verzögerten Insulinen kann man etwa eine Stunde nach der Gabe und mehrere Stunden später ähnlich hohe Insulinwerte im Blut nachweisen.

II Kurzwirksames Insulin muss vor der ersten Mahlzeit und nur einmal täglich gespritzt werden.

III Verzögertes Insulin aktiviert den Insulinrezeptor langsamer und verlängert so die Wirkungsdauer.

(A) Nur Aussage I lässt sich ableiten.
(B) Nur Aussage II lässt sich ableiten.
(C) Nur Aussage III lässt sich ableiten.
(D) Die Aussagen I und III lassen sich ableiten.
(E) Die Aussagen II und III lassen sich ableiten.

5. Welche der Aussagen lässt bzw. lassen sich aus dem Text ableiten?

I Die Bildung von Ketonkörpern korreliert bei einem Diabetiker Typ I auch mit einem Anstieg von Kalium im Blut.

II Ein Abfall der H^+-Ionen-Konzentration bedeutet einen Abfall des pH-Werts.

III Ein absoluter Mangel an Glucagon würde eine Hypoglykämie begünstigen.

(A) Nur Aussage I lässt sich ableiten.
(B) Nur Aussage II lässt sich ableiten.
(C) Die Aussagen I und II lassen sich ableiten.
(D) Die Aussagen II und III lassen sich ableiten.
(E) Die Aussagen I und III lassen sich ableiten.

6. Welche der Aussagen lässt sich nicht aus dem Text ableiten?

(A) Muskelzellen von Diabetikern des Typ I haben Probleme, die von der Leber zur Verfügung gestellte Glucose aufzunehmen.
(B) Ein Patient mit Diabetes mellitus Typ I, der nur selten Insulin spritzen will, sollte langwirksames Insulin verwenden.
(C) Unter Glucagonwirkung kann eine verminderte Glyogensynthese beobachtet werden.
(D) Eine erniedrigte Blut-Kalium-Konzentration nach dem Essen spricht für eine Diabetes Typ I-Erkrankung.
(E) Langanhaltende Hyperglykämien, die durch einen Insulinmangel verursacht sind, können zu einer Ketoazidose mit erniedrigtem pH-Wert führen.

3.3.2 Anaphylaktischer Schock

Allergien prägen zunehmend unseren Alltag – immer mehr Personen entwickeln eine allergische Reaktion auf Medikamente, Nahrungsmittel oder ähnliches. Solche Allergien können im Laufe des Lebens auftreten, ohne dass sie bereits in der Kindheit bestanden.

Die anaphylaktischen Reaktionen werden entsprechend ihrer Ausprägung und des Schweregrads eingeteilt. Ein anaphylaktischer Schock ist die Maximalform einer allergischen Reaktion.

Bei einer allergischen Reaktion kommt es zu einer übermäßigen Bildung von IgE durch das Immunsystem. IgE ist ein Antikörper, der vom Körper als Antwort auf Kontakt mit einem Antigen gebildet wird. Antigene sind Merkmale auf Oberflächen von Zellen oder anderen Substanzen. Im Rahmen einer allergischen Reaktion können dies z. B. Nussantigene, Pollenantigene o. ä. sein. Für die Entwicklung einer allergischen Reaktion sind mindestens zwei Kontakte mit dem Antigen erforderlich. Bei einem ersten Kontakt bildet der Körper zunächst IgE spezifisch gegen das fremde Antigen. Dieses IgE bindet an die Oberfläche von Mastzellen. Mastzellen sind Zellen des Immunsystems, die unter anderem Histamin enthalten. Die Bildung und Bindung des IgEs an die Mastzellen wird als Sensibilisierung bezeichnet. Bei einem zweiten Kontakt mit dem Antigen zu einem späteren Zeitpunkt bindet dieses an die IgE-Antikörper auf den Mastzellen, die dann Histamin ausschütten. Histamin löst durch die Bindung an Histaminrezeptoren verschiedener Zellen dann die typischen Symptome (Atemnot, Quaddelbildung der Haut) einer allergischen Reaktion aus.

Eine allergische Reaktion kann in unterschiedlichen Schweregraden auftreten: Bei der anaphylaktischen Reaktion ersten Grades kommt es zu ausgeprägten, den gesamten Körper betreffenden Hautveränderungen. Es liegen jedoch keine systemischen Einschränkungen (Atmung, Blutdruck, Magen-Darm-Funktion) vor. Im Rahmen einer anaphylaktischen Reaktion zweiten Grades kommt es neben den Hautsymptomen auch zu einer Beeinträchtigung anderer Körperfunktionen: es kann zu leichter Atemnot, Bauchmerzen, Hypotonie (Blutdruckabfall) sowie einer Tachykardie (erhöhter Puls) kommen. Liegt eine anaphylaktische Reaktion dritten Grades vor, so leidet der Patient neben den Hautveränderungen unter ausgeprägter Atemnot, Übelkeit und Erbrechen sowie einem Schock (anaphylaktischer Schock, Definition eines Schocks s. o.) bis hin zur Bewusstlosigkeit. Die Kreislauffunktionen (Atmung, Herzschlag) sind somit stark beeinträchtigt, jedoch noch vorhanden. Bei der anaphylaktischen Reaktion vierten Grades kommt es neben den bereits beschriebenen Symptomen schließlich zu einem Zusammenbruch des Herzkreislaufsystems – dies bedeutet, dass das Herz des Betroffenen zu diesem Zeitpunkt nicht mehr schlägt und auch keine Atmung mehr zu vernehmen ist. Auch der Puls ist nicht mehr tastbar.

Unerlässlich in der Therapie des anaphylaktischen Schocks ist die schnelle Verabreichung der richtigen Medikamente: Antihistaminika wirken antiallergisch, da sie mit dem im Rahmen der allergischen Reaktion ausgeschütteten Histamin um die Bindungsstelle am Histaminrezeptor konkurrieren. Wird das vom Körper produzierte Histamin durch das Antihistaminikum vom Rezeptor verdrängt, werden die histaminvermittelten Symptome einer allergischen Reaktion abgeschwächt. Dimetinden ist ein Beispiel für ein solches Antihistaminikum, das intravenös (über die Venen) verabreicht wird. Mit dem Eintreten der Wirkung ist bereits nach wenigen Minuten zu rechnen.

Glucocorticoide (z. B. intravenöses Prednisolon) zeigen ihre volle Wirkung erst nach frühestens einer Stunde. Dies liegt daran, dass sie einen genomischen (das Erbgut, die DNA, betreffenden) Effekt haben. Im Zellkern beeinflussen sie die Bildung von RNA zahlreicher Proteine, die an Entzündungsprozessen beteiligt sind. Dadurch kommt es zu einer antiinflammatorischen (antientzündlichen) Wirkung – dies bedeutet, dass durch die Glucocorticoide die Entzündungsreaktion unterdrückt wird.

Adrenalin kann mittels eines Applikators in den Muskel verabreicht werden. Das Adrenalin führt durch eine Verengung der Gefäße zu einer Erhöhung des Blutdrucks, weitet die Bronchien und hemmt die Freisetzung von Histamin. Die Wirkung tritt nur wenige Sekunden nach der intramuskulären Injektion ein.

Trotz Therapie kann es zu einem biphasischen Verlauf kommen: trotz anfänglichen Ansprechens auf die Therapie kommt es nach 6-24 Stunden zu einer erneuten Ausprägung der Symptome. Ein weiterer wesentlicher Faktor neben der medikamentösen Therapie ist die Identifikation bzw. das Meiden des ursächlichen Allergens.

7. Welche der Aussagen bezüglich der Therapie eines anaphylaktischen Schocks ist aus dem Text ableitbar?

(A) Um einen möglichst schnellen Therapieerfolg zu erzielen, sollte man als erstes mit der Injektion des Glucocorticoids beginnen.
(B) Um einen möglichst schnellen Therapieerfolg zu erzielen, sollte man als erstes mit der Injektion des Adrenalins beginnen.
(C) Um einen möglichst schnellen Therapieerfolg zu erzielen, sollte man als erstes mit der Injektion des Antihistaminikums beginnen.
(D) Die intravenöse Gabe von Dimetinden unterdrückt die IgA-vermittelte Freisetzung von Histamin durch Mastzellen.
(E) Bei der Gabe von Prednisolon intravenös ist mit einer sofortigen Besserung der lebensbedrohlichen Symptomatik des Patienten innerhalb von Sekunden zu rechnen.

8. Ein Freund reagiert nach dem Verzehr von Nüssen mit einem Jucken der gesamten Haut, an der sie auch Quaddeln erkennen können. Der Patient hat keine Luftnot. Der Blutdruck liegt im Normbereich. Auch der Puls ist weder erhöht noch erniedrigt. Er hat weder Bauchschmerzen noch Durchfall entwickelt. Welche der Aussagen lässt sich bezüglich der beschriebenen Situation aus dem Text ableiten?

(A) Es handelt sich um eine anaphylaktische Reaktion ersten Grades.
(B) Es handelt sich um eine anaphylaktische Reaktion zweiten Grades.
(C) Es handelt sich um eine anaphylaktische Reaktion dritten Grades.
(D) Es handelt sich um eine anaphylaktische Reaktion vierten Grades.
(E) Keine der Antworten A-D ist zutreffend.

9. Welche der Aussagen lässt bzw. lassen sich aus dem Text ableiten?

I Bei der Therapie eines anaphylaktischen Schocks spielen Medikamente eine untergeordnete Rolle. Diese sollen erst eingesetzt werden, wenn es zu keiner spontanen Besserung der Beschwerden gekommen ist.

II Im Rahmen eines anaphylaktischen Schocks kann es theoretisch zur Notwendigkeit einer Reanimation (Wiederbelebung) des Betroffenen kommen.

III Wenn ein Auslöser für einen stattgefunden anaphylaktischen Schock vermutet wird, sollte der Betroffene in einem Eigenversuch testen, ob es bei Kontakt mit dem Auslöser zu einer erneuten anaphylaktischen Reaktion kommt.

(A) Nur die Aussagen I und II lassen sich ableiten.
(B) Nur die Aussagen I und III lassen sich ableiten.
(C) Nur die Aussage III lässt sich ableiten.
(D) Nur die Aussage II lässt sich ableiten.
(E) Nur die Aussage I lässt sich ableiten.

10. Bei der Therapie eines anaphylaktischen Schocks kommen Antihistaminika wie Dimetinden zum Einsatz. Welche Aussage lässt sich zu der Therapie mit Antihistaminika aus dem Text ableiten?

I Antihistaminika entfalten ihre Wirkung, indem sie zum Abbau des als Reaktion auf ein Antigen gebildeten IgEs führen.

II Die Hauptwirkung von Antihistaminika liegt in einer verminderten Ausschüttung von Histamin aus den Mastzellen.

III Antihistaminika entfalten ihre Wirkung über genomische Effekte. Deshalb tritt die Wirkung erst verzögert nach frühestens einer Stunde ein.

(A) Nur die Aussagen I und II lassen sich ableiten.
(B) Nur die Aussage III lässt sich ableiten.
(C) Nur die Aussage II lässt sich ableiten.
(D) Nur die Aussage I lässt sich ableiten.
(E) Keine der Aussagen I-III lässt sich ableiten.

11. Eine Bekannte berichtet rückblickend von folgender Situation: Plötzlich nach der Einnahme von Aspirin habe die Haut stark gejuckt und das Atmen fiel ihr schwer, das Herz raste. Plötzlich habe sie sich schwallartig übergeben. Voller Panik habe sie noch schnell den Rettungsdienst gerufen. Kurz darauf sei sie dann umgekippt. Der Rettungssanitäter konnte den Puls deutlich tasten, die Atmung hören. Auf ein Ansprechen habe sie nicht reagiert. Welche der Aussagen lässt sich aus dem Text bezüglich der beschriebenen Situation ableiten?

(A) Es handelt sich um eine allergische Reaktion ersten Grades.
(B) Es handelt sich um eine allergische Reaktion zweiten Grades.
(C) Es handelt sich um eine allergische Reaktion dritten Grades.
(D) Es handelt sich um eine allergische Reaktion vierten Grades.
(E) Vermutlich hat sich die Bekannte lediglich an etwas verschluckt. Ein starkes Klopfen auf den Rücken sollte zur Wiedererlangung des Bewusstseins ausreichen.

12. Welche der Aussagen lässt bzw. lassen sich bezüglich allergischer Reaktionen ableiten?

I Bei einer allergischen Reaktion kommt es beim ersten Kontakt des Immunsystems mit dem Antigen zur allergischen Reaktion.

II Bei Allergien handelt es sich um angeborene Reaktionen des Immunsystems.

III Bei der Entstehung allergischer Reaktionen spielt die Bildung von Antikörpern eine Rolle.

(A) Nur die Aussagen I und III lassen sich ableiten.
(B) Nur die Aussage II lässt sich ableiten.
(C) Nur die Aussage III lässt sich ableiten.
(D) Alle Aussagen lassen sich ableiten.
(E) Keine der Aussagen lässt sich ableiten.

3.3.3 Vitamin B_{12}

Vitamine sind lebensnotwendige Stoffe für unseren Stoffwechsel, die der Körper in der Regel nicht selbst bilden kann. Vitamin B_{12} (= Cobalamin) wird durch Bakterien hergestellt und wir nehmen es in proteingebundener Form durch unsere Nahrung auf. Im Magen wird die Proteinbindung durch das Enzym Pepsin gelöst. Vorstufen des Pepsins, die Pepsinogene, werden in den sogenannten Hauptzellen der Magenschleimhaut gebildet und durch die Magensäure zu Pepsin aktiviert. Cobalamin bindet anschließend an Haptocorrin, dies schützt das Cobalamin vor der Magensäure. Im Zwölffingerdarm (Duodenum), dem ersten Abschnitt des Dünndarms, wird Cobalamin durch die Wirkung des Enzyms Trypsin aus Haptocorrin freigesetzt und bindet nun an den Intrinsic-Faktor. Trypsin wird in der Bauchspeicheldrüse gebildet und über den Bauchspeicheldrüsengang, den Ductus pancreaticus, in das Duodenum abgesondert. Die Bildung des Intrinsic-Faktors erfolgt in den Belegzellen der Magenschleimhaut, die Aufnahme erfolgt als Komplex aus Cobalamin und Intrinsic-Faktor an Zellen des terminalen Ileums, dem letzten Abschnitt des Dünndarms, über den dort ansässigen Rezeptor Cubilin.

Vitamin B_{12} ist sowohl an der Bildung von Markscheiden der Nervenzellen beteiligt als auch an der Methylierung, der Anlagerung einer CH_3-Gruppe, von Homocystein, einer Aminosäure. Hierbei wird die Methylgruppe von 5-Methyl-Tetrahydrofolat erst auf Cobalamin übertragen und es entsteht Methylcobalamin, eine aktive Form des Cobalamins. Dadurch wird das Enzym Methioninsynthase aktiviert und überträgt dieselbe Methylgruppe von Methylcobalamin auf Homocystein, wodurch Homocystein zu Methionin wird. 5-Methyl-Tetrahydrofolat wird dabei also zu Tetrahydrofolat regeneriert. Tetrahydrofolat entsteht als aktive Form ebenfalls aus einem Vitamin, dem Vitamin B_9 (= Folsäure). Anschließend kann Tetrahydrofolat unter anderem Methylgruppen aufnehmen, die wie in der Methioninsynthase-Reaktion umgelagert werden können. Tetrahydrofolat wird benötigt für die Synthese von DNA, unserem Erbgut. DNA befindet sich in allen Zellen und muss bei jeder Zellteilung bereitgestellt werden.

Ein Vitamin-B_{12}-Mangel kann verschiedene Ursachen haben. Grob einteilen lassen sich diese in eine zu geringe Zufuhr, z. B. bei einer Mangelernährung, eine verminderte Aufnahme, z. B. bei einer Entfernung des terminalen Ileums, oder einen erhöhten Bedarf, z. B. bei erhöhter Zellteilung in der Schwangerschaft. Bei einem Vitamin-B_{12}-Mangel kann es zu einer Demyelinisierung, also Verlust der Markscheiden, kommen. Neurologische und psychiatrische Symptome wie beispielsweise Taubheitsgefühl oder Depressionen sind die Folge. Besonders sensibel auf einen Vitamin-B_{12}-Mangel reagieren außerdem Gewebe mit hoher Zellteilungsrate aufgrund eines hohen Tetrahydrofolatbedarfs. Das trifft auf die Blutbildung im Knochenmark und auch auf die oberste Zellschicht der Schleimhäute im Magen-Darm-Trakt, die sogenannten Epithelzellen, zu. So kann sich ein Vitamin-B_{12}-Mangel als Blutarmut (Anämie) äußern und auch ein Gewebeschwund (= Atrophie) der Zungenschleimhaut, eine sogenannte Hunter-Glossitis, kann darauf zurückgehen. Eine Anämie ist definiert als eine Verminderung des Hämoglobinwerts, dem roten Blutfarbstoff, der als Transportprotein für Sauerstoff fungiert, oder der Erythrozytenzahl, also der Anzahl der roten Blutzellen, in denen sich das Hämoglobin befindet, oder des Hämatokrits, dem Anteil der zellulären Bestandteile des Blutvolumens, welcher vor allem aus Erythrozyten besteht. Charakterisieren lässt sich eine Anämie anhand des Mean Corpuscular Volume (MCV), dem durchschnittlichen Volumen eines Erythrozyten, und dem Mean Corpuscular Hemoglobin (MCH), dem durchschnittlichen Hämoglobingehalt eines Erythrozyten. Da bei einem Vitamin-B_{12}-Mangel die DNA-Synthese gestört ist, wird die Reifung der Erythrozyten gehemmt. Dies führt dazu, dass die vorhandenen Erythrozyten ein erhöhtes Volumen, sie sind makrozytär, und einen erhöhten Hämoglobingehalt, sie sind hyperchrom, aufweisen.

Die Therapie eines Vitamin-B_{12}-Mangels sollte die zugrundeliegende Grunderkrankung berücksichtigen. Es besteht die Möglichkeit der Vitamin-$_{B12}$-Gabe, also Substitution, entweder per os, also über den Mund und die Aufnahme über den Magen-Darm-Trakt, oder unter Umgehung des Magen-Darm-Trakts. Dazu kann man eine Injektion in den Muskel, also intramuskulär, in das Unterhautfettgewebe, also subkutan, oder direkt in die Vene, also intravenös, vornehmen. Die Gabe per os ist, wenn möglich, zu bevorzugen, da sie risikoärmer und für den Patienten angenehmer ist. Auch Folsäure kann man bei einem Mangel substituieren.

13. Welche der Aussagen lässt sich aus dem Text nicht ableiten?

(A) Eine Schädigung der Belegzellen kann dazu führen, dass im terminalen Ileum weniger Cobalamin an den Intrinsic-Faktor binden kann.
(B) Eine Schädigung der Hauptzellen des Magens kann dazu führen, dass weniger Cobalamin aus seiner proteingebundenen Form freigesetzt wird.
(C) Eine Durchtrennung des Ductus pancreaticus kann dazu führen, dass im Duodenum weniger Cobalamin von Haptocorrin gelöst wird.
(D) Eine Entfernung der Bauchspeicheldrüse kann dazu führen, dass im Duodenum weniger Cobalamin an den Intrinsic-Faktor bindet.
(E) Eine Entfernung des terminalen Ileums kann dazu führen, dass dort weniger Cubilin-Rezeptoren, welche den Intrinsic-Faktor erkennen, zur Verfügung stehen.

14. Welche der Aussagen lässt bzw. lassen sich aus dem Text ableiten?

I Sowohl 5-Methyl-Tetrahydrofolat als auch Methylcobalamin können Methylgruppen übertragen.

II Am Ende der Reaktion von Homocystein zu Methionin fallen 5-Methyl-Tetrahydrofolat, Methyl-Cobalamin und Methionin an.

III Ein Vitamin-B_9-Mangel kann dazu führen, dass weniger Cobalamin und Homocystein methyliert werden.

(A) Nur die Aussage I lässt sich ableiten.
(B) Nur die Aussage II lässt sich ableiten.
(C) Nur die Aussage III lässt sich ableiten.
(D) Nur die Aussagen I und II lassen sich ableiten.
(E) Nur die Aussagen I und III lassen sich ableiten.

15. Welche der Aussagen lässt bzw. lassen sich aus dem Text ableiten?

I Ein Defekt der Methioninsynthase kann dazu führen, dass aufgrund des Cobalamin-Mangels die Erythrozyten überdurchschnittlich groß sind und einen hohen Hämoglobingehalt aufweisen.

II Sowohl ein Folsäure-, als auch ein Cobalamin-Mangel können einen Abfall der Erythrozytenzahl und Taubheitsgefühle hervorrufen.

III Bei Entfernung des Magens kann weniger 5-Methyl-Tetrahydrofolat hergestellt werden.

(A) Nur die Aussage I lässt sich ableiten.
(B) Nur die Aussage III lässt sich ableiten.
(C) Nur die Aussagen I und III lassen sich ableiten.
(D) Alle Aussagen lassen sich ableiten.
(E) Keine der Aussagen lässt sich ableiten.

16. Welche der Aussagen lässt bzw. lassen sich aus dem Text ableiten?

I Bei einem erhöhten MCV- und MCH-Wert liegt eine makrozytäre, hyperchrome Anämie vor.

II Bei einem erhöhten Vitamin-B_{12}-Bedarf, wie z. B. in der Schwangerschaft, reicht es aus, Folsäure zu substituieren, damit keine Symptome eines Vitamin-B_{12}-Mangels auftreten.

III Bei Vorliegen einer Hunter-Glossitis können sowohl eine Folsäure- als auch eine Vitamin-B_{12}-Substitution zur Linderung der Symptomatik führen.

(A) Nur die Aussagen I und II lassen sich ableiten.
(B) Nur die Aussagen I und III lassen sich ableiten.
(C) Nur die Aussagen II und III lassen sich ableiten.
(D) Nur die Aussage III lässt sich ableiten.
(E) Keine der Aussagen lässt sich ableiten.

17. Welche der Aussagen lässt sich aus dem Text nicht ableiten?

(A) Eine Zunahme von Homocystein kann in Folge eines Vitamin-$_{B12}$-Mangels auftreten.
(B) Bei einem Patienten mit einer erniedrigten Erythrozytenzahl und erhöhten MCV- und MCH-Werten kann ursächlich ein Intrinsic-Faktor-Mangel zugrunde liegen.
(C) Bei einer Schwangerschaft sollte auf eine ausreichende Zufuhr von Vitamin B_{12} und Vitamin B_9 geachtet werden.
(D) Ein Folsäuremangel kann die Ursache eines erhöhten Hämoglobin-, MCV- und MCH-Werts sein.
(E) Eine verminderte Magensäureproduktion kann zu einer makrozytären, hyperchromen Anämie führen.

18. Welche der Aussagen lässt bzw. lassen sich aus dem Text ableiten?

I Wenn bei einem Vitamin-$_{B12}$-Mangel eine verminderte Aufnahme ursächlich zugrunde liegt, sollte man eher eine Vitamin-B_{12}-Substitution per os empfehlen.

II Wenn bei einem Vitamin-B_{12}-Mangel eine verminderte Zufuhr ursächlich zugrunde liegt, sollte man eher eine Vitamin-$_{B12}$-Substitution per os empfehlen.

III Wenn bei einer Schwangerschaft ein erhöhter Vitamin-B_{12}-Bedarf besteht, sollte man eher eine Vitamin-B_{12}-Substitution intramuskulär, subkutan oder intravenös empfehlen.

(A) Nur Aussage I lässt sich ableiten.
(B) Nur Aussage II lässt sich ableiten.
(C) Nur Aussage III lässt sich ableiten.
(D) Nur die Aussagen I und II lassen sich ableiten.
(E) Keine der Aussagen lässt sich ableiten.

3.3.4 RAA-System

Die bohnenförmigen Nieren befinden sich rechts und links der Wirbelsäule. Die funktionelle Einheit der Niere sind ca. 1 Million Nephrone, die aus einem Nierenkörperchen und einem Harnkanälchen (Tubulusapparat) bestehen, in denen die Harnproduktion erfolgt. Neben der Harnproduktion übernehmen die Nieren auch wichtige Funktionen in der Regulation des Wasser- und Elektrolythaushaltes, des Blutdrucks und Blutvolumens sowie des Säure-Basen-Haushaltes.

Damit die Niere all diese Aufgaben wahrnehmen kann, fließt das Blut täglich viele Male durch das Nierenkörperchen, in dem sich ein Knäuel kleinster Blutgefäße (Kapillare), auch als Glomerulum bezeichnet, befindet. Die Kapillaren sind durchlässig für kleinste Moleküle, wie Ionen, Glucose, Aminosäuren und Wasser, aber undurchlässig für Proteine. Als Vas afferens bezeichnet man das zuführende Gefäß zum Glomerulum und als Vas efferens das wegführende Gefäß des Glomerulums.

Umgeben ist das Glomerulum von der Bowman-Kapsel, die das Filtrat aus dem Glomerulum aufnimmt. Dieses Filtrat wird als Primärharn bezeichnet und durchströmt das Harnkanälchen, das sich direkt an das Nierenkörperchen anschließt. Im Harnkanälchen wird der Primärharn durch zahlreiche Resorptions/Aufnahme- und Sekretions-/Abgabeprozesse noch verändert. Am Ende des Harnkanälchens entsteht der sogenannte Sekundärharn (Urin), der in das Sammelrohr abgegeben wird. Über das Sammelrohr gelangt der Urin in das Nierenbecken und von dort über den Harnleiter in die Harnblase.

Der juxtaglomeruläre Apparat, die Kontaktstelle zwischen dem Vas afferens und dem letzten Abschnitt des Harnkanälchens, dem distalen Tubulus, besteht aus spezialisierten Zellen: 1. den reninproduzierenden Zellen (= granulierte Zellen), die sich in der Wand des Vas afferens befinden und als Polkissenzellen bezeichnet werden; 2. den Zellen der Macula densa, die sich innerhalb des Harnkanälchens befinden und die NaCl-Konzentration im Harn messen.

Bei verminderter Durchblutung des Vas afferens oder vermindertem Blutdruck wird Renin freigesetzt. Gleichzeitig stellen auch die Abnahme des Blutvolumens, das im Nierenkörperchen abfiltriert wird, und eine erniedrigte NaCl-Konzentration im Harn einen Stimulus für die Freisetzung von Renin dar. Eine Aktivierung des Sympathikus kann ebenfalls zur Reninfreisetzung führen.

Renin bewirkt die Umwandlung von Angiotensinogen zu Angiotensin I, das durch ein Angiotensin Converting Enzyme (ACE) in Angiotensin II umgewandelt wird. Angiotensin II führt an den Gefäßen zu einer Verengung (Vasokonstriktion), was eine Steigerung des Blutdrucks zur Folge hat. An der Nebennierenrinde führt das Angiotensin II zur Freisetzung von Aldosteron. Dies ist ein Hormon, das im letzten Abschnitt des Harnkanälchens zu einer vermehrten Natrium- und Wasseraufnahme aus dem Harn ins Blut führt, bei gleichzeitig erhöhter Kaliumionenabgabe aus dem Blut in den Harn. Dies führt in Folge zu einer Steigerung des Blutvolumens und des Blutdrucks. In der Hirnanhangsdrüse führt Angiotensin II zur Freisetzung von ADH, einem Hormon, das durch eine gesteigerte Wasserrückresorption aus dem Tubulusapparat zu einem verminderten Harnvolumen führt. Im zentralen Nervensystem (ZNS) wird durch Angiotensin II ein verstärkter Salzhunger und ein Durstgefühl ausgelöst. In Folge steigen das Blutvolumen und der Blutdruck an.

19. Bei Patienten, die einen hohen Blutverlust erlitten haben, können welche Substanzen gemessen werden?

I Hohe Konzentrationen an Angiotensin II.

II Hohe Konzentrationen an Aldosteron.

III Niedrige Konzentrationen von Renin.

(A) Die Aussage I lässt sich ableiten.
(B) Die Aussage III lässt sich ableiten.
(C) Die Aussagen I und II lassen sich ableiten.
(D) Die Aussagen I und III lassen sich ableiten.
(E) Alle Aussagen lassen sich ableiten.

20. Mit welchen Folgen muss ein Patient rechnen, der unter dem Conn-Syndrom leidet, das mit der Vermehrung der aldosteronbildenden Zellen einher geht?

I Mit einem verminderten Blutvolumen.

II Mit einer erhöhten Kaliumkonzentration im Blut.

III Mit einem erhöhten Blutdruck.

(A) Nur die Aussage I lässt sich ableiten.
(B) Nur die Aussage III lässt sich ableiten.
(C) Die Aussagen I und II lassen sich ableiten.
(D) Die Aussagen I und III lassen sich ableiten.
(E) Keine der Aussagen lässt sich ableiten.

21. Welche Aussage lässt sich aus dem Text ableiten?

(A) Bei den Macula densa handelt es sich um natriumsensitive Zellen, die sich im Vas afferens befinden.
(B) Proteine werden immer wieder in den Primärharn ausgeschieden.
(C) Reninproduzierende Zellen befinden sich an der Kontaktstelle zwischen dem Vas efferens und dem Harnkanälchen im juxtaglomerulären Apparat.
(D) Eine verminderte Durchblutung führt zur Reninfreisetzung.
(E) Das Durstgefühl wird durch die Wirkung des Aldosterons ausgelöst.

22. Die Stimulierung des Sympathikus wird welche Wirkung erzeugen?

I Hemmung der Freisetzung von ADH.

II Verminderte Bildung von Angiotensin II.

III Blutdrucksteigerung.

(A) Nur die Aussage I lässt sich ableiten.
(B) Nur die Aussage III lässt sich ableiten.
(C) Die Aussagen I und II lassen sich ableiten.
(D) Die Aussagen I und III lassen sich ableiten.
(E) Keine der Aussagen lässt sich ableiten.

23. Welche der folgenden Aussagen über die Folgen eines primären Aldosteronmangels aufgrund einer Funktionsstörung der Nebennieren ist dem Text zufolge falsch?

(A) Verminderter Natriumspiegel im Harn.
(B) Vermindertes Blutvolumen.
(C) Erhöhter Reninspiegel im Blut.
(D) Erhöhter Kaliumspiegel im Blut.
(E) Verminderter Blutdruck.

24. Patienten mit Bluthochdruck sollten welche Art von Medikamenten <u>nicht</u> erhalten?

I ACE-Hemmer.

II Medikamente, die die Reninfreisetzung fördern.

III Medikamente, die die Bildung von Aldosteron fördern.

(A) Nur die Aussage I lässt sich ableiten.
(B) Nur die Aussage III lässt sich ableiten.
(C) Die Aussagen I und II lassen sich ableiten.
(D) Die Aussagen I und III lassen sich ableiten.
(E) Die Aussagen II und III lassen sich ableiten.

Simulation 4

3.4.1 Allergien

Bei allergischen Reaktionen reagiert das Immunsystem in überdurchschnittlichem Maße auf fremde Stoffe (Allergene). Dies führt zu verschiedenen Symptomen, wie zum Beispiel Atemnot, Hautauschlag, Übelkeit und erhöhtem Puls. Bei einem Antigen (hier das Allergen) handelt es sich um eine Substanz, die spezifisch an Immunzellen des Körpers (Lymphozyten) bindet. Nach Bindung des Allergens an Lymphozyten bilden diese spezifische, gegen das Allergen gerichtete Antikörper. In Bezug auf allergische Reaktionen sind dabei vor allem Antikörper vom IgE-Typ (IgE-Antikörper) von Bedeutung. Bei den allergischen Reaktionen unterscheidet man vier verschiedene Typen.

Bei einer Allergie Typ I handelt es sich um eine allergische Reaktion vom Soforttyp. Die allergischen Beschwerden treten wenige Sekunden bis einige Minuten nach Kontakt des Körpers mit dem Allergen auf. Zu diesem Typ zählt der Heuschnupfen (Rhinokonjunktivitis). Wichtig ist, dass es erst nach dem zweiten Kontakt mit dem Allergen zu Symptomen kommt. Der Erstkontakt mit dem Allergen wird als Sensibilisierung bezeichnet, daraufhin bilden Lymphozyten spezifische Antikörper gegen das Allergen, die dann an andere Zellen des Immunsystems, die Mastzellen, binden. Mastzellen enthalten Histamin und Cytokine. Bei Freisetzung dieser beiden Substanzen kommt es zu allergischen Beschwerden. Bei einem zweiten Allergenkontakt bindet das Allergen nun an die Antikörper auf den Mastzellen und führt zur Freisetzung von Histamin und Cytokinen: Das Histamin bindet an Histaminrezeptoren und es kommt zu den typischen allergischen Beschwerden. Dies geschieht sofort nach der Aufnahme des Allergens (Reaktion vom Soforttyp). Manchmal kann es zu so genannten Kreuzallergien kommen. Hierbei sind sich verschiedene Antigene strukturell sehr ähnlich. Ein Beispiel hierfür ist Latex als Allergen, welches bestimmten Allergenen in Bananen und Avocados in der Antigenstruktur stark ähnelt.

Eine Allergie Typ I wird mittels Pricktest diagnostiziert: Hierbei werden die Allergene in Form von Testlösungen auf den Arm aufgetragen. Mit einer Nadel wird nun einmal durch die Testsubstanz „gestochen“, sodass diese unter die Haut und damit in den Körper des Patienten gelangt. In verschiedenen Zeitabständen wird nachgeschaut, ob es an der Einstichstelle zu einer Reaktion (Rötung, Juckreiz, Quaddelbildung) kommt. Um den Test auswerten zu können, muss dieser deshalb auf unveränderter Haut durchgeführt werden. Zur Kontrolle ist eine der Testsubstanzen immer ein Histamin, welches eine Reaktion auslöst. Bleibt eine Reaktion auf Histamin aus – z. B. weil der Patient in den letzten Tagen ein Antihistaminikum eingenommen hat – ist der Pricktest nicht auswertbar.

Therapeutisch können gegen eine Allergie Typ I Antihistaminika (z. B. Dimetinden) eingesetzt werden. Diese verdrängen das im Rahmen der allergischen Reaktion ausgeschüttete Histamin vom Histaminrezeptor, sodass es zu weniger allergischen Symptomen kommt. Bei einem schwer ausgeprägten allergischen Asthma kann zusätzlich zu einem Antihistaminikum ein Antikörper (Omalizumab) eingesetzt werden, der an IgE bindet und damit die Bindung eines Allergens an das IgE verhindert. Als Folge werden die Mastzellen nicht aktiviert und es wird kein Histamin ausgeschüttet. Somit setzt Omalizumab im Ablauf der allergischen Reaktion übergeordneter als ein Antihistaminikum an. Die Nebenwirkungen einer Therapie mit Omalizumab sind überschaubar: bei einigen Patienten wurden gehäufte Wurminfektionen des Darms beobachtet.

Auch bei einer Allergie Typ IV kommt es beim Erstkontakt mit einem Allergen zur Sensibilisierung und damit zu keiner allergischen Symptomatik (Beschwerden). Das Allergen wird nach Aufnahme in die Lymphknoten transportiert. Hier werden – im Gegensatz zur Typ I Reaktion – keine spezifischen Antikörper gebildet. Stattdessen werden spezifische Lymphozyten gebildet, die nun einzig dieses Allergen erkennen können. Kommt es nach dieser Sensibilisierungsphase zu einem zweiten Kontakt mit dem Allergen, so erkennen die Lymphozyten dieses sofort und binden es. Das aktiviert die Lymphozyten, die daraufhin andere Zellen des Immunsystems rekrutieren. Diese sind in der Lage, das Allergen mitsamt des an das Allergen gebundenen Lymphozyten zu zerstören. Im Rahmen des Untergangs des Lymphozyten und gebundenen Allergens kommt es zu einer Entzündungs- und damit allergischen

Reaktion. Da der Vorgang von Aktivierung, Rekrutierung von Immunzellen und Zerstörung des Lymphozyten-Antigen-Komplexes 24-72 Stunden dauert, kommt es auch erst im Rahmen dieser Zeit nach Aufnahme des Allergens zu Symptomen. Deshalb wird die Reaktion Typ IV auch als allergische Reaktion vom Spättyp bezeichnet. Zu Diagnostik einer Allergie Typ IV wird der Epikutantest durchgeführt. Auf den Rücken des Patienten werden Testsubstanzen in Form von Pflastern über drei Tage aufgeklebt und nach 24, 48 sowie 72 Stunden ausgewertet. Analog zum Pricktest zeigen auch hier Rötung, Juckreiz und/oder Quaddelbildung, dass eine allergische Reaktion auf die Testsubstanz vorliegen kann. Kontaktallergien wie z. B. Nickelallergie sind Beispiele für Typ IV Allergien: hierbei kann das Tragen nickelhaltigen Schmucks zu Kontaktekzemen (Kontakthautausschlag, von griech. Ekzema = Aufwallung) führen.

1. Welche der folgenden Aussagen lässt bzw. lassen sich aus dem Text ableiten?

I Der Pricktest wird zur Diagnostik von Typ IV Allergien durchgeführt.

II Mittels Epikutantest können Auslöser eines allergischen Kontaktekzems diagnostiziert werden.

III Ist der Pricktest negativ, so ist auch bei ausbleibender Reaktion auf die Histamin-Kontrollsubstanz das Vorliegen einer Allergie auszuschließen.

(A) Nur Aussage I lässt sich ableiten.
(B) Nur Aussage II lässt sich ableiten.
(C) Nur Aussage III lässt sich ableiten.
(D) Nur die Aussagen II und III lassen sich ableiten.
(E) Nur die Aussagen I und III lassen sich ableiten.

2. Welche der folgenden Aussagen lässt sich aus dem Text <u>nicht</u> ableiten?

(A) Bei einer Allergie vom Soforttyp (Typ I) reagiert das Immunsystem des Patienten beim ersten Kontakt mit dem Allergen innerhalb von Sekunden bis Minuten mit einer allergischen Reaktion.
(B) Patienten mit einer Latexallergie sollten auch beim Genuss von Bananen und Avocado besonders vorsichtig sein.
(C) Bei allergischen Reaktionen vom Spättyp (Typ IV) handelt es sich im Unterschied zu anderen Allergieformen um eine antikörperunabhängige Reaktion.
(D) Zur Therapie allergischer Reaktionen vom Soforttyp (Typ I) kann Dimetinden eingesetzt werden.
(E) Den Symptomen einer allergischen Rhinokonjunktivitis liegt unter anderem eine IgE-vermittelte Ausschüttung von Histamin und Cytokinen zugrunde.

3. Welche der folgenden Aussagen lässt bzw. lassen sich aus dem Text ableiten?

I Omalizumab kann bei schwerem allergischen Asthma durch die Bindung an IgE zu einer Symptombesserung beitragen.

II Die Bildung einer Rötung sowie von Quaddeln um die Histamintestsubstanz beim Pricktest kann als krankhafte allergische Reaktion interpretiert und behandelt werden.

III Omalizumab kann bei schwerem allergischen Asthma durch die Verdrängung von Histamin von den Histaminrezeptoren zu einer Symptombesserung beitragen.

(A) Nur Aussage I lässt sich ableiten.
(B) Nur Aussage II lässt sich ableiten.
(C) Nur Aussage III lässt sich ableiten.
(D) Nur die Aussagen II und III lassen sich ableiten.
(E) Nur die Aussagen I und III lassen sich ableiten.

4. Welche der folgenden Aussagen lässt sich <u>nicht</u> aus dem Text ableiten?

I Dimetinden entfaltet seine Wirkung durch die Bindung an IgE und einer damit verbundenen Unterdrückung der allergischen Reaktion.

II Omalizumab greift in die Ablaufkette allergisch bedingter Reaktionen früher/übergeordneter ein als Dimetinden oder andere Antihistaminika.

III Bei Patienten, die unter Therapie mit Omalizumab Gewichtsverlust und Bauchschmerzen entwickeln, sollte auch an eine Wurminfektion des Darms gedacht werden.

(A) Nur Aussage III lässt sich nicht ableiten.
(B) Nur Aussage II lässt sich nicht ableiten.
(C) Nur die Aussagen I und III lassen sich nicht ableiten.
(D) Nur Aussage I lässt sich nicht ableiten.
(E) Nur die Aussagen I und III lassen sich nicht ableiten.

5. Eine Patientin stellt sich zur ambulanten Testung bei Verdacht auf eine Allergie Typ I vor. Sie hat aber gerade eben ein Antihistaminikum eingenommen. Welche der folgenden Aussagen lässt sich aus dem Text ableiten?

I Eine Allergietestung kann zum jetzigen Zeitpunkt nicht durchgeführt werden.

II Um eine überschießende Reaktion zu verhindern, sollte vor Testbeginn ein weiteres Antihistaminikum verabreicht werden.

III Die Patientin sollte einen Epikutantest erhalten.

(A) Nur Aussage I lässt sich ableiten.
(B) Nur Aussage II lässt sich ableiten.
(C) Nur die Aussagen II und III lassen sich ableiten.
(D) Nur Aussage III lässt sich ableiten.
(E) Nur die Aussagen I und II lassen sich ableiten.

6. Welche der folgenden Aussagen lässt bzw. lassen sich aus dem Text ableiten?

I Ein Epikutantest, der nach 24 Stunden unauffällig aussieht, schließt eine Kontaktallergie aus.

II Da Omalizumab und Antihistaminika beide über den gleichen Wirkmechanismus eine allergische Reaktion unterdrücken, ist eine Kombinationstherapie sinnlos.

III Ein Pricktest lässt sich nicht auf akut allergisch veränderter Haut durchführen.

(A) Nur Aussagen I und III lassen ableiten.
(B) Nur die Aussagen II und III lassen sich ableiten.
(C) Nur Aussage I lässt sich ableiten.
(D) Nur Aussage II lässt sich ableiten.
(E) Nur Aussage III lässt sich ableiten.

3.4.2 Schlaganfall

Jährlich erleiden in Deutschland ca. 270 000 Menschen einen Schlaganfall (Apoplex, Hirnschlag). Bei 80-85 % wird der Apoplex durch eine plötzliche arterielle Durchblutungsstörung im Gehirn verursacht. In den meisten Fällen kommt es zur Bildung eines Gefäßverschlusses durch einen Thrombus oder zu einer Einengung des Gefäßes. Es handelt sich dabei um einen medizinischen Notfall, der schnellstens ärztlich behandelt werden muss. Anderenfalls sterben so viele Neuronen (Gehirnzellen) ab, dass der Patient bleibende Schäden wie Lähmungen oder Sprachstörungen davonträgt bzw. stirbt.

Das Großhirn nimmt den größten Anteil des Gehirns ein, es besteht aus zwei Hirnhälften (Hemisphären), die durch eine tiefe Furche, die Fissura longitudinalis, getrennt sind. Jede Hemisphäre lässt sich in unterschiedliche Lappen gliedern. Hierzu zählen von vorne nach hinten der Lobus frontalis (Stirnlappen), der zuständig ist für die Persönlichkeit und Motorik, der Lobus parietalis (Scheitellappen) mit Sitz der bewussten Empfindung (Sensorik), der Lobus temporalis (Schläfenlappen), der sich seitlich befindet und Sitz des Hörzentrums ist, und der hintere Lappen, der Lobus occipitalis (Hinterhauptslappen) mit Sitz des Sehzentrums. Beide Hemisphären sind in der Tiefe des Gehirns durch den Balken miteinander verbunden. Die äußere Schicht des Großhirns besteht aus den Zellkörpern der Nervenzellen und wird Großhirnrinde (Kortex) genannt. Das Kleinhirn (Cerebellum) ist im hinteren Bereich unterhalb des Großhirns gelegen. Das Zwischenhirn liegt unterhalb des Großhirns und vor dem Kleinhirn. Unterhalb des Zwischenhirns befindet sich der Hirnstamm, der aus Mittelhirn, Brücke und dem verlängerten Rückenmark (Medulla oblongata) besteht, das ins Rückenmark übergeht.

Für die Versorgung des Groß- und Zwischenhirns sind vor allem drei große und besonders wichtige Arterien (Schlagadern) zuständig: die Arteria cerebri anterior, die Arteria cerebri media und die Arteria cerebri posterior. Jeder dieser Arterien ist ein bestimmtes Versorgungsgebiet im Gehirn zugeordnet.

Die Arteria cerebri anterior zweigt sich aus der Arteria carotis interna (innere Kopfschlagader) ab, zieht an der Basis des Gehirns über das Chiasma opticum (Sehnervenkreuzung) und gibt die Arteria communicans anterior ab, bevor sie weiter in den Interhemisphärenspalt zieht. Dies ist der Raum zwischen den beiden Hirnhälften des Menschen. Auf der Höhe des Balkens teilt sich die die A. cerebri anterior in ihre beiden Hauptäste auf, die A. pericallosa und die A. callosomarginalis. Das Versorgungsgebiet der A. carotis anterior ist der unmittelbare Bereich um die Fissura longitudinalis bis in die Tiefe.

Die Arteria cerebri media ist der Endast der Arteria carotis interna und gleichzeitig die stärkste der Hirnarterien. Sie setzt den Verlauf der A. carotis interna nach Abgabe der A. cerebri anterior fort. Die Arteria cerebri media zieht durch den Schläfenlappen (Temporallappen) nach außen in die Fossa lateralis und versorgt von hier aus den mittleren äußeren Teil des Gehirns, zu dem neben den Teilen des Lobus frontalis und parietalis auch der Lobus temporalis zählt. Der erste Teil der Arteria cerebri media bis in die Fossa lateralis wird als M1-Segment (Pars sphenoidalis) und der zweite Teil als M2-Segment (Pars insularis) bezeichnet.

Die Arteria cerebri posterior entspringt nicht aus der Arteria carotis interna, sondern aus der Arteria basilaris, die aus dem Zusammenschluss der paarig angelegten Wirbelarterien gebildet wird. Die Arteria cerebri posterior gibt zunächst die A. communicans posterior als Verbindung zur A. carotis interna ab und zieht dann um den Hirnstamm herum nach hinten, um sich dann in ihre beiden Endäste, die Arteria occipitalis medialis und Arteria occipitalis lateralis, aufzuteilen und den Lobus occipitalis zu versorgen.

Kommt es zu einem Schlaganfall in der linken Hemisphäre, so treten Symptome wie Halbseitenlähmungen des Körpers und Gesichts sowie Sensibilitätsstörungen auf der gegenüberliegenden Seite, in diesem Fall der rechten Körperhälfte, auf. Prinzipiell gilt, dass schnell gehandelt werden muss. Bis zu sechs Stunden nach akutem Auftritt eines M1-Verschlusses kann man den Thrombus mechanisch durch eine sogenannte Thrombektomie entfernen. Bei einem Verschluss der A. basilaris ist das

Zeitfenster sogar noch größer (<12 Stunden). Ist kein Krankenhaus in der Nähe vorhanden, dass solch eine Thrombektomie durchführen kann, dann sollte eine Auflösung des Thrombus, eine sogenannte medikamentöse Thrombolyse, z. B. mit dem Medikament Alteplase erfolgen. Hierbei sollte aber vorher eine Hirnblutung ausgeschlossen werden. 24 Stunden nach erfolgter Thrombolyse sollte dann eine Kontrolluntersuchung mittels Computertomographie erfolgen.

7. Welche der Aussagen lässt bzw. lassen sich ableiten? Die folgenden Arterien entspringen direkt oder indirekt aus der Arteria carotis interna:

I Arteria pericallosa

II Arteria media

III Arteria cerebri anterior

(A) Nur die Aussage I lässt sich ableiten.
(B) Nur die Aussage II lässt sich ableiten.
(C) Nur die Aussagen I und II lassen sich ableiten.
(D) Nur die Aussagen I und III lassen sich ableiten.
(E) Alle Aussagen lassen sich ableiten.

8. Welche Arterie verläuft in unmittelbarer Nähe einer Struktur, die die beiden Hirnhälften verbindet?

(A) Arteria media
(B) Arteria basilaris
(C) Arteria carotis interna
(D) Arteria anterior
(E) Arteria occipitalis

9. In welchem Gefäß liegt wohl am ehesten eine Durchblutungsstörung vor, wenn Sie einen Patienten mit einer Lähmung der Muskulatur der rechten Körperhälfte, aber ohne Sehstörungen antreffen?

(A) Linke Arteria cerebri media und linke Arteria occipitalis.
(B) Rechte Arteria cerebri media und linke Arteria occipitalis.
(C) Linke Arteria cerebri media und rechte Arteria occipitalis.
(D) Nur in der rechten Arteria cerebri media.
(E) Nur in der linken Arteria cerebri media.

10. Welche der Aussagen lässt bzw. lassen sich ableiten? Eine Störung des Sehens ist laut Text am ehesten zu erwarten beim Verschluss der

I Arteria basilaris.

II Arteria carotis interna.

III Arteria cerebri posterior.

(A) Nur die Aussage I lässt sich ableiten.
(B) Nur die Aussage II lässt sich ableiten.
(C) Nur die Aussage III lässt sich ableiten.
(D) Nur die Aussagen I und II lassen sich ableiten.
(E) Nur die Aussagen I und III lassen sich ableiten.

11. Welche der Aussagen lässt sich <u>nicht</u> ableiten?

(A) Die Arteria carotis interna kommuniziert mit der Arteria cerebri posterior.
(B) Die Arteria cerebri posterior verläuft in unmittelbarer Nachbarschaft zum Hirnstamm.
(C) Die Arteria cerebri posterior erhält ihr Blut indirekt aus den Wirbelarterien.
(D) Die Arteria cerebri anterior spielt bei Versorgung des Hirnstamms keine Rolle.
(E) Die Pars sphenoidalis bezeichnet den Endabschnitt der Arteria cerebri media.

12. Welche der Aussagen lässt bzw. lassen sich ableiten?

I Ein Verschluss der A. basilaris ist nicht therapierbar.

II Ein M1-Verschluss ist eine Indikation für eine Thrombektomie.

III Eine Lysetherapie sollte nur bei Hirnblutungen erfolgen.

(A) Nur die Aussage II lässt sich ableiten.
(B) Nur die Aussage III lässt sich ableiten.
(C) Nur die Aussagen I und III lassen sich ableiten.
(D) Nur die Aussagen II und III lassen sich ableiten.
(E) Alle Aussagen lassen sich ableiten.

3.4.3 Blutgerinnung

Bei Verletzung der Blutgefäße führt die Bildung eines Gerinnsels (Thrombus) zur Blutstillung (Hämostase). Dabei unterscheidet man eine primäre von einer sekundären Hämostase, wobei es sich bei der ersten um eine vorläufige und bei der zweiten um die endgültige Blutstillung handelt.

Die primäre Hämostase kommt durch Anheftung (Adhäsion) von Blutplättchen (Thrombozyten) im Wundbereich zustande, die zur Bildung eines weißen Thrombus (Propfs, Gerinnsels) führt. Auslöser der Thrombozytenadhäsion ist die Freisetzung des von-Willebrand-Faktors (vWF), durch die verletzte Gefäßwand, die zur Freisetzung gerinnungsfördernder Substanzen und die Interaktion mit Fibrinogen führt. Dies verursacht schließlich die Aggregation der Thrombozyten und das vorläufige Abdichten der Gefäßwand. Acetylsalicylsäure (ASS) schränkt die primäre Hämostase ein.

Um einen dauerhaften Stillstand der Blutung zu erreichen, ist die sekundäre Hämostase wichtig, in deren Folge ein roter Thrombus, ein Netzwerk aus Fibrinfäden und roten Blutkörperchen (Erythrozyten), entsteht. Die Bildung des roten Thrombus erfolgt durch Aktivierung von Plasmaproteinen, sogenannter Gerinnungsfaktoren, die in einem mehrstufigen Prozess, auch Gerinnungskaskade genannt, zur Umwandlung von Fibrinogen in Fibrinfäden führt. Die Aktivierung der sekundären Hämostase erfolgt sowohl durch das extrinsische als auch intrinsische System. Beide Wege, die bei jeder Blutstillung parallel ablaufen, enden im Prothrombinaktivator, einem Enzymkomplex aus den Gerinnungsfaktoren Xa und Va in Verbindung mit Ca^{2+}-Ionen. Dieser wandelt Prothrombin in Thrombin um, das im nächsten Schritt die Umwandlung von XIII zu XIIIa bewirkt und zur Umwandlung von Fibrinogen zu Fibrin führt. Es entsteht ein Netz aus Fibrinfäden, das sich über den Thrombus spannt.

Das extrinsische System wird durch Substanzen der verletzten Gefäßwand aktiviert und führt zur Aktivierung des Faktor VII zu Faktor VIIa, der dann mithilfe von Ca^{2+}-Ionen Faktor X in Faktor Xa umwandelt und zur Bildung des Prothrombinaktivators führt. Dieses System arbeitet schnell und kann Fibrinogen in Sekunden in Fibrin umwandeln.

Das intrinsische System wird durch den Kontakt des Blutes mit den verletzten Blutgefäßwänden gestartet, in dessen Folge es zur Umwandlung des Faktors XII zu Faktor XIIa kommt. Im Anschluss wird die Gerinnungskaskade mit verschiedenen Gerinnungsfaktoren (XI, IX, VIII) durchlaufen und führt zur Bildung des Prothrombinaktivators. Dieses System ist langsamer und braucht mehrere Minuten. Die Gerinnungsfaktoren VII, IX, X und die Bildung von Thrombin werden unter Einwirkung von Vitamin K, das von den Darmbakterien gebildet wird, in der Leber produziert. Antibiotikaeinnahmen z. B. bei einer bakteriellen Infektion können auch die Darmbakterien abtöten. Neben Vitamin K ist auch die Anwesenheit von Ca^{2+}-Ionen für die Aktivierung der Gerinnungsfaktoren VIII, IX, X und Thrombin wichtig. Der Kontakt von Blut mit Glas- bzw. Kunststoffoberflächen aktiviert ebenfalls das intrinsische System. Durch die Bindung der Ca^{2+}-Ionen durch EDTA oder Natriumcitrat kann die Aktivierung des intrinsischen Systems unterbunden werden.

Nachdem die Wunde verheilt ist, wird der Thrombus durch Plasmin abgebaut, das auch als Fibrinolyse bezeichnet wird.

Vielfältige Störungen des Gerinnungssystems sind bekannt, die häufig mit verlängerten Blutungszeiten und erhöhten Blutungsneigungen einhergehen können. Hämophilie A und B, bei denen ein Fehlen des Faktors VIII bzw. IX vorliegt, bedeuten eine erhöhte Blutungsneigung des Patienten. Betroffen sind meist nur Männer, die durch großflächige Blutungen und Einblutungen in Muskeln und Gelenken auffallen. Im Gegensatz dazu beobachtet man eine erhöhte Gerinnungsneigung mit erhöhter Neigung zur Thrombenbildung bei einer Thrombophilie (Vermehrung der Thrombozytenanzahl).

13. Welche Auswirkungen erwarten Sie bei einer Hämophilie A, bei der der Faktor VIII fehlt?

I Der extrinische Weg kann nicht stattfinden.

II Keine Bildung des Prothrombinaktivator-Komplexes.

III Die Bildung des roten Thrombus bleibt unbeeinflusst.

(A) Nur die Aussage I lässt sich ableiten.
(B) Nur die Aussage III lässt sich ableiten.
(C) Nur die Aussagen I und II lassen sich ableiten.
(D) Nur die Aussagen I und III lassen sich ableiten.
(E) Nur die Aussagen II und III lassen sich ableiten.

14. Ein Patient muss aufgrund einer bakteriellen Infektion über einen langen Zeitraum Antibiotika einnehmen. Mit welchen Auswirkungen würden Sie rechnen?

I Einer verkürzten Blutungszeit.

II Eine Beeinträchtigung bei der Bildung des Prothrombin-Aktivator-Komplexes.

III Mit großflächigen Einblutungen.

(A) Nur die Aussage I lässt sich ableiten.
(B) Nur die Aussage II lässt sich ableiten.
(C) Nur die Aussagen I und II lassen sich ableiten.
(D) Nur die Aussagen I und III lassen sich ableiten.
(E) Nur die Aussagen II und III lassen sich ableiten.

15. Welche Ursache könnten eine fehlende oder schwache primäre Hämostase verursachen?

I Thrombozytopenie (Mangel an Thrombozyten).

II Eine erhöhte Zahl an Thrombozyten.

III Die Einnahme von ASS.

(A) Nur die Aussage I lässt sich ableiten.
(B) Nur die Aussage II lässt sich ableiten.
(C) Nur die Aussagen I und II lassen sich ableiten.
(D) Nur die Aussagen I und III lassen sich ableiten.
(E) Nur die Aussagen II und III lassen sich ableiten.

16. Sie sind Arzt und möchten einem Patienten unter Verwendung von Kunststoffröhrchen Blut abnehmen, ohne die Blutgerinnung zu aktivieren. Welche Substanz sollte sich in den Kunststoffröhrchen befinden?

I Plasmin

II ASS

III EDTA

(A) Nur die Aussage I lässt sich ableiten.
(B) Nur die Aussage III lässt sich ableiten.
(C) Nur die Aussagen I und II lassen sich ableiten.
(D) Nur die Aussagen I und III lassen sich ableiten.
(E) Nur die Aussagen II und III lassen sich ableiten.

17. Welche Ursachen könnten einer erhöhten Blutungsneigung zugrunde liegen?

I Hämophilie A

II Thrombophilie

III Vitamin K-Mangel

(A) Nur die Aussage I lässt sich ableiten.
(B) Nur die Aussage II lässt sich ableiten.
(C) Nur die Aussage III lässt sich ableiten.
(D) Nur die Aussagen I und II lassen sich ableiten.
(E) Nur die Aussagen I und III lassen sich ableiten.

18. Welcher der Gerinnungsfaktoren spielt sowohl im intrinsischen als auch im extrinsischen System eine Rolle?

(A) Faktor III
(B) Faktor XII
(C) Faktor XIII
(D) Faktor VIII
(E) Faktor IX

3.4.4 Schmerzempfindung

Schmerz zählt zu den Sinneswahrnehmungen und erfüllt eine wichtige Schutzfunktion für den Körper. Spezielle Nervenfasern, die frei im peripheren Gewebe enden, sogenannte Nozizeptoren, erkennen schädigende, z. B. mechanische, thermische oder chemische Reize und leiten diese als Schmerzsignal weiter in das Gehirn, wo die Schmerzwahrnehmung entsteht.

Schädigende Temperaturreize können über bestimmte Sensoren, die Gruppe der TRP-Rezeptoren, im Nozizeptor ein Signal auslösen. TRPV1-Rezeptoren werden bei Hitzereizen >42°C und TRPA1-Rezeptoren bei Kältereizen <15°C aktiviert. TRP-Rezeptoren sind ionotrope Rezeptoren, das heißt, es handelt sich um Ionenkanäle, die sich bei Aktivierung öffnen, sodass Ionen hindurchströmen können. Über TRPV1- und TRPA1-Rezeptoren strömen bei Aktivierung Natrium- und Calciumionen in die nozizeptive Endigung. Durch den Einstrom der positiv geladenen Ionen kommt es zu einer elektrischen Ladungsverschiebung über der Zellmembran, einer Depolarisation, die zur Öffnung spannungsabhängiger Natriumkanäle und so zu einem Einstrom von Natrium-Ionen in den Nozizeptor führt. Dadurch wird ein Aktionspotenzial (AP), ein kurzes elektrisches Signal, ausgelöst, das über die Nervenfaser weitergeleitet wird und als Schmerzsignal in das Gehirn gelangt. Außerdem können auch chemische Stoffe ein Schmerzsignal auslösen, so werden TRPV1-Rezeptoren auch durch Protonen (H^+-Ionen), welche im sauren Milieu entstehen, sowie Capsaicin geöffnet und TRPA1-Rezeptoren durch Menthol aktiviert.

Typische Zeichen einer Entzündungsreaktion sind Schmerzen und eine erhöhte Schmerzempfindlichkeit im betroffenen Gebiet, beispielsweise bei einer Infektion einer Wunde. Dies wird durch den Botenstoff Prostaglandin vermittelt. Der Prostaglandin-E_2-Rezeptor EP1 ist ein metabotroper Rezeptor der Nozizeptoren, der eine Signalkaskade im Nozizeptor auslösen kann. Durch die Bindung von Prostaglandin-E_2 an diesen Rezeptor wird ein G-Protein aktiviert, welches das Enzym Adenylatcyclase (AC) aktiviert. Die AC führt zu einem Anstieg von cAMP, das zur Aktivierung einer Proteinkinase A führt. Im Zuge dessen wird der TRPV1-Rezeptor phosphoryliert, wodurch dessen Reizschwelle sinkt. Durch Prostaglandin E_2 wird Nozizeptoren also peripher sensibilisiert, sodass auch bei eigentlich unterschwelligen Reizen schon ein Schmerzsignal ausgelöst wird. Die erhöhte Sensibilität gegenüber sonst nicht schmerzhaften Reizen bei einer Entzündung erklärt sich durch die Wirkung des entzündungsfördernden Botenstoffs Interleukin-1 (IL-1). IL-1 wird von Zellen des Immunsystems im Rahmen einer Entzündungsreaktion, z. B. durch Kontakt mit Bestandteilen von Bakterien bei einer Infektion, gebildet. IL-1 leitet die Produktion des Enzyms Cyclooxygenase ein. Die Cyclooxygenase katalysiert die Reaktion in der aus der Fettsäure Arachidonsäure Prostaglandine, unter anderem Prostaglandin-$_{E2,}$ entstehen. Die Arachidonsäure muss zuvor von der Phospholipase A_2 aus der Zellmembran gewonnen werden. Außerdem werden aus Arachidonsäure, katalysiert durch das Enzym Lipoxygenase, auch die Botenstoffe Leukotriene produziert. Leukotriene wirken auf die Bronchien in der Lunge stark verengend, wodurch sie einen Asthmaanfall auslösen können. Neben der Senkung der Schmerzschwelle erhöht Prostaglandin-E_2 über EP3-Rezeptoren in einem Hirnkerngebiet, dem Hypothalamus, bei schweren Infektionen die Solltemperatur, sodass Fieber entstehen kann.

Nicht-steroidale-Antirheumatika (NSAR), wie beispielsweise Ibuprofen, hemmen die Cyclooxygenase. Durch eine Hemmung der Cyclooxygenase werden anstatt von Prostaglandinen vermehrt Leukotriene aus Arachidonsäure gebildet. NSAR reichern sich im entzündeten Gewebe an, da dort ein saures Milieu vorliegt. Eine weitere Möglichkeit der Schmerztherapie sind Lokalanästhetika, wie Lidocain, die als örtliche Betäubung bei operativen Eingriffen eingesetzt werden. Lokalanästhetika wirken über eine Blockade der spannungsabhängigen Natrium-Kanäle der Nozizeptoren. Im sauren Milieu verlieren Lokalanästhetika ihre Gewebegängigkeit, sodass sie an Wirksamkeit verlieren.

19. Welche der Aussagen lässt sich aus dem Text nicht ableiten?

(A) Bei einem Hitzereiz >42°C reagieren Nozizeptoren, die über einen TRPV1-Rezeptor verfügen, mit der Ausbildung eines Aktionspotenzials.
(B) Capsaicin aktiviert ab Temperaturen >42°C TRPV1-Rezeptoren, sodass positiv geladene Ionen in die nozizeptive Endigung einströmen.
(C) Menthol führt über die Aktivierung eines ionotropen Rezeptors zu einer Depolarisation des Nozizeptors.
(D) In der Anwesenheit von H^+ wird über die Öffnung ionotroper Rezeptoren freier Nervenendigungen ein Schmerzsignal in das Gehirn geleitet.
(E) Bei einem Kältereiz <15°C werden in Nozizeptoren, die über einen TRPA1-Rezeptor verfügen, spannungsabhängige Natriumkanäle geöffnet.

20. Welche der Aussagen lässt bzw. lassen sich aus dem Text ableiten?

I Durch eine periphere Sensibilisierung von Nozizeptoren können sonst unterschwellige Reize wie ein Temperaturreiz von 45°C ein Schmerzsignal auslösen.

II Durch die Bindung von Prostaglandin-E_2 an ionotrope Prostaglandin-E_2-Rezeptoren können schon Temperaturen <42°C ein Schmerzsignal auslösen.

III Durch die Ausschüttung von Prostaglandin-E_2 im Rahmen einer Entzündung fällt die Reizschwelle von TRPA1-Rezeptoren durch Phosphorylierung, sodass schon Temperaturen >15°C ein Schmerzsignal auslösen können.

(A) Keine der Aussagen lässt sich ableiten.
(B) Nur die Aussage I lässt sich ableiten.
(C) Nur die Aussage II lässt sich ableiten.
(D) Nur die Aussage III lässt sich ableiten.
(E) Nur die Aussagen I und II lassen sich ableiten.

21. Welche der Aussagen lässt sich aus dem Text ableiten?

(A) Im Rahmen einer Infektion wird vermehrt Interleukin-1 durch Nozizeptoren produziert, sodass die Produktion von Prostaglandin-E_2 aus Arachidonsäure zunimmt.

(B) Ein Asthmaanfall kann bei einem durch eine erhöhte Aktivität der Cyclooxygenase verursachten Anstieg von Leukotrienen ausgelöst werden.

(C) Bei einer gesteigerten Aktivität der Adenylatcyclase wird durch den dadurch verursachten Prostaglandin-E_2-Anstieg die Schmerzsensibilität erhöht.

(D) Bei einem Ausfall der Phospholipase A_2 sinkt die durch die Cyclooxygenase katalysierte Prostaglandin-E_2-Produktion aus Leukotrienen.

(E) Bei einem Defekt von Interleukin-1 wird bei einer schweren Infektion durch eine fehlende Stimulation der Cyclooxygenase-Produktion der Anstieg der Solltemperatur im Hypothalamus gehemmt.

22. Welche der Aussagen lässt sich aus dem Text ableiten?

(A) Durch einen Anstieg von cAMP im Nozizeptor wird die Aktivität der Phospholipase A_2 gesteigert, sodass die Phosphorylierung von TRPV1-Kanälen erhöht wird.

(B) Durch eine Hemmung der Cyclooxygenase bei einer schweren Wundinfektion steigen die Solltemperatur im Hypothalamus und die Schmerzschwelle im betroffenen Gebiet.

(C) Ibuprofen hemmt in entzündetem Gewebe die Ausbildung eines Aktionspotenzials bei einem Temperaturreiz >42°C.

(D) Ein Ausfall der Adenylatcyclase führt dazu, dass die Absenkung der Reizschwelle, bei der es über TRPV1-Rezeptoren zu einem Natrium-Einstrom in die Nozizeptoren kommt, gehemmt wird.

(E) Eine Stimulation der Prostaglandin-E_2-Produktion bewirkt über die Bindung an EP3-Rezeptoren der Nozizeptoren eine erhöhte Schmerzsensibilität.

23. Welche der Aussagen lässt sich aus dem Text ableiten?

(A) Die Hemmung der Cyclooxygenase durch die Einnahme von Ibuprofen führt dazu, dass im entzündeten Gewebe weniger Natriumionen über TRPA1-Rezeptoren in die Nozizeptoren einströmen.
(B) Ibuprofen hemmt bei einer Infektion einen Interleukin-1-vermittelten und durch die vermehrte Produktion der Lipoxygenase verursachten Prostaglandinanstieg.
(C) Lidocain hemmt den Natriumeinstrom über ionotrope Rezeptoren, welche sich auch in Anwesenheit von H^+-Ionen öffnen, sodass die Weiterleitung eines Schmerzsignals in das Gehirn unterbunden wird.
(D) Die Einnahme von Ibuprofen im Rahmen einer Entzündung kann als Nebenwirkung die Aktivität der Lipoxygenase steigern und einen Asthmaanfall auslösen.
(E) Sowohl ein Defekt der TRPV1-Rezeptoren als auch die Gabe von Lidocain bewirken, dass die Entstehung jeglicher Schmerzsignale in Form eines Aktionspotenzials des Nozizeptors unterbunden werden.

24. Welche der Aussagen lässt bzw. lassen sich aus dem Text ableiten?

I Ibuprofen kann die durch eine Entzündung verursachte erhöhte Schmerzsensibilität senken.

II Ibuprofen kann das durch eine schwere Infektion ausgelöste Fieber senken.

III Lidocain kann die durch eine Entzündung einer Wunde verursachten Schmerzen mit voller Wirkung hemmen.

(A) Nur die Aussage I lässt sich ableiten.
(B) Nur die Aussage II lässt sich ableiten.
(C) Nur die Aussagen I und II lassen sich ableiten.
(D) Nur die Aussagen II und III lassen sich ableiten.
(E) Alle Aussagen lassen sich ableiten.

Simulation 5

3.5.1 Sklerodermie

Bei der Sklerodermie handelt es sich um eine Erkrankung der Haut. Im Rahmen der Erkrankung kommt es zu einer Vermehrung des Bindegewebes, welches Teil der menschlichen Haut sowie menschlicher Organe ist. Aus dieser Vermehrung des Bindegewebes resultiert eine Verhärtung der Haut sowie des Organgewebes (z. B. Abnahme der Funktionalität von Lunge, Speiseröhre etc.). Es kann somit zu Einschränkungen der Lungenausdehnung sowie zu einem gestörten Transport der Nahrung durch die Speiseröhre kommen. Bislang sind keine spezifischen Mutationen der DNA mit der Erkrankung in Zusammenhang gebracht worden.

Die Gewebszunahme führt auch zu einer Verengung der Gefäße, was eine Störung der Durchblutung der Haut zur Folge hat. Diese Minderdurchblutung der Haut zeigt sich als ein Phänomen, welches „Raynaud-Syndrom" genannt wird: Durch die gestörte Durchblutung kommt es zunächst zu einem schmerzhaften Abblassen der Haut, daraufhin durch eine Sauerstoffmangelversorgung zu einer Blauverfärbung und schließlich durch die reaktive Wiederdurchblutung zu einer Rötung der Haut. Dabei sind vor allem das Gewebe sowie die Haut der Hände und Finger betroffen. Dies wird auch als Trikolore-Phänomen („Dreifarbenphänomen") bezeichnet. Eine kalte Umgebung und Stress können über eine Engstellung der Gefäße ein Raynaud-Syndrom provozieren bzw. verschlimmern. Auch eine schlechte Ernährung, Drogen- und Nikotinkonsum verschlechtern den Blutfluss kleiner Gefäße. Wird die Haut über längere Zeit nicht ausreichend durchblutet, kann es zum Absterben entsprechender Hautpartien kommen.

Bisher gibt es keine ursächliche Behandlung der Sklerodermie. Therapeutisch wird versucht, die Symptome der Krankheit zu lindern. Ansatzpunkt der Therapie des Raynaud-Syndroms ist die Relaxation (Entspannung) der Gefäßmuskulatur, welche zu einer Weitstellung der Gefäße führt und somit der durch die Sklerodermie bedingten Gefäßverengung entgegenwirkt.

Um die Wirkweise der Medikamente zu verstehen, ist es hilfreich, den Aufbau sowie die normale Regulation der Gefäße zu kennen: Die Wand eines Gefäßes besteht von innen nach außen aus einer Schicht von sogenannten Endothelzellen, über welche verschiedene Substanzen an die angrenzende glatte Muskelzellschicht weitergegeben werden. Über diese Botenstoffe wird der Anspannungsgrad der Muskelzelle und damit die Gefäßweite reguliert. Die äußerste Schicht der Gefäßwand wird durch Bindegewebe gebildet.

In den Endothelzellen wird aus einer Fettsäure, der Arachidonsäure, mit Hilfe des Enzyms Cyclooxygenase Prostacyclin synthetisiert. Prostacyclin gelangt daraufhin in die Zellen der Muskelzellschicht. Hier aktiviert Prostacyclin ein weiteres Enzym, die Adenylatcyclase, welche cAMP aus ATP synthetisiert. Der steigende cAMP-Spiegel führt zu einer Relaxation der glatten Muskelzelle, zu einer Erweiterung des Gefäßes und damit zu einer Verbesserung der Durchblutung sowie einer Abnahme des Blutdrucks (mögliche Nebenwirkung: Kreislaufbeschwerden, wie z. B. Schwindel). Ilomedin, ein Medikament zur Therapie des Raynaud-Syndroms, ist in seiner chemischen Struktur dem Prostacyclin sehr ähnlich. Prostacycline haben einen Einfluss auf den gesamten Körper: So kann es im Darm unter anderem zu einem beschleunigten Transport der Nahrung und Durchfällen oder zu einer gesteigerten Röte der Haut kommen.

NO (Stickstoffmonoxid) gelangt ebenfalls über die Endothelzellen in die glatten Muskelzellen der Gefäßwände. Dort aktiviert es die lösliche Guanylatcyclase, welche cGMP aus GTP synthetisiert. Analog zu cAMP führt cGMP zu einer Relaxation der glatten Muskelzelle und damit zu einer Weitstellung des Gefäßes. Abgebaut wird das cGMP seinerseits durch die Phosphodiesterase-5, welche durch das Medikament Sildenafil gehemmt wird.

Des Weiteren befindet sich in der Membran der glatten Muskelzelle ein Rezeptor namens Endothelin-A-Rezeptor (ET-A-Rezeptor). Dieser wird durch das in den Endothelzellen gebildete Endothelin-1 aktiviert. Die Aktivierung des ET-A-Rezeptors führt seinerseits zu einer Anspannung der glatten Muskelzelle. Bei dem Medikament Bosentan handelt es sich um einen Antagonisten (Gegenspieler) des Endothelin-1, dies bedeutet, dass Bosentan das Endothelin-1 von dem Rezeptor verdrängt, sodass Endothelin-1 seine Wirkung nicht mehr erbringen kann.

Neben diesen Regulationsmechanismen führt ein Calciumeinstrom in die glatte Muskelzelle zur Kontraktion (Anspannung) der Gefäßmuskulatur. Das Calcium gelangt dabei über membranständige Kanäle in die glatte Muskelzelle. Das Medikament Nifedipin blockiert den membranständigen Calciumkanalrezeptor.

1. Welche der Aussagen lässt bzw. lassen sich bezüglich der Sklerodermie aus dem Text ableiten?

I Bei der Sklerodermie handelt es sich um eine heilbare Erkrankung.

II Bei der Sklerodermie kann es durch eine Abnahme der Lungenelastizität im Verlauf zu Atemproblemen kommen.

III Es ist davon auszugehen, dass der Sohn/die Tochter einer an Sklerodermie leidenden Frau mit sehr hoher Wahrscheinlichkeit auch an einer Sklerodermie erkranken wird.

(A) Keine der Aussagen lässt sich ableiten.
(B) Nur die Aussage I lässt sich ableiten.
(C) Nur die Aussage II lässt sich ableiten.
(D) Nur die Aussagen I und III lassen sich ableiten.
(E) Nur die Aussagen I und II lassen sich ableiten.

2. Die Raynaud-Symptomatik ist typisch für Patienten mit Sklerodermie. Welche der Aussagen bzgl. der Therapie des Raynaud-Syndroms lässt sich aus dem Text <u>nicht</u> ableiten?

(A) Patienten mit Raynaud-Syndrom können von der durch Sildenafil vermittelten cGMP-Erniedrigung profitieren.
(B) Patienten mit Raynaud-Symptomatik sollten auf das Tragen schwerer Taschen am Henkel mit ihren Fingern verzichten, weil dadurch die Durchblutung der Gefäße noch weiter eingeschränkt werden kann.
(C) Patienten, die an einem Raynaud-Syndrom leiden, können von der Einnahme von Nifedipin und anderen Medikamenten dieser Wirkstoffklasse profitieren.
(D) Als nichtmedikamentöse Therapie kann Patienten mit Raynaud-Syndrom das Anwärmen der Hände z. B. mittels warmen Wassers empfohlen werden.
(E) Patienten mit Raynaud-Symptomatik können von der Einnahme von Bosentan profitieren.

3. Welche der Aussagen lässt bzw. lassen sich bezüglich der biochemischen Mechanismen sowie der Therapie der Sklerodermie aus dem Text ableiten?

I Bei einem Mangel des Enzyms Cyclooxygenase wird eine Therapie mit Ilomedin keine Wirkung zeigen.

II Eine Therapie mit Bosentan, Ilomedin und Sildenafil hat grundsätzlich eine gleichgerichtete Wirkung (Relaxation) auf die glatte Muskulatur der Gefäßwände.

III Die Aktivierung des ET-A Rezeptors führt zu einer Erhöhung der cGMP-Konzentration in der glatten Muskelzelle und damit zu einer Weitstellung der Gefäße.

(A) Nur die Aussage II lässt sich ableiten.
(B) Nur die Aussage III lässt sich ableiten.
(C) Keine der Aussagen lässt sich ableiten.
(D) Nur die Aussagen I und III lassen sich ableiten.
(E) Nur die Aussagen I und II lassen sich ableiten.

4. Ein Patient mit einer durch Ilomedin therapierten Sklerodermie kommt zu Ihnen in die Praxis. Bei der Anamneseerhebung (körperlichen Untersuchung des Patienten) fallen Ihnen folgende Veränderungen auf. Welche dieser Veränderung/-en lassen sich mit Hilfe der Textinformationen auf die Therapie mit Ilomedin zurückführen?

I Das Gesicht des Patienten ist überdurchschnittlich stark gerötet.

II Der Patient berichtet von einem aufgeblähten Bauch. Er habe zuletzt vor sieben Tagen Stuhlgang gehabt.

III Dem Patienten ist in letzter Zeit häufiger schwindelig und er sei vor einigen Tagen auch schon einmal „umgekippt".

(A) Nur die Nebenwirkung I lässt sich ableiten.
(B) Nur die Nebenwirkung II lässt sich ableiten.
(C) Alle drei Nebenwirkungen lassen sich ableiten.
(D) Nur die Nebenwirkungen I und III lassen sich ableiten.
(E) Nur die Nebenwirkungen II und II lassen sich ableiten.

5. Welche der folgenden Aussagen bezüglich der Sklerodermie ist aus dem Text nicht ableitbar?

(A) Bei unzureichender Therapie des Raynaud-Syndroms kann es zu einer Nekrose (Absterben) der Fingerkuppen betroffener Patienten kommen.
(B) In stressigen Lebenssituationen sollte auf eine intravenöse Therapie mit Ilomedin zur Behandlung des Raynaud-Syndroms verzichtet werden.
(C) Rauchen kann die Symptome eines Raynaud-Syndroms verschlimmern.
(D) Eine Schluckstörung durch Veränderungen der Speiseröhre kann prinzipiell durch eine Sklerodermie erklärt werden.
(E) Im Rahmen einer Sklerodermie kann es zu Schmerzen während des Greifens von Gegenständen kommen.

6. Welche der folgenden Aussagen bezüglich der biochemischen Grundlagen lassen bzw. lässt sich aus dem Text ableiten?

I Eine mögliche Ursache für einen Prostacyclinmangel kann ein Mangel an Arachidonsäure sein.

II Sildenafil kann einen Prostacyclinmangel ursächlich beheben.

III Bei der Cyclooxygenase handelt es sich um ein Enzym, das zu einer Erhöhung der cGMP-Konzentration in der glatten Muskelzelle führt.

(A) Alle drei Aussagen lassen sich ableiten.
(B) Nur die Aussagen I und II lassen sich ableiten.
(C) Nur Aussagen II und III lassen sich ableiten.
(D) Nur die Aussage II lässt sich ableiten.
(E) Nur die Aussage I lässt sich ableiten.

3.5.2 Herzfunktion

Das Herz ist ein Hohlmuskel und besteht aus zwei Herzhälften, einer rechten und einer linken, die jeweils aus einem Vorhof (Atrium) und einer Kammer (Ventrikel) bestehen. Alle Gefäße, die zum Herzen hinführen, werden als Venen bezeichnet und alle Gefäße, die vom Herzen wegführen, als Arterien. Neben den vier Herzkammern verfügt das Herz über vier Herzklappen. Zwischen den Vorhöfen und den Ventrikeln befinden sich die Segelklappen: Trikuspidalklappe (rechts) und Mitralklappe (links). Die Ventrikel werden von der Lungenschlagader (Truncus pulmonalis) bzw. Hauptschlagader (Aorta) durch zwei Taschenklappen getrennt: Pulmonalklappe (rechts) und Aortenklappe (links).

Man unterscheidet zwischen einem großen und einem kleinen Kreislauf. Im sogenannten kleinen Kreislauf, dem Lungenkreislauf, wird das Blut mit Sauerstoff angereichert. Dazu wird das venöse, sauerstoffarme Blut aus dem Körper von den beiden Hohlvenen, der V. cava superior und V. cava inferior, zum rechten Vorhof transportiert. Von dort gelangt das venöse Blut über die rechte Kammer und über den Truncus pulmonalis in die Lunge. Über die Lungenvenen (Vv. pulmonales) erreicht das sauerstoffreiche Blut den linken Vorhof, um von dort über die linke Kammer in die Aorta in den großen Kreislauf gepumpt zu werden.

Die Funktion des Herzens unterliegt einem sich wiederholenden zweiphasigen Herzzyklus. Während der Diastole erfolgt die Füllung des Herzens mit Blut, in der Systole wird durch Kontraktion des Herzmuskels das Blut in die Kreisläufe gepumpt. Beide Ventrikel (bzw. Vorhöfe) arbeiten synchron. Zu Beginn der Systole sind beide Ventrikel mit Blut gefüllt und alle Herzklappen geschlossen. Die Ventrikel spannen sich an, sodass der Druck in den Ventrikeln ansteigt. Dieser Vorgang wird Anspannungsphase genannt. Es schließt sich die Austreibungsphase an, sobald der aufgebaute Druck den Druck der nachgeschalteten Lungenschlagader bzw. Hauptschlagader übersteigt. Es öffnen sich die Taschenklappen und Blut strömt aus den Herzkammern in die Lunge bzw. den Körper. Das in der Austreibungsphase ausgeworfene Blutvolumen entspricht dem Schlagvolumen. Der Austreibungsphase schließt sich eine Entspannungsphase an, dadurch fällt der Druck im Herzen langsam ab, bis schließlich der Druck im Herzen unter den Druck der Lungenschlagader bzw. der Hauptschlagader fällt, sodass sich die Taschenklappen wieder schließen. Währenddessen entspannen sich die Ventrikel bei geschlossenen Klappen. Es schließt sich die Füllungsphase an, sobald der Druck in der Herzkammer den Druck in den Vorhöfen unterschreitet. Dadurch öffnen sich die Segelklappen und Blut strömt in die Herzkammern. Mit Beginn einer neuen Anspannungsphase steigt der Druck in den Ventrikeln wieder an, führt zur Schließung der Segelklappen und ein neuer Herzzyklus beginnt.

Der Lungenkreislauf und der Körperkreislauf sind hintereinandergeschaltet, sodass beide Ventrikel immer gleich viel Blut auswerfen. Bei erhöhtem Blutvolumen im Ventrikel am Ende der Diastole spricht man von einer erhöhten Vorlast. Infolge der größeren Vorspannung der Herzwand durch das erhöhte Füllungsvolumen wird während der darauffolgenden Systole ein höheres Schlagvolumen erreicht, sodass der Volumenüberschuss abgebaut wird. Bei erhöhtem Widerstand, gegen den das Blut ausgeworfen werden muss, z. B. bei einer Verengung der Taschenklappen oder einem erhöhten arteriellen Blutdruck, spricht man von einer erhöhten Nachlast. Hier kann bei späterem Druckausgleich zwischen Ventrikel und Arterie während der ersten Systole weniger Blutvolumen ausgeworfen werden. Dies führt zu einem erhöhten enddiastolischen Füllungsvolumen und im zweiten Herzzyklus greift der Vorlastmechanismus. Beim Gesunden werden so kurzfristige Schwankungen von Druck und Volumen kompensiert.

Eine Herzschwäche, genannt Herzinsuffizienz, zeichnet sich durch eine unzureichende Pumpfunktion aus, deren Ursachen vielfältig sein können. Ursache kann z. B. eine Verengung der Taschenklappen oder ein erhöhter arterieller Blutdruck sein. Man unterscheidet eine Herzinsuffizienz des rechten und/ oder des linken Herzens. Bei einer langandauernden Herzinsuffizienz reichen unter Umständen die Kompensationsmechanismen nicht mehr aus, es kann zu einem Blutrückstau in die vorgeschalteten Gefäße kommen und dadurch zu Wassereinlagerungen in die Lunge oder den Körper.

Je nach Ursache der Herzinsuffizienz bestehen verschiedene Therapiemöglichkeiten: Bei einer verengten Herzklappe kann die betroffene Klappe ersetzt werden, bei erhöhtem arteriellen Blutdruck können blutdrucksenkende Medikamente eingesetzt werden.

7. Welche der Aussagen lässt sich aus dem Text ableiten?

(A) Der Lungenkreislauf dient dem Transport des sauerstoffreichen Blutes und der Körperkreislauf dient dem Transport des sauerstoffarmen Blutes.
(B) Über beide Segelklappen fließt sauerstoffreiches Blut.
(C) Über beide Herzklappen im rechten Herzen fließt sauerstoffarmes Blut.
(D) Venen transportieren sauerstoffarmes Blut und Arterien sauerstoffreiches Blut.
(E) Beide Vorhöfe führen sauerstoffarmes Blut.

8. Welche der Aussagen lässt sich aus dem Text <u>nicht</u> ableiten?

(A) Im Körperkreislauf mündet sauerstoffarmes Blut über die Hohlvenen in den linken Vorhof.
(B) Der rechte Ventrikel führt sauerstoffarmes Blut und ist Teil des Lungenkreislaufs.
(C) Im Lungenkreislauf pumpt der rechte Ventrikel sauerstoffarmes Blut in die Lungenarterie.
(D) Die Pulmonalklappe liegt im Lungenkreislauf und sauerstoffarmes Blut fließt hindurch.
(E) Der linke Ventrikel pumpt sauerstoffreiches Blut über die Hauptschlagader in den Körperkreislauf.

9. Welche der Aussagen lässt sich aus dem Text ableiten?

(A) Die Segelklappen, also die Trikuspidalklappe und die Mitralklappe, öffnen sich während der Systole.
(B) Während der Füllungsphase sind die Taschenklappen geöffnet und Blut fließt von den Vorhöfen in die Ventrikel.
(C) Die Pulmonalklappe ist während drei der vier Phasen des Herzzyklus geschlossen.
(D) Die Aortenklappe ist eine Taschenklappe und ermöglicht während der Austreibungsphase den Blutstrom vom rechten Ventrikel in die Hauptschlagader.
(E) Wenn sich die Mitralklappe während der Systole öffnet, ist die Trikuspidalklappe zeitgleich geöffnet.

10. Welche der Aussagen lässt sich aus dem Text ableiten?

(A) Bei erhöhter Nachlast des rechten Ventrikels ist das Füllungsvolumen des rechten Ventrikels nach der ersten darauffolgenden Systole erhöht.
(B) Bei erhöhter Vorlast des linken Ventrikels ist das Schlagvolumen des linken Ventrikels während der ersten darauffolgenden Anspannungsphase erhöht.
(C) Bei erniedrigter Nachlast des linken Ventrikels ist der Auswurfwiderstand während der ersten darauffolgenden Systole über der Aortenklappe erhöht.
(D) Bei erhöhter Vorlast des linken Ventrikels ist das Schlagvolumen des linken Ventrikels während der ersten darauffolgenden Systole erniedrigt und in der zweiten erhöht.
(E) Bei erhöhter Nachlast des rechten Ventrikels strömt in der ersten darauffolgenden Austreibungsphase mehr Blut über die Pulmonalklappe als in der zweiten.

11. Welche der Aussagen lässt bzw. lassen sich aus dem Text ableiten?

I Sowohl eine Verengung der Aortenklappe als auch ein erhöhter Blutdruck in der Lungenarterie führen zu einer erhöhten Nachlast des rechten Ventrikels. Bei einer daraus entstehenden Herzinsuffizienz kann es zu einem Blutrückstau in die Lungenvenen kommen.

II Ein erhöhter Blutdruck in der Lungenvene führt zu einer erhöhten Nachlast des rechten Ventrikels. Eine daraus entstehende Herzinsuffizienz kann zu Wassereinlagerungen im Körper führen.

III Eine Verengung der Mitralklappe führt zu einer erhöhten Nachlast des rechten Ventrikels. Bei einer daraus entstehenden Herzinsuffizienz kann das Blut in die Hohlvenen zurückgestaut werden.

(A) Nur die Aussage I lässt sich ableiten.
(B) Nur die Aussagen I und II lassen sich ableiten.
(C) Nur die Aussagen I und III lassen sich ableiten.
(D) Nur die Aussagen II und III lassen sich ableiten.
(E) Keine der Aussagen lässt sich ableiten.

12. Welche der Aussagen lässt sich aus dem Text ableiten?

(A) Bei einer Herzinsuffizienz durch einen erhöhten Blutdruck der Lungenarterie senkt ein Ersatz der Pulmonalklappe die erhöhte Nachlast des rechten Ventrikels.

(B) Bei einer Herzinsuffizienz durch eine Verengung der Taschenklappe des rechten Herzens senkt ein Pulmonalklappenersatz in erster Linie die Vorlast des rechten Ventrikels.

(C) Bei einer Herzinsuffizienz durch eine Verengung der Taschenklappe des linken Herzens senkt ein Aortenklappenersatz die erhöhte Nachlast.

(D) Bei einer Herzinsuffizienz durch eine Kombination aus Aortenklappenverengung und einem erhöhten Blutdruck in der Hauptschlagader wird die Nachlast des linken Ventrikels durch eine effektive Blutdrucksenkung wieder normalisiert.

(E) Bei einer Herzinsuffizienz durch eine Verengung der Aortenklappe sinkt durch einen Ersatz der Taschenklappe des linken Herzens der Auswurfwiderstand des linken Ventrikels gegenüber der linken Lungenschlagader.

3.5.3 Bewegung

Das zentrale Nervensystem (ZNS) bildet die Steuerungseinheit des Körpers und besteht aus dem Gehirn und dem Rückenmark, wobei das Gehirn aus Großhirn, Zwischenhirn, Mittelhirn, Kleinhirn sowie dem Hirnstamm besteht. Die äußere Schicht des Großhirns und des Kleinhirns wird Kortex (Hirnrinde) genannt. In der Hirnrinde befindet sich die graue Substanz mit den Nervenzellkörpern.

Das grundlegende Verständnis über die verschiedenen strukturellen Verbindungen und Funktionen des ZNS ist für jeden Arzt von herausragender Bedeutung. So stecken hinter einer einzigen kleinen Bewegung wie zum Beispiel dem Griff nach einer Teetasse hochkomplexe Regelkreise, die viele Zentren des Gehirns zur Umsetzung benötigt. Bevor der Griff zur Teetasse erfolgen kann, muss zuerst ein Bewegungsplan entworfen werden, der in einem zweiten Schritt in ein Bewegungsprogramm umgesetzt wird, auf den die endgültige Bewegungsausführung folgt.

Das Zustandekommen einer spontanen Bewegung hat ihren Ursprung meist im limbischen System, einer Hirnregion, die in der Tiefe des Gehirns liegt. Das limbische System sendet seine entsprechenden Impulse an den sogenannten Assoziationskortex, der Teile des vorderen Großhirns und des Frontalhirns einschließlich prä- und supplementärmotorischer Areale umfasst. Von hier aus wird der Bewegungsentwurf über drei getrennte Wege durch das Gehirn geleitet, moduliert und erst nach vielen weiteren Verschaltungen entsteht ein Bewegungsprogramm, das im motorischen Kortex des Großhirns, dem Gyrus präcentralis, endet. Die Ausführung des Bewegungsprogrammes erfolgt durch Nervenbahnen des Gyrus präcentralis, die zum Hirnstamm oder Rückenmark ziehen. Die wichtigste motorische Nervenbahn zum Rückenmark ist die sogenannte Pyramidenbahn, die auf Höhe des Hirnstamms auf die Gegenseite kreuzt und an motorischen Nervenzellen (Motoneuronen) im Rückenmark endet. Die entsprechenden Muskelkontraktionen werden durch die Motoneuronen ausgelöst. Da das Gehirn und Rückenmark symmetrisch aufgebaut sind, fällt bei Schädigung der Pyramidenbahn einer Körperhälfte nach der Kreuzung immer die entsprechende Muskulatur der Gegenseite aus.

Bevor die Bewegungsimpulse jedoch in den Hirnstamm und ins Rückenmark gelangen, um die Aktivierung der dortigen Motoneuronen einzuleiten, bedarf es oftmals eines Feedbacks von anderen Zentren des Gehirns, z. B. den Basalganglien und dem Kleinhirn. Diese Zentren tragen zur Entwicklung eines Bewegungsprogrammes bei.

Beim ersten Weg wird ein Teil der Bewegungsimpulse vom Assoziationskortex direkt zum Gyrus präcentralis des Frontallappens geleitet und von dort erfolgt die Weiterleitung über die entsprechenden Bahnen zum Hirnstamm bzw. Rückenmark.

Beim zweiten Weg verläuft der Bewegungsimpuls vom Assoziationskortex in kortikopontinen Bahnen zur Brücke (Pons), einem Nervengebiet des Hirnstamms, und dann zum Kleinhirn, wo die Bewegungsentwürfe des Assoziationskortex moduliert und angepasst werden. Der nun fein abgestimmte Bewegungsentwurf gelangt zum motorischen Thalamus, einer Region des Zwischenhirns, und von dort zum Gyrus präcentralis.

Der dritte Weg erfolgt über die sogenannten Basalganglien. Von diesen gelangen die Bewegungsimpulse zum motorischen Thalamus und dann zum Gyrus präcentralis. Die Basalganglien setzten sich aus dem Striatum und dem Pallidum zusammen. Das Striatum bildet den Eingang der Bewegungsimpulse. Hier werden die Bewegungsimpulse bereits moduliert und zum Pallidum gesendet. Üblicherweise hemmt das Pallidum den motorischen Thalamus, der dann den Gyrus präcentralis nicht mehr aktiviert. Bei Aktivierung des Striatums wird diese Hemmung vermindert und die Hemmung des motorischen Thalamus durch das Pallidum wird aufgehoben. Es kommt zur Aktivierung des Gyrus präcentralis. Wird das Striatum aber nicht ausreichend durch die Bewegungsimpulse des Assoziationskortex aktiviert, überwiegt die hemmende Wirkung des Pallidums auf den motorischen Thalamus, in dessen Folge es zu keiner Aktivierung des Gyrus präcentralis kommt.

Die Kenntnis der drei zuvor beschriebenen Wege der Verarbeitung der motorischen Bewegungsimpulse ist wichtig bei der Aufklärung motorischer Störungen, da man diese oftmals einzelnen Strukturen des ZNS diagnostisch zuordnen kann. So treten Lähmungserscheinungen nur bei Störungen auf Ebene des ersten Weges bei der direkten Weiterleitung an den Gyrus präcentralis oder der ausführenden Endstrecke vom motorischen Thalamus zum Gyrus präcentralis, den sogenannten thalamokortikalen Bahnen, oder vom Gyrus präcentralis zum Hirnstamm bzw. Rückenmark, den sogenannten kortikonukleären bzw. kortikospinalen Bahnen, auf. Grund hierfür ist, dass die anderen beiden Wege der Bewegungsanpassung nicht der direkten Bewegungsinitiation dienen.

Bei Schädigungen auf Ebene des zweiten Wegs kommt es zu Störungen der Bewegungskoordination, der Ataxie. Hier ist der geordnete Ablauf einer Bewegung gestört. Schädigungen des dritten Weges, bei dem die Basalganglien involviert sind, zeichnen sich durch Störungen des Bewegungsmaßes aus, so kann eine Bewegungsarmut oder eine verlangsamte Bewegung beobachtet werden.

13. Welche der Aussagen zum Pallidum lässt sich aus dem Text ableiten?

(A) Das Pallidum bildet den Eingang für Bewegungsimpulse im Striatum.
(B) Das Pallidum beeinflusst über direkte Bahnen den Gyrus präcentralis.
(C) Eine Inaktivierung des Pallidums führt zu Lähmungserscheinungen.
(D) Ein Ausfall des Pallidums resultiert in einer Störung der Bewegungskoordination.
(E) Wird das Striatum aktiviert, wirkt der motorische Thalamus ebenfalls aktivierend auf den Gyrus präcentralis.

14. Welche der Aussagen lässt sich aus dem Text ableiten?

(A) Das Kleinhirn bildet einen Teil der Basalganglien.
(B) Das Kleinhirn empfängt direkt Nervenbahnen aus den Basalganglien.
(C) Das Kleinhirn verarbeitet Bewegungsimpulse und beeinflusst die Weiterverarbeitung der anderen Impulse über den motorischen Thalamus.
(D) Fällt das Kleinhirn aus, kommt es insbesondere zu Schädigungen des Bewegungsausmaßes.
(E) Die Basalganglien wirken direkt stimulierend auf das Kleinhirn.

15. Welche der folgenden Verbindungsbahnen wird nicht in der Reihenfolge aktiviert, wenn Sie nach einer Teetasse greifen?

(A) Kortex-Thalamus-Kortex
(B) Kortex-Kleinhirn-Thalamus
(C) Striatum-Pallidum-Thalamus
(D) Limbisches System-Thalamus-Basalganglien
(E) Limbisches System-Kortex-prämotorischer Kortex

16. Der Morbus Parkinson ist eine schwere neurodegenerative Krankheit, bei dem eine bestimmte Gruppe von Neuronen abstirbt. Die Folge ist ein Funktionsverlust des Striatums. Mit welchen Folgen würden Sie rechnen?

(A) Der Patient kann keine Bewegungen mehr durchführen.
(B) Es kommt zu einer Aktivierung der Bewegungsimpulse im motorischen Thalamus.
(C) Das Pallidum wird in seiner Aktivität gehemmt und dadurch kommt es nicht zur Aktivierung des Gyrus präcentralis.
(D) Ein alleiniger Ausfall des Striatums kann durch das Kleinhirn kompensiert werden.
(E) Ein alleiniger Ausfall des Striatums kann durch den Thalamus kompensiert werden.

17. Mit welchen Folgen würden Sie rechnen, wenn die rechte Pyramidenbahn nach dem Hirnstamm durchtrennt wird?

I Lähmungserscheinungen in der linken Körperhälfte.

II Lähmungserscheinungen in der rechten Körperhälfte.

III Keine Aktivierung der Motoneuronen der rechten Körperhälfte.

(A) Nur Aussage I lässt sich ableiten.
(B) Nur Aussage II lässt sich ableiten.
(C) Nur Aussage III lässt sich ableiten.
(D) Nur die Aussagen I und III lassen sich ableiten.
(E) Nur die Aussagen II und III lassen sich ableiten.

18. Welche der Aussagen lässt sich aus dem Text nicht ableiten?

(A) Das Pallidum bildet nicht den Eingang der Basalganglien.
(B) Die Hemmung des Pallidums führt über den motorischen Thalamus zum Verlust der Aktivierung des Gyrus präcentralis.
(C) Das limbische System ist nicht Endstation eines Bewegungsablaufes.
(D) Bei Schädigungen auf Ebene des zweiten Wegs kommt es nicht zu Lähmungserscheinungen.
(E) Bewegungsimpulse gelangen vom Assoziationskortex nicht direkt zum Rückenmark.

3.5.4 Farbsehen

Das Auge ist Teil des visuellen Systems und befindet sich gut geschützt in der knöchernen Augenhöhle. Insgesamt besteht das Auge aus drei Schichten, wobei in der innersten Schicht, der Retina (Netzhaut), die Aufnahme und Umwandlung der Lichtreize durch Photorezeptoren erfolgt. In der Netzhaut befinden sich zwei Arten von Photorezeptoren: Die Stäbchen für das Hell/Dunkel-Sehen und die Zapfen für das Farbsehen. Es werden drei Zapfentypen unterschieden, die S-, M- und L-Zapfen, deren Absorptionsmaxima des Lichtes bei 455 nm, 535 nm und 563 nm liegen. Diese Wellenlängen entsprechen den Farben Blauviolett, Smaragdgrün und Gelbgrün. Werden alle drei Zapfentypen gleichmäßig erregt, dann entsteht die Farbe Weiß, ansonsten der entsprechende Farbton. Der Wellenlängenbereich von 400-700 nm entspricht dem sichtbaren Wellenlängenbereich.

Der S-Zapfen deckt den blauen Bereich des sichtbaren Farbspektrums ab und wird als Blaurezeptor bezeichnet. Der M-Zapfen, auch Grünrezeptor genannt, deckt den grünen Bereich ab, der zwischen dem blauen und orangenen Licht liegt. Die L-Zapfen werden als Rotrezeptoren bezeichnet, denn sie absorbieren im langwelligsten Bereich. Zu den erblichen Farbfehlsichtigkeiten zählen die Rot-Grün-Sehschwäche und die Rot-Grün-Blindheit. Die Betroffenen können die Farben Rot und Grün schlechter als Normalsichtige unterscheiden bzw. gar nicht unterscheiden. Eine Grünschwäche tritt deutlich häufiger auf als eine Rotschwäche. Die medizinischen Fachbegriffe hierfür lauten Deuteranomalie oder Deuteranopie für Grünschwäche und Grünblindheit, sowie Protanomalie und Protanopie für die entsprechenden Rotstörungen. Die Sehschwäche wird durch eine Veränderung der Aminosäurensequenz des Sehpigment-Proteins (Opsin) der entsprechenden Zapfen hervorgerufen. Fehlt das Gen, fehlen bei der Protanopie die Rotzapfen und man spricht von Farbblindheit. Fehlen alle drei Zapfenarten, so können keine Farben erkannt werden, nur Helligkeitswerte, die Welt erscheint in Graustufen. Man spricht von Achromatopsie.

Zur Aufdeckung einer Rot-Grün-Sehschwäche dienen die Ishihara-Farbtafeln. Der Test wird mit einer Farbtafel durchgeführt, auf der runde Farbflecken in unterschiedlichen Farbnuancen und Größen angeordnet sind. Personen mit normaler Farbsehfähigkeit können daraus Zahlen und Buchstaben lesen, während Probanden mit einer Farbsehschwäche dabei Schwierigkeiten haben oder dies nicht können. Sie lesen aufgrund der Helligkeitswerte falsche Zahlen heraus.

Der Mensch besitzt 46 Chromosomen, davon sind zwei Chromosomen die Geschlechtschromosomen X und Y. Eine Frau besitzt die Konstellation XX und der Mann XY. Bestimmte Erkrankungen werden durch defekte Gene des X-Chromosoms vererbt. Man spricht von einem X-chromosomal-dominanten Erbgang, wenn die Veränderung des Gens eines X-Chromosoms ausreicht, um eine Erkrankung zur Ausprägung zu bringen (phänotypisch sichtbar zu machen). Bei einem rezessiven Erbgang kommt die Erkrankung nur dann zur Ausprägung, wenn die Gene beider X-Chromosomen betroffen sind. Da Männer nur ein X-Chromosom besitzen, kommt die Erkrankung, unabhängig davon ob dominant oder rezessiv, immer zur Ausprägung. Frauen, bei denen in einem X-chromosomal-rezessiven Erbgang nur ein X-Chromosom betroffen ist, sind nicht von einer Ausprägung der Krankheit betroffen, sie sind aber trotzdem Überträgerinnen (Konduktorinnen) der Krankheit, da sie das veränderte X-Chromosom weitervererben können. Die Töchter erhalten ihr X-Chromosom jeweils vom Vater und von der Mutter. Die Söhne erhalten ihr X-Chromosom von der Mutter. Die Rot-Grün-Sehschwäche bzw. Rot-Grün-Blindheit wird X-chromosomal-rezessiv vererbt.

19. Welche der Aussagen lässt bzw. lassen sich aus dem Text ableiten?

I Der sichtbare Wellenlängenbereich des Menschen liegt zwischen 400 nm und 700 nm.

II Bei einer Deuteranopie liegt das Fehlen von S-Zapfen vor.

III Eine veränderte Aminosäurensequenz im Opsin-Gen der M-Zapfen führt zur Protanomalie.

(A) Nur die Aussage I lässt sich ableiten.
(B) Nur die Aussage III lässt sich ableiten.
(C) Nur die Aussagen I und II lassen sich ableiten.
(D) Nur die Aussagen I und III lassen sich ableiten.
(E) Nur die Aussagen II und III lassen sich ableiten.

20. Bei Verwendung der Ishihara-Farbtafeln kann der Patient in einer Farbtafel nur Grautöne erkennen. Welche der Aussagen kommt in diesem Fall als Ursache am wahrscheinlichsten in Frage?

I Das Fehlen der S-Zapfen.

II Das Fehlen der M-Zapfen.

III Das Fehlen aller drei Zapfentypen.

(A) Nur die Aussage I lässt sich ableiten.
(B) Nur die Aussage III lässt sich ableiten.
(C) Nur die Aussagen I und II lassen sich ableiten.
(D) Nur die Aussagen I und III lassen sich ableiten.
(E) Nur die Aussagen II und III lassen sich ableiten.

21. Eine Rot-Grün-Blindheit wird X-chromosomal vererbt. Der gesunde Bruder eines Erkrankten fragt, wie hoch das Risiko seiner Kinder ist, die Krankheit zu haben. Seine Frau ist nicht erkrankt und auch nicht mit ihm verwandt.

(A) 25 %
(B) 50 %
(C) 0 %
(D) 66 %
(E) 75 %

22. Das Gen für Farbblindheit wird X-chromosomal vererbt. Wenn phänotypisch gesunde Eltern einen farbblinden Sohn haben, wie hoch ist dann die Wahrscheinlichkeit, dass er das Gen für Farbblindheit von seiner Mutter geerbt hat?

(A) 0 %
(B) 25 %
(C) 50 %
(D) 75 %
(E) 100 %

23. Die Eltern sind phänotypisch gesund und bekommen einen Sohn, der eine X-chromosomale Rot-Grün-Blindheit hat. Seine Mutter ist heterozygote Anlageträgerin. Nun wünschen sich die Eltern ein zweites Kind. Sie fragen sich, wie hoch die Wahrscheinlichkeit ist, dass das zweite Kind phänotypisch krank ist. Wenn das zweite Kind ...

(A) ein Sohn ist, beträgt sie 25 %.
(B) ein Sohn ist, beträgt sie 50 %.
(C) eine Tochter ist, beträgt sie 50 %.
(D) ein Sohn ist, beträgt sie 100 %.
(E) eine Tochter ist, beträgt sie 100 %.

24. Bei einem Ehepaar sind beide Partner normalsichtig. Sie haben jedoch einen rot-grün-blinden Sohn. Wie groß ist die Wahrscheinlichkeit, eine erkrankte Tochter zu bekommen?

(A) 75 %
(B) 100 %
(C) 25 %
(D) 0 %
(E) 50 %

Simulation 6

3.6.1 Diabetes mellitus Typ II

Die mit der Nahrung aufgenommenen Kohlenhydrate werden im Magen-Darm-Trakt zu Glucose abgebaut und über den Blutweg im gesamten Körper verteilt. Erhöhte Blutglucosewerte bezeichnet man als Hyperglykämie, erniedrigte Blutglucosewerte als Hypoglykämie.

Die Regulation des Blutglucosespiegels erfolgt durch die gegensätzlich wirkenden Hormone Insulin und Glucagon der Bauchspeicheldrüse (Pankreas). Insulin, das in den β-Zellen produziert wird, reduziert den Blutglucosespiegel, indem es für die vermehrte Aufnahme von Glucose über einen insulinabhängigen Glucosetransporter (GLUT-4) in Muskel- und Fettzellen sorgt und den Aufbau von Glykogen (Speicherform von Glucose) fördert. Gleichzeitig hemmt Insulin die Glucoseneubildung (Gluconeogenese) und den Abbau des Glykogens zu Glucose in der Leber und hemmt dadurch die Erhöhung des Blutzuckerspiegels. In Leberzellen, Nervenzellen und den β-Zellen des Pankreas erfolgt die Glucoseaufnahme über den insulinunabhängigen GLUT-2. Damit ist eine ständige Versorgung dieser Zellen mit Glucose gewährleistet. Die aufgenommene Glucose wird in den Zellen zu ATP abgebaut. Im Gegensatz dazu erhöht Glucagon den Blutzuckerspiegel, um Hypoglykämien zu vermeiden, indem die Glucoseneubildung (Gluconeogenese) und -ausschüttung in der Leber gesteigert wird. Dies gewährleistet, dass selbst nach langer Nüchternheit der Blutzuckerspiegel auf normalem Niveau verbleibt.

Die Insulinfreisetzung erfolgt in den β-Zellen des Pankreas durch den Abbau der aufgenommen Glucose und der vermehrten ATP-Bildung, das zu einer Inaktivierung eines K^+-Kanals in der Zellmembran führt. Die damit verbundene Depolarisation der Zellmembran führt über Öffnung eines Ca^{2+}-Kanals zum Einstrom von Ca^{2+}-Ionen, die die eigentliche Freisetzung von Insulin ins Blut auslösen. Bei der Bildung von Insulin aus Proinsulin entsteht durch Abspaltung das C-Peptid, das gemeinsam mit dem Insulin in äquimolaren Konzentrationen ins Blut abgegeben wird. Die Messung der C-Peptidkonzentration lässt Rückschlüsse auf die β-Zellaktivität zu.

Der Diabetes mellitus beschreibt eine Gruppe von Krankheiten, die durch einen relativen oder absoluten Insulinmangel entstehen. Der Diabetes mellitus Typ II entsteht häufig durch einen relativen Mangel an Insulin, hervorgerufen durch eine sogenannte Insulinresistenz. Ungesunde Ernährung und dadurch bedingtes Übergewicht begünstigen die Entstehung solcher Insulinresistenzen, da die Bauchspeicheldrüse stetig hohe Mengen an Insulin produziert und sich dadurch erschöpft. Die Ursache liegt meistens darin, dass die Anzahl der Insulinrezeptoren, an die Insulin bindet, reduziert wird und damit die Insulinwirkung stark vermindert ist.

Die Folge lang andauernder Hyperglykämien sind Schäden an Gefäß- und Nervenzellen sowie an Zellen des Nierenfilters. Dies kann zu Gefäßverschlüssen führen, in deren Folge es zum Herzinfarkt, Schlaganfall und durch die Nervenschädigungen zu Sensibilitätsausfällen oder Muskellähmungen kommt. Ebenso kommt es zur einer vermehrten Glykosylierung (Anfügen von Glucosemolekülen) des Hämoglobins (HBA_{1C}). Die Höhe an HbA_{1C} entspricht dem Langzeit-Blutzucker-Niveau im Blut der letzten 8-12 Wochen. Je höher dieser Wert, desto ausgeprägter war die Hyperglykämie der letzten Wochen.

Zur Behandlung des Diabetes mellitus Typ II werden verschiedene Gruppen von Medikamenten eingesetzt. Metformin hemmt die Leberenzyme der Gluconeogenese. Die Gruppe der Sulfonylharnstoffe und Glinide führen zur Erhöhung der Insulinausschüttung aus den β-Zellen. Um den Blutglucosespiegel zu senken, werden auch SGLT-2-Hemmer verabreicht, deren Wirkungsort ein Transporter der Niere ist und die die Aufnahme von Glucose aus dem Harn verhindern. Bei völliger Erschöpfung der β-Zellen wird Insulin substituiert und der Patient spritzt sich Insulin.

1. Welche der folgenden Aussagen lässt bzw. lassen sich aus dem Text ableiten?

I Bei Diabetes Typ II kann eine verminderte Insulinausschüttung vorliegen.

II Herzinfarkt kann eine Folge von Diabetes Typ II sein.

III Langandauernde normale Blutglucosekonzentrationen führen zur Schädigung der β-Zellen des Pankreas.

(A) Nur Aussage I lässt sich ableiten.
(B) Nur Aussage II lässt sich ableiten.
(C) Nur Aussage III lässt sich ableiten.
(D) Nur die Aussagen I und II lassen sich ableiten.
(E) Nur die Aussagen I und III lassen sich ableiten.

2. Bei einem Patienten, der bereits Insulin gespritzt hat, soll die Restaktivität der insulinproduzierenden β-Zellen bestimmt werden. Über welchen Wert könnten Sie dies am besten ermitteln?

I Konzentrationsbestimmung des C-Peptids.

II Konzentrationsbestimmung des Glucagons.

III Konzentrationsbestimmung des Insulins.

(A) Nur Aussage I lässt sich ableiten.
(B) Nur Aussage II lässt sich ableiten.
(C) Nur Aussage III lässt sich ableiten.
(D) Nur die Aussagen I und II lassen sich ableiten.
(E) Nur die Aussagen I und III lassen sich ableiten.

3. Der Wirkmechanismus von Medikamenten, die bei Diabetes mellitus eingesetzt werden, ist sehr unterschiedlich. Eine Medikamentengruppe führt zur Blockade der K^+-Ionen-Kanäle in den β-Zellen. Welche Medikamentengruppe passt zu diesem Wirkmechanismus am besten?

I Metformin

II Sulfonylharnstoffe

III Glinide

(A) Nur Aussage I lässt sich ableiten.
(B) Nur Aussage II lässt sich ableiten.
(C) Nur Aussage III lässt sich ableiten.
(D) Nur die Aussagen I und II lassen sich ableiten.
(E) Nur die Aussagen II und III lassen sich ableiten.

4. Ein Patient, der bereits insulinpflichtig ist, kommt regelmäßig zu Ihnen in die Praxis. Mit welchem Wert können Sie am besten überprüfen, ob der Blutglucosespiegel über die letzten Wochen nicht erhöht war?

I Bestimmung der Insulinkonzentration am Besuchstag Ihrer Praxis.

II Bestimmung des HbA_{1C}-Werts.

III Bestimmung der Glucagonwerte am Besuchstag Ihrer Praxis.

(A) Nur Aussage I lässt sich ableiten.
(B) Nur Aussage II lässt sich ableiten.
(C) Nur die Aussagen I und II lassen sich ableiten.
(D) Nur die Aussagen I und III lassen sich ableiten.
(E) Nur die Aussagen II und III lassen sich ableiten.

5. Welche der Ursachen könnten einer Hypoglykämie zugrunde liegen?

I Eine Überdosierung von Sulfonylharnstoffen.

II Eine Überdosierung von SGLT-2-Hemmern.

III Eine erhöhte Glucagonbildung.

(A) Nur Aussage I lässt sich ableiten.
(B) Nur Aussage II lässt sich ableiten.
(C) Nur die Aussagen I und II lassen sich ableiten.
(D) Nur die Aussagen I und III lassen sich ableiten.
(E) Nur die Aussagen II und III lassen sich ableiten.

6. Bei einer Kontrolluntersuchung wird bei einem Patienten eine stark ausgeprägte Hyperglykämie beobachtet. Was könnte(n) hierfür die Ursache(n) sein?

I Eine gesteigerte Gluconeogenese der Leber.

II Ein Defekt des GLUT-2 in den Zellen.

III Eine hohe Konzentrationen von Gliniden.

(A) Nur Aussage I lässt sich ableiten.
(B) Nur Aussage II lässt sich ableiten.
(C) Nur die Aussagen I und II lassen sich ableiten.
(D) Nur die Aussagen I und III lassen sich ableiten.
(E) Alle Aussagen lassen sich ableiten.

3.6.2 Fetaler Kreislauf

Beim ungeborenen Kind (Fetus) übernimmt die Mutter über den Mutterkuchen (Plazenta) die Versorgung des Kindes mit Sauerstoff sowie den Abtransport von Kohlenstoffdioxid. Dazu verbinden in der Nabelschnur verlaufende Nabelgefäße die Plazenta und das Kind. Nach der Geburt entfaltet sich die Lunge und übernimmt diese Funktionen.

Die aus der Plazenta stammende Nabelvene transportiert O_2-reiches Blut in die untere Hohlvene. Der Großteil des Nabelvenenblutes fließt hierbei über einen Kurzschluss, den Ductus venosus, direkt in die untere Hohlvene. Das aus der unteren Hohlvene in die rechte Herzhälfte einströmende O_2-reiche Blut gelangt über ein Loch in der Herzscheidewand, das Foramen ovale, direkt in die linke Herzhälfte. Es umgeht hierbei die Lunge. Die linke Herzhälfte pumpt das O_2-reiche Blut in die aufsteigende Hauptschlagader (Aorta ascendens), die sich im Aortenbogen fortsetzt. Von dort gelangt das Blut in die Kopf-Hals-Region und in die Arme. Nach der Abgabe des Sauerstoffs fließt das O_2-arme Blut über die obere Hohlvene in die rechte Herzhälfte. Der Blutfluss aus der oberen Hohlvene ist so gerichtet, dass das Blut nicht den Kurzschluss über das Foramen ovale nimmt, sondern, wie später beim Erwachsenen, in den Lungenstamm, den Truncus pulmonalis, gepumpt wird. Beim Erwachsenen strömt das Blut der oberen Hohlvene von dort aus in die Lungenarterien, wird in der Lunge mit Sauerstoff angereichert und fließt über Lungenvenen in die linke Herzhälfte. Beim Fetus nimmt das Blut einen Kurzschluss, den Ductus arteriosus Botalli, der sich zwischen dem Truncus pulmonalis und dem Aortenbogen nach Abgang der Gefäße zur Kopf-Hals-Arm-Region befindet. Dort mischt sich O_2-armes Blut der oberen Hohlvene mit dem O_2-reicheren Blut. Die Aorta setzt sich in die Aorta descendens fort, die durch den Brust- und Bauchraum ins Becken zieht. Zur Versorgung der rechten und linken unteren Körperhälfte teilt sich die Aorta descendens in eine rechte und linke Beckenarterie mit je einer inneren und einer äußeren Beckenarterie. Die innere Arterie dient der Versorgung der Beckenorgane, während die äußere Arterie die Beine mit Sauerstoff versorgt. Das O_2-arme Blut der Beckenarterien fließt dann in die untere Hohlvene zur rechten Herzhälfte. Über die Nabelarterien, die von einem Ast der inneren Beckenarterien gebildet werden, fließt das O_2-arme Blut wieder zurück zur Plazenta.

Mit der Geburt fällt die Versorgung des Kindes über die Plazenta weg, die Lunge entfaltet sich und die Lungendurchblutung nimmt zu. Nach der Abnabelung kommt es zu einem plötzlichen Abfall des Botenstoffs Prostaglandin E_2, wodurch sich der Ductus arteriosus Botalli verschließt. Prostaglandin E_2 wird von der Plazenta produziert und wirkt gefäßerweiternd. Veränderte Druckverhältnisse im Herzen bewirken, dass sich das Foramen ovale verschließt und später als kleine sichtbare Grube, genannt Fossa ovalis, zurückbleibt. Es bilden sich zwei getrennte, hintereinander geschaltete Kreisläufe aus, zu denen der Körperkreislauf, ein Hochdrucksystem über die Aorta, und der Lungenkreislauf, ein Niederdrucksystem über den Truncus pulmonalis, zählen. Verbleibt eine Verbindung, genannt Shunt, zwischen beiden Systemen, so fließt Blut über den Shunt vom Hochdrucksystem ins Niederdrucksystem.

Beim persistierenden Ductus arteriosus Botalli, also wenn dessen Verschluss ausbleibt, kann man Prostaglandinsynthesehemmer, wie beispielsweise Indometacin, geben, um einen Abfall von Prostaglandin E_2 hervorzurufen. Indometacin hemmt das Enzym Cyclooxygenase. Diese katalysiert die Reaktion von Arachidonsäure zu Prostaglandin $_{H2}$. Im nächsten Schritt können aus Prostaglandin H_2 andere Prostaglandine, wie Prostaglandin E_2, und in den Blutplättchen, den Thrombozyten, auch Thromboxan A_2 hergestellt werden. Thromboxan A_2 wirkt bei der Blutgerinnung gefäßverengend und fördert die Aggregation, also Zusammenlagerung, der Thrombozyten.

7. Welches Gefäß weist den höchsten Sauerstoffgehalt auf?

(A) Nabelvene
(B) Aortenbogen
(C) Aorta ascendens
(D) Aorta descendens
(E) Beckenarterien

8. Welche der Aussagen lässt sich aus dem Text ableiten?

(A) Beim Fetus gelangt sauerstoffarmes Blut aus der oberen Hohlvene über die rechte Herzhälfte und den Ductus arteriosus Botalli in die linke Herzhälfte.
(B) Der Sauerstoffgehalt der Nabelvene und der unteren Hohlvene ist gleich.
(C) Das Blut in der oberen Hohlvene ist sowohl beim Fetus als auch beim Erwachsenen sauerstoffarm.
(D) Beim Fetus gelangt sauerstoffreiches Blut aus der unteren Hohlvene über die rechte Herzhälfte und die Fossa ovalis in die linke Herzhälfte.
(E) Das Blut, das über die äußeren Beckenarterien die Beine versorgt, ist sowohl beim Fetus als auch beim Erwachsenen sauerstoffarm.

9. Welche der Aussagen lässt sich aus dem Text nicht ableiten?

(A) Im Ductus venosus fällt der Sauerstoffgehalt nach der Abnabelung ab.
(B) Das Blut in einer Nabelarterie hat, seitdem es das letzte Mal die Plazenta passiert hat, zuvor mindestens zwei Mal die linke Herzhälfte passiert.
(C) Das Blut in der äußeren Beckenarterie hat beim Fetus, seitdem es das letzte Mal die linke Herzhälfte passiert hat, die Kopf-Hals-Region und die Arme mit Sauerstoff versorgt.
(D) Die Aorta ascendens transportiert beim Fetus sauerstoffreicheres Blut als der Aortenbogen.
(E) Beim Erwachsenen fließt das Blut aus dem Truncus pulmonalis, umgekehrt zu der Situation beim Fetus, erst durch die Aorta ascendens bevor es den Aortenbogen passiert.

10. Welche der Aussagen lässt bzw. lassen sich aus dem Text ableiten?

I Beim persistierenden Foramen ovale des Erwachsenen ist die Flussrichtung über den Shunt umgekehrt zu der beim Fetus.

II Bei Ausbleiben eines Prostaglandinabfalls nach der Abnabelung gelangt beim Erwachsenen sauerstoffreiches Blut aus dem Aortenbogen in das Niederdrucksystem.

III Beim persistierenden Ductus arteriosus Botalli beim Erwachsenen ist die Flussrichtung über den Shunt umgekehrt zu der beim Fetus.

(A) Keine der Aussagen lässt sich ableiten.
(B) Nur die Aussage I lässt sich ableiten.
(C) Nur die Aussage II lässt sich ableiten.
(D) Nur die Aussagen I und III lassen sich ableiten.
(E) Alle Aussagen lassen sich ableiten.

11. Welche der Aussagen lässt bzw. lassen sich aus dem Text ableiten?

I Beim persistierenden Foramen ovale wirft die rechte Herzhälfte mehr Blut aus als die linke Herzhälfte.

II Beim persistierenden Ductus arteriosus Botallli wirft die linke Herzhälfte mehr Blut aus als die rechte Herzhälfte.

III Beim persistierenden Ductus arteriosus Botalli gelangt sowohl von der rechten als auch von der linken Herzhälfte ausgeworfenes Blut in die Lunge.

(A) Keine der Aussagen lässt sich ableiten.
(B) Nur die Aussage III lässt sich ableiten.
(C) Nur die Aussagen I und II lassen sich ableiten.
(D) Nur die Aussagen II und III lassen sich ableiten.
(E) Alle Aussagen lassen sich ableiten.

12. Welche der Aussagen lässt bzw. lassen sich aus dem Text ableiten?

I Bei der Gabe von Indometacin bei persistierendem Ductus arteriosus Botalli kann es über die Reduktion von Prostaglandin E_2 zur Gefäßerweiterung kommen.

II Bei der Gabe von Indometacin kann es im Rahmen der Blutgerinnung über die Reduktion von Thromboxan A_2 zu einer Hemmung der Gefäßverengung kommen.

III Bei der Einnahme von Indometacin in der Schwangerschaft kann sich der Ductus arteriosus Botalli des ungeborenen Kindes vorzeitig verschließen.

(A) Nur die Aussage I lässt sich ableiten.
(B) Nur die Aussage III lässt sich ableiten.
(C) Nur die Aussagen I und II lassen sich ableiten.
(D) Nur die Aussagen II und III lassen sich ableiten.
(E) Alle Aussagen lassen sich ableiten.

3.6.3 Weibliche Geschlechtshormone

Die weiblichen Sexualhormone Östrogen und Progesteron sind entgegen ihrer Bezeichnung an weit mehr als nur der Ausbildung weiblicher Geschlechtsmerkmale oder der Regulation des Menstruationszyklus beteiligt.

Progesteron und Östrogen werden aus Cholesterin synthetisiert, wobei zuerst das Pregnenolon aus Cholesterin gebildet wird, welches anschließend zu Progesteron und schließlich zu Androstendion umgesetzt wird. Die Synthese von Androstendion findet bei der Frau in den sogenannten Thekazellen im Ovar (Eierstock) statt. In einem weiteren Schritt entsteht aus Androstendion Testosteron, welches durch das Enzym Aromatase zu Östradiol, einem Östrogen, umgesetzt wird. Die Östrogenproduktion aus Androstendion findet in den Granulosazellen des Ovars statt. Aber auch das Fettgewebe verfügt über Aromatase, sodass mit zunehmendem Fettanteil, wie beispielsweise bei einer Adipositas (Übergewicht), auch die Östrogenproduktion ansteigt.

Das Hormon GnRH aus dem Hypothalamus reguliert die Östrogen- und Progesteronproduktion, indem es in der Hirnanhangsdrüse (Hypophyse) die Freisetzung der Hormone FSH und LH fördert. FSH stimuliert die Aromatase. LH stimuliert die Progesteron- und Androstendion-Produktion aus Cholesterin. Östrogen und Progesteron hemmen sowohl die FSH- und LH-Ausschüttung als auch die GnRH-Ausschüttung. Östrogen bindet in der Zielzelle an den Östrogenrezeptor, wodurch das Ablesen von Zielgenen reguliert wird. Das Wachstum der Gebärmutterschleimhaut (Endometrium) und der Brustdrüse (Mamma) wird durch Östrogene ausgelöst. Im Knochen wirkt Östrogen aufbauend. In der Niere bewirkt es eine verminderte Wasserausscheidung, wodurch Wassereinlagerungen entstehen können. In der Leber erhöhen Östrogene die Produktion gerinnungsfördernder und senken die Produktion gerinnungshemmender Substanzen. Bei Überwiegen gerinnungsfördernder gegenüber gerinnungshemmenden Substanzen können Thrombosen, also Blutgerinnsel innerhalb eines Blutgefäßes, entstehen.

In der Pubertät steigt die GnRH-Ausschüttung im Hypothalamus stark an. Als Zeichen des damit einhergehenden starken Anstiegs der Sexualhormonproduktion setzt unter anderem die erste Menstruationsblutung ein, die Menarche. In den Wechseljahren, dem Klimakterium, versiegt die Hormonproduktion im Ovar bei erhaltener hormoneller Funktion der Hypophyse und des Hypothalamus. Dadurch fällt die Östrogen- und Progesteronkonzentration ab, wodurch schließlich die Menstruationsblutung ausbleibt. Die letzte Menstruationsblutung wird als Menopause bezeichnet. Symptome in der Postmenopause, also nach der Menopause, die auf einen Östrogenmangel zurückgehen, sind beispielsweise Hitzewallungen, Haarausfall und auch ein vermehrter Knochenabbau, der einen Knochenschwund, genannt Osteoporose, verursachen kann. Der Östrogenmangel kann außerdem einen Gewebeschwund sowohl der Mamma als auch des Endometriums hervorrufen. Ein Östrogenüberschuss oder eine über die Lebenszeit andauernde Östrogenwirkung sind hingegen durch die wachstumsfördernde Östrogenwirkung ein Risikofaktor für die Ausbildung von Tumoren des Endometriums, genannt Endometriumkarzinom, und der Mamma, genannt Mammakarzinom.

Als Therapie der Symptome eines Östrogenmangels kann Östrogen als Hormonersatztherapie ergänzt werden. Bei einem bösartigen Tumor der Mamma, einem Mammakarzinom kann je nach sogenanntem Östrogenrezeptorstatus ebenfalls eine hormonelle Therapie infrage kommen. Bei der Bestimmung des Östrogenrezeptorstatus zeigt sich, ob der Tumor Östrogenrezeptoren ausbildet und somit, ob er abhängig ist von der wachstumsfördernden Östrogenwirkung oder nicht. Im Falle eines positiven Östrogenrezeptorstatus kommt eine hormonelle Therapie zum Einsatz. Tamoxifen ist ein selektiver Östrogenrezeptormodulator und wirkt am Brustdrüsengewebe, wie auch am hormonrezeptorpositiven Mammakarzinom, welches dem Brustdrüsengewebe entspringt, antagonistisch zu Östrogen, indem es Östrogenrezeptoren blockiert, sodass die wachstumsfördernde Wirkung gehemmt wird. Am Endometrium und am Knochen ist die Wirkung jedoch agonistisch, also gleichsinnig, zu Östrogen. Eine weitere Therapiemöglichkeit ist die Gabe von Aromatasehemmern wie Anastrozol.

Auch GnRH-Agonisten, wie Buserelin, können zum Einsatz kommen und führen zu einer Überstimulation der Hypophyse durch GnRH, sodass zwar zunächst FSH und LH kurzfristig ansteigen, aber langfristig die GnRH-Rezeptoren in der Hypophyse herunterreguliert werden und FSH und LH abfallen.

13. Welche der Aussagen lässt bzw. lassen sich aus dem Text ableiten?

I Ein Ausfall der LH-Ausschüttung in der Hypophyse kann eine reduzierte Östrogenproduktion in den Granulosazellen des Ovars hervorrufen.

II Eine Erhöhung der FSH-Ausschüttung in der Hypophyse stimuliert die Aromatase in den Granulosazellen des Ovars, sodass die Östrogenproduktion aus Testosteron ansteigt.

III Durch eine Stimulation der LH-Ausschüttung in der Hypophyse entsteht in den Thekazellen des Ovars vermehrt Pregnenolon aus Progesteron.

(A) Nur die Aussage II lässt sich ableiten.
(B) Nur die Aussagen I und II lassen sich ableiten.
(C) Nur die Aussagen I und III lassen sich ableiten.
(D) Nur die Aussagen II und III lassen sich ableiten.
(E) Alle Aussagen lassen sich ableiten.

14. Welche der Aussagen lässt bzw. lassen sich aus dem Text ableiten?

I Ein Ausfall der GnRH-Ausschüttung in der Hypophyse kann durch eine reduzierte Aktivierung von GnRH-Rezeptoren im Hypothalamus sowohl einen Progesteron- als auch einen Östrogenmangel hervorrufen.

II Ein Östrogenmangel infolge eines Aromatase-Defekts in den Thekazellen des Ovars kann Haarausfall verursachen.

III Ein Östrogenüberschuss, verursacht durch eine erhöhte Aromatase-Aktivität im Rahmen einer Adipositas, kann die Wasserausscheidung in der Niere erhöhen, sodass Wassereinlagerungen entstehen.

(A) Keine der Aussagen lässt sich ableiten.
(B) Nur die Aussage I lässt sich ableiten.
(C) Nur die Aussage II lässt sich ableiten.
(D) Nur die Aussage III lässt sich ableiten.
(E) Nur die Aussagen I und III lassen sich ableiten.

15. Welche der Aussagen lässt sich aus dem Text nicht ableiten?

(A) Im Klimakterium sinken durch das Versiegen der Hormonproduktion im Ovar Östrogen und Progesteron ab, während GnRH, FSH und LH ansteigen.
(B) Bei der kurzfristigen Einnahme von Buserelin steigen durch Stimulation der FSH- und LH-Ausschüttung Östrogen und Progesteron an.
(C) Bei der langfristigen Einnahme von Buserelin sinken durch Herunterregulation von GnRH-Rezeptoren der Hypophyse FSH und LH ab.
(D) Bei der Einnahme von Tamoxifen sinkt durch dessen antagonistische Wirkung zu Östrogen dieses ab.
(E) Bei der Einnahme von Anastrozol sinkt durch die Hemmung der Aromatase Östrogen, aber nicht Progesteron.

16. Welche der Aussagen lässt sich aus dem Text nicht ableiten?

(A) Eine Östrogenersatztherapie in der Postmenopause erhöht das Risiko für ein Mammakarzinom.
(B) Eine Adipositas erhöht das Risiko für ein Mammakarzinom.
(C) Eine Tamoxifentherapie senkt das Risiko für ein Endometriumkarzinom.
(D) Eine frühe Menarche erhöht das Risiko für ein Mammakarzinom.
(E) Eine frühe Menopause senkt das Risiko für ein Endometriumkarzinom.

17. Welche der Aussagen lässt sich aus dem Text ableiten?

(A) Die Einnahme von Tamoxifen erhöht nur bei einem positiven Östrogenrezeptorstatus eines bestehenden Mammakarzinoms das Risiko eines Endometriumkarzinoms.
(B) Die langfristige Einnahme von Buserelin erhöht unabhängig vom Östrogenrezeptorstatus eines bestehenden Mammakarzinoms das Risiko eines Endometriumkarzinoms.
(C) Die Einnahme von Anastrozol erhöht nur bei einem positiven Östrogenrezeptorstatus eines bestehenden Mammakarzinoms das Risiko eines Endometriumkarzinoms.
(D) Die Einnahme von Anastrozol senkt nur bei einem positiven Östrogenrezeptorstatus eines bestehenden Mammakarzinoms das Risiko eines Endometriumkarzinoms.
(E) Eine Östrogenersatztherapie in der Postmenopause erhöht unabhängig vom Östrogenrezeptorstatus eines bestehenden Mammakarzinoms das Risiko eines Endometriumkarzinoms.

18. Welche der Aussagen lässt sich aus dem Text nicht ableiten?

(A) Eine mögliche Nebenwirkung bei der Einnahme von Anastrozol ist eine Osteoporose.

(B) Eine mögliche Nebenwirkung bei der Einnahme von Tamoxifen ist eine aufbauende Wirkung auf die Knochen.

(C) Eine mögliche Nebenwirkung bei der kurzfristigen Einnahme von Buserelin ist eine Thrombose.

(D) Eine mögliche Nebenwirkung einer Östrogenersatztherapie ist eine Osteoporose.

(E) Eine mögliche Nebenwirkung einer Östrogenersatztherapie ist eine Thrombose.

3.6.4 Harnkonzentrierung und Henle-Schleife

Von 180 Litern unkonzentrierten Primärharns, den die Nierenkörperchen in der Nierenrinde (Nierenkortex) täglich aus dem Blut abfiltrieren, wird durchschnittlich nur 1 % mit dem Urin ausgeschieden. Eine bedarfsgerechte Harnkonzentrierung findet hierbei im Tubulussystem, das sich an das Nierenkörperchen anschließt, statt. Ein Flüssigkeitsüberschuss, z. B. durch eine gesteigerte Trinkmenge, führt zu einer erhöhten Wasserausscheidung, ein Flüssigkeitsmangel hingegen bewirkt die Entstehung des Durstgefühls im Hypothalamus, sodass die Flüssigkeitszufuhr gesteigert wird und die Wasserausscheidung vermindert ist.

Das Tubulussystem besteht aus dem proximalen Tubulus, der Henle-Schleife und dem distalen Tubulus, der in das Sammelrohr mündet. Der Primärharn fließt in den proximalen Tubulus, weiter über die sogenannte Henleschleife, die einen U-förmigen Verlauf hat und zunächst ins Nierenmark (Nierenmedulla) zieht und dann wieder zurück zur Nierenrinde. Die Harnkonzentrierung in der Henle-Schleife beruht auf dem sogenannten kortikomedullären Osmolaritätsgradienten. Die Osmolarität einer Lösung gibt die Konzentration eines gelösten Stoffes in einer Flüssigkeit an. Dabei können die gelösten Teilchen eine Grenzfläche, z. B. eine Zellmembran, nicht überqueren, sodass eine Flüssigkeitsverschiebung stattfindet, bis es auf beiden Seiten der Grenzfläche zu einem Konzentrationsausgleich kommt. Die Osmolarität des Interstitiums (Zwischenzellraum) beträgt in der Nierenrinde 290 mosmol/L entsprechend der des Bluts. Im Nierenmark ist die Osmolarität höher, bis zu 1400 mosmol/L. Die Aufrechterhaltung der Osmolarität im Nierenmark beruht maßgeblich auf der Aktivität des Na^+-K^+-$2Cl^-$-Co-Transporters im dicken aufsteigenden Teil der Henle-Schleife. Dabei folgt Na^+ seinem Konzentrationsgradienten vom Tubuluslumen in die Tubuluszellen und nimmt dabei ein K^+-Ion und zwei Cl^--Ionen mit. K^+ strömt über apikale Kanäle der Zellmembran, also auf der dem Tubulus zugewandten Seite, zurück in den Tubulus. Cl^- fließt basolateral, also auf der dem Tubulus abgewandten Seite der Tubuluszellen, in das Interstitium. Zur Aufrechterhaltung des Na^+-Ionengradienten werden 3 Na^+ von der Na^+-K^+-ATPase in Austausch gegen 2 K^+ über die basolaterale Membran in das Interstitium transportiert. Die rückresorbierten Ionen im Interstitium werden dann ins Blut aufgenommen.

Durch die Resorption von Ionen aus dem Tubuluslumen steigt die Osmolarität im Interstitium des Nierenmarks an, es wird hyperton, und im Tubuluslumen fällt sie ab, es wird hypoton. Der aufsteigende Teil der Henle-Schleife ist für Wasser undurchlässig, sodass getrieben durch die erhöhte Osmolarität im Interstitium Wasser über Aquaporin-1-Kanäle aus dem direkt benachbarten, wasserdurchlässigen, absteigenden Teil der Henle-Schleife in das Interstitium fließt. Der hypotone Harn fließt anschließend durch den distalen Tubulus und gelangt darüber in das wasserundurchlässige Sammelrohr. Dieses zieht wieder zurück zum Nierenmark. Hier wird die Harnkonzentrierung an den Flüssigkeitsbedarf angepasst. Zeichen eines Flüssigkeitsmangels, wie eine erhöhte Osmolarität des Bluts oder ein niedriger Blutdruck, sind Auslöser für die Ausschüttung des Hormons ADH, welches die Wasserresorption in der Niere steigert. Durch die Bindung von ADH an V2-Rezeptoren werden Aquaporin-2-Kanäle apikal in die Sammelrohrzellen eingebaut, sodass Wasser dem Osmolaritätsgradienten folgend in die Sammelrohrzellen und basolateral über Aquaporine 3 und 4 in das Interstitium des Nierenmarks fließt, bis sich die Osmolarität des Harns an die des Interstitiums des Nierenmarks angeglichen hat. Die rückresorbierte Flüssigkeit wird dann ins Blut aufgenommen.

Beim Diabetes insipidus kommt es zu einem ADH-Mangel. Er kann ausgelöst werden durch eine verminderte ADH-Bildung im Hypothalamus, ist dann ein sogenannter zentraler Diabetes insipidus, oder durch ein vermindertes Ansprechen der ADH-Rezeptoren in der Niere, ein sogenannter renaler Diabetes insipidus. ADH wirkt außerdem durch Bindung an V1-Rezeptoren an der Gefäßmuskulatur blutdrucksteigernd. Die Symptome sind eine Polyurie, also eine erhöhte Harnproduktion, und dadurch bedingt eine gesteigerte Trinkmenge, die sogenannte Polydipsie. Eine wichtige Differentialdiagnose bei einer Polyurie ist die psychogene Polydipsie, bei der die erhöhte Flüssigkeitsaufnahme keine körperliche Ursache hat.

Zahlreiche Medikamente und Substanzen nehmen Einfluss auf die Harnkonzentrierung. Desmopressin wirkt aktivierend auf V2-Rezeptoren in der Niere. Alkohol hemmt die ADH-Ausschüttung. Das bei psychischen Störungen eingesetzte Lithium vermindert die Sensitivität der Sammelrohre für ADH. Furosemid blockiert den Na^+-K^+-$2Cl^-$-Co-Transporter.

19. Welche der folgenden Aussagen lässt bzw. lassen aus dem Text ableiten?

I Bei den Transportprozessen über der apikalen Membran der Tubuluszellen im dicken aufsteigenden Teil der Henle-Schleife verbleibt eine positive Ladung im Tubuluslumen.

II Der Na^+-K^+-$2Cl^-$-Transporter der Tubuluszellen verschiebt genauso viele positiv wie negativ geladene Ionen vom dicken aufsteigenden Teil der Henle-Schleife in den dünnen absteigenden Teil der Henle-Schleife.

III Die Na^+-K^+-ATPase verschiebt eine positive Ladung in das Tubuluslumen.

(A) Keine der Aussagen lässt sich ableiten.
(B) Nur die Aussage I lässt sich ableiten.
(C) Nur die Aussage II lässt sich ableiten.
(D) Nur die Aussagen I und II lassen sich ableiten.
(E) Nur die Aussagen II und III lassen sich ableiten.

20. Welche der folgenden Aussagen lässt bzw. lassen sich aus dem Text ableiten?

I Ein Ausfall des Na^+-K^+-$2Cl^-$-Transporters führt zu einer verminderten Harnkonzentrierung im Sammelrohr.

II Ein Ausfall der Na^+-K^+-ATPase der basolateralen Membran der Tubuluszellen führt zu einer erniedrigten Na^+-Resorption im dicken aufsteigenden Teil der Henle-Schleife.

III Bei einem Ausfall des Na^+-K^+-$2Cl^-$-Transporters fällt die Wasserrückresorption aus dem aufsteigenden Teil der Henle-Schleife in das Interstitium ab.

(A) Keine der Aussagen lässt sich ableiten.
(B) Nur die Aussage II lässt sich ableiten.
(C) Nur die Aussagen I und II lassen sich ableiten.
(D) Nur die Aussagen I und III lassen sich ableiten.
(E) Nur die Aussagen II und III lassen sich ableiten.

21. Welche der folgenden Aussagen lässt bzw. lassen sich nicht aus dem Text ableiten?

(A) Beim Diabetes insipidus centralis ist die Osmolarität des Urins erniedrigt.
(B) Die maximale Osmolarität des Harns beträgt 1400 mosmol/L.
(C) Furosemid erhöht die Osmolarität des Harns.
(D) Desmopressin erhöht die Osmolarität des Harns.
(E) Alkohol senkt die Osmolarität des Harns.

22. Welche der folgenden Aussagen lässt bzw. lassen sich aus dem Text ableiten?

I Desmopressin erhöht durch den Einbau von Aquaporin-1-Kanälen die Wasserrückresorption aus dem Sammelrohr in die Tubuluszellen.

II Ein ADH-Mangel führt dazu, dass weniger Wasser über Aquaporin-3-Kanäle in der apikalen Membran der Sammelrohrzellen resorbiert wird.

III Desmopressin bewirkt durch Bindung an Rezeptoren der Blutgefäße eine Erhöhung des Blutdrucks.

(A) Keine der Aussagen lässt sich ableiten.
(B) Nur die Aussage I lässt sich ableiten.
(C) Nur die Aussagen I und II lassen sich ableiten.
(D) Nur die Aussagen I und III lassen sich ableiten.
(E) Alle Aussagen lassen sich ableiten.

23. Welche der Aussagen lässt sich aus dem Text ableiten?

(A) Bei einer Alkohol-Vergiftung kommt es, wie auch bei einem Diabetes insipidus centralis, durch eine Desmopressin-Gabe zu einem Anstieg der ADH-Ausschüttung im Hypothalamus.
(B) Bei einer Alkohol-Vergiftung kommt es im Gegensatz zu einer Lithium-Vergiftung durch eine Desmopressin-Gabe zu einer Harnkonzentrierung.
(C) Bei ausbleibender Flüssigkeitszufuhr kommt es bei einer Alkohol-Vergiftung im Gegensatz zu einer psychogenen Polydipsie zu einem Anstieg von ADH.
(D) Bei einer Lithium-Vergiftung ist die ADH-Ausschüttung im Hypothalamus, wie auch beim Diabetes insipidus centralis, erniedrigt.
(E) Bei ausbleibender Flüssigkeitszufuhr kommt es bei einem Diabetes insipidus renalis im Gegensatz zu einer Lithium-Vergiftung zu einem Anstieg von ADH.

24. Welche der Ursachen könnten einem verminderten Blutdruck zugrunde liegen?

I Eine verstärkte ADH-Wirkung bei den V2-Rezeptoren.

II Ein Defekt der V1-Rezeptoren an der Gefäßmuskulatur.

III Eine erniedrigte Osmolarität des Nierenmarks.

(A) Nur die Aussage I lässt sich ableiten.
(B) Nur die Aussage II lässt sich ableiten.
(C) Nur die Aussage III lässt sich ableiten.
(D) Nur die Aussagen I und II lassen sich ableiten.
(E) Nur die Aussagen II und III lassen sich ableiten.

Simulation 7

3.7.1 Hypophyse

Die Hypophyse (Hirnanhangsdrüse), eine Hormondrüse des Zwischenhirns, lässt sich in einen Hypophysenhinterlappen (Neurohypophyse, HHL) und einen Hypophysenvorderlappen (HVL, Adenohypophyse) unterscheiden.

Die beiden HHL-Hormone Oxytocin und ADH (= Vasopressin) werden in Nervenzellkerngebiete des Nucleus (Ncl.) paraventricularis und Ncl. supraopticus im Hypothalamus gebildet, deren Axone als Tractus hypothalamo-hypophysialis zum HHL ziehen und dort freigesetzt werden.

Zu den Hormonen des HVL zählen sogenannte glandotrope Hormone, wie das FSH/LH, TSH und ACTH, die auf andere Hormondrüsen wirken, aber auch Effektorhormone, zu denen das Wachstumshormon (Somatotropin = STH bzw. GH) und Prolaktin zählen, die direkt auf die Zellen der Organe wirken. Oxytocin und Vasopressin sind die Effektorhormone des HHL. Syntheseort des STH und Prolaktins sind die azidophilen Zellen des HVL, während die anderen Hormone in den basophilen Zellen gebildet werden. Kennzeichnend für die HVL-Hormone ist, dass der Synthese- und Freisetzungsort identisch ist.

Die Biosynthese und Sekretion von GH wird auf vielfältige Weise durch zahlreiche fördernde oder hemmende Faktoren reguliert. Somatoliberin (GHRH), ein hypothalamisches Hormon, stimuliert die Bildung und Sekretion von GH im HVL. Die Freisetzung von GHRH ist altersabhängig. Während der Pubertät ist sie am höchsten und nimmt im Alter ab. GHRH wird in Schüben abgegeben, die hinsichtlich Amplitude und Frequenz in der Nacht am höchsten sind. Ghrelin ist neben GHRH der stärkste Stimulus für die STH-Ausschüttung. Es wird vor allem im Hungerzustand im Magen produziert. Genauso wie Östrogene und Testosterone, die in der Pubertät und später produziert werden, steigern Schilddrüsenhormone ebenso die Biosynthese von GH. Daneben gibt es auch synthese- und sekretionshemmende Faktoren, zu denen das Somatostatin, das in D-Zellen des Pankreas, Magens und Darms gebildet wird, sowie ein stressbedingt erhöhter Kortisolspiegel zählen.

GH wirkt auf die Wachstumszonen (Wachstumsfugen) der Knochen und fördert das postnatale (nach der Geburt erfolgende) Längenwachstum. Mit Abschluss des Längenwachstums wird eine lebenslange positive Regulation des Dickenwachstums beobachtet. GH besitzt auch eine metabolische (den Stoffwechsel betreffende) Wirkung, denn es führt zum vermehrten Abbau von Fett zu Fettsäuren.

Bei Kindern führt ein GH-Mangel zum „proportionierten Zwergwuchs", während Gigantismus (Riesenwuchs) die Folge eines erhöhten GH-Spiegels ist. Bei Erwachsenen führt ein erhöhter GH-Spiegel zum Krankheitsbild der Agromegalie. Kennzeichen dieser Erkrankung sind eine Dickenzunahme der Schädel-, Finger- und Fußknochen und eine Verformung des Brustkorbs (Hühnerbrust). Neben diesen sichtbaren Symptomen gibt es auch unsichtbare Effekte wie z. B. erhöhter Blutdruck (Hypertonie) und Sehstörungen.

Ursache für eine Über- oder Unterproduktion von GH können Tumore im Hypothalamus und in der Hypophyse sein. Kann bei einer Überfunktion keine Operation des Tumors erfolgen, gibt man Somatostatinanaloga wie z. B. Octreotid oder Bromocriptin, die die GH-Sekretion hemmen, während Clonidin und Omnitrop einen fördernden Effekt haben und die gleiche Wirkung wie Somatotropin hervorrufen.

HT →(GHRH) HVL →(GH)

1. Welche Aussage(n) lässt bzw. lassen sich aus dem Text ableiten?

I Die Axone des Tractus hypothalamo-hypophysialis setzten ACTH und TSH im HHL frei.

II Der Ncl. paraventricularis zählt zum HVL und ist einer der Syntheseorte der glandotropen Hormone.

III Die basophilen Zellen des HVL produzieren TSH und FSH/LH.

(A) Nur die Aussage I lässt sich ableiten.
(B) Nur die Aussage III lässt sich ableiten.
(C) Die Aussagen I und II lassen sich ableiten.
(D) Die Aussagen I und III lassen sich ableiten.
(E) Die Aussagen II und III lassen sich ableiten.

2. Welche Ursachen können zu einer erhöhten GH-Konzentration im Blut führen?

I Der Eintritt in die Pubertät.

II Hohe Konzentrationen des GHRH.

III Ein leerer Magen.

(A) Nur die Aussage I lässt sich ableiten.
(B) Nur die Aussage III lässt sich ableiten.
(C) Die Aussagen I und II lassen sich ableiten.
(D) Die Aussagen I und III lassen sich ableiten.
(E) Die Aussagen I, II und III lassen sich ableiten.

3. Welche Aussage lässt sich aus dem Text <u>nicht</u> ableiten?

(A) Die Adenohypophyse unterscheidet sich hinsichtlich der Hormonproduktion und -freisetzung von der Neurohypophyse.
(B) Effektorhormone wie FSH und LH wirken direkt auf Zielzellen ein.
(C) Somatotropin wirkt auf die Wachstumszonen der Knochen bei Kindern.
(D) ACTH wirkt als glandotropes Hormon auf eine weitere Hormondrüse ein.
(E) Syntheseort des neurohyphophysären Hormons Vasopressin ist der Hypothalamus.

4. Welche der folgenden Wirkungen des GH-Hormons würden Sie bei Kindern erwarten?

I Ausbildung einer Hühnerbrust.

II Längenwachstum der Knochen.

III Erhöhte Fettsäurekonzentration im Blut.

(A) Nur die Aussage I lässt sich ableiten.
(B) Nur die Aussage III lässt sich ableiten.
(C) Die Aussagen I und II lassen sich ableiten.
(D) Die Aussagen I und III lassen sich ableiten.
(E) Die Aussagen II und III lassen sich ableiten.

5. Welche Auswirkungen würden Sie bei Verwendung der folgenden Medikamente erwarten?

I Clonidin wird bei Einnahme im Kindesalter zu einem Gigantismus führen.

II Mit Bromicriptin lässt sich die GH-Konzentration im Blut senken.

III Zwergwuchs kann mit Omnitrop behandelt werden.

(A) Nur die Aussage I lässt sich ableiten.
(B) Nur die Aussage III lässt sich ableiten.
(C) Die Aussagen I und II lassen sich ableiten.
(D) Die Aussagen I und III lassen sich ableiten.
(E) Die Aussagen I, II und III lassen sich ableiten.

6. Welche Wirkungen würden Sie erwarten, wenn ein Erwachsener das Präparat Omnitrop einnimmt?

I Einen erhöhten Blutdruck.

II Dickenwachstum der Finger und Füße.

III Senkung der Fettsäurekonzentration im Blut.

(A) Nur die Aussage I lässt sich ableiten.
(B) Nur die Aussage III lässt sich ableiten.
(C) Die Aussagen I und II lassen sich ableiten.
(D) Die Aussagen I und III lassen sich ableiten.
(E) Die Aussagen II und III lassen sich ableiten.

3.7.2 Menstruationszyklus

Der Menstruationszyklus dauert 25-31 Tage. Die Zählung beginnt mit dem ersten Tag der meist viertägigen Menstruationsblutung. Man unterscheidet eine Follikelphase, in der im Ovar (Eierstock) eine Eizelle (Oozyte) in einem Eibläschen, dem Follikel, heranreift. Zum Zeitpunkt der Ovulation (Eisprung) nach 14±3 Tagen platzt der Follikel und die Oozyte wird freigesetzt. Mit der Ovulation beginnt die zweite, konstant 14-tägige Lutealphase, während der der Körper auf das mögliche Eintreten einer Schwangerschaft vorbereitet wird. Das Ausbleiben einer Befruchtung führt zur Abstoßung der Eizelle und des Endometriums (Gebärmutterschleimhaut) mit der Menstruationsblutung. Die Vorgänge während des Menstruationszyklus sind hormonell gesteuert.

Der Beginn der Follikelphase ist durch den Anstieg von FSH, ein Hormon der Hypophyse, gekennzeichnet. Dessen Bindung an die FSH-Rezeptoren der Follikelzellen bewirkt ihr Wachstum und stimuliert die Bildung von Östrogen aus Androstendion in den sogenannten Granulosazellen des Follikels. Androstendion wird von den sogenannten Thekazellen des Follikels unter LH-Stimulation aus Cholesterin gebildet. Auch LH stammt aus der Hypophyse. Östrogen fördert die Ausbildung von FSH- und LH-Rezeptoren auf den Zellen des Follikels, wodurch das Follikelwachstum weiter stimuliert wird und zunehmend mehr Östrogen und auch das Hormon Inhibin produziert werden. Inhibin, das in den Granulosazellen gebildet wird, hemmt die FSH-Ausschüttung. Steigende Östrogenkonzentrationen bewirken durch negative Rückkopplung eine Hemmung der FSH- und LH-Ausschüttung, sodass die FSH-Konzentration abfällt. Dadurch gehen in der Regel bis auf einen alle Follikel, die bis zu diesem Zeitpunkt heranreiften, unter. Diese Selektion des dominanten Follikels fällt ungefähr auf den sechsten Zyklustag. Der dominante Follikel wächst und bildet weiterhin Östrogen, bis die negative Rückkopplung von FSH und LH in eine positive Rückkopplung umschlägt. Dadurch kommt es schlagartig zur Ausschüttung hoher Konzentrationen an FSH und LH. Dieser LH-Gipfel löst die Ovulation aus. Die Oozyte wird vom Eileiter aufgefangen und im Verlauf der Lutealphase in Richtung Uterus transportiert. Durch den LH-Gipfel werden die Thekazellen gegenüber LH desensibilisiert, sodass in der Lutealphase die Androstendionproduktion abnimmt und damit auch das Östrogen wieder in einen Bereich negativer Rückkopplung auf FSH und LH fällt. Mit der Umwandlung der verbliebenen Granulosa- und Thekazellen des gesprungenen Follikels in sogenannte Lutealzellen entsteht der Gelbkörper, das Corpus luteum. Die Lutealzellen produzieren unter LH-Stimulation vornehmlich Progesteron, aber auch in kleinen Mengen Östrogen. Progesteron hemmt wie auch Östrogen in dieser niedrigen Konzentration die FSH- und LH-Ausschüttung. Bei ausbleibender Befruchtung der Oozyte geht das Corpus luteum unter, sodass auch das von Progesteron abhängige Endometrium untergeht und als Menstruationsblutung ausgeschieden wird. Durch den Progesteron-Abfall fällt auch die hemmende Wirkung auf LH und FSH weg, sodass diese gegen Ende der Lutealphase wieder ansteigen und ein neuer Menstruationszyklus beginnt.

Im Laufe des Menstruationszyklus verändert sich auch das Endometrium. Eine Vermehrung der Endometriumszellen kann in der Follikelphase unter dem Einfluss von Östrogen beobachtet werden. Dies entspricht der Proliferationsphase. Während der Lutealphase reift durch den Einfluss von Progesteron das Endometrium zum sekretorischen Endometrium heran. Diese Phase wird Sekretionsphase genannt. Während der Desquamationsphase wird das Endometrium durch die Menstruationsblutung abgestoßen. Eine vorzeitige Menstruationsblutung kann durch einen Progesteronabfall verursacht sein. Amenorrhoe bezeichnet das Ausbleiben der Menstruationsblutung.

Pro Sek Desq

Foll Luteal

7. Die Follikelphase eines 30 Tage andauernden Menstruationszyklus beträgt wie lange?

(A) 16 Tage
(B) 17 Tage
(C) 14 Tage
(D) 15 Tage
(E) 18 Tage

8. Zur Verhütung einer Schwangerschaft werden sogenannte Ovulationshemmer eingenommen. Diese enthalten östrogen- und progesteronähnliche Substanzen. Welcher Wirkmechanismus könnte diesen Ovulationshemmern zugrunde liegen?

I Die Wirkung erfolgt über einen Anstieg des LH-Hormons.

II Die Wirkung erfolgt über eine Hemmung der negativen Rückkopplung.

III Die Wirkung erfolgt über die negative Rückkopplung von FSH und LH.

(A) Nur die Aussage I lässt sich ableiten.
(B) Nur die Aussage II lässt sich ableiten.
(C) Nur die Aussage III lässt sich ableiten.
(D) Nur die Aussagen I und II lassen sich ableiten.
(E) Nur die Aussagen II und III lassen sich ableiten.

9. Welche Ursachen könnten einer Amenorrhoe zugrunde liegen?

I Ein Fortbestehen des Corpus luteums.

II Ein Abfall des Hormons der Lutealzellen.

III Ein Fehlfunktion des FSH- und LH-Rezeptors auf den Follikelzellen.

(A) Nur die Aussage I lässt sich ableiten.
(B) Nur die Aussage II lässt sich ableiten.
(C) Nur die Aussage III lässt sich ableiten.
(D) Nur die Aussagen I und II lassen sich ableiten.
(E) Nur die Aussagen I und III lassen sich ableiten.

10. Welche der Aussagen lässt sich aus dem Text ableiten?

(A) Von den Thekazellen des Follikels gebildetes Inhibin hemmt die FSH-Ausschüttung während der Follikelphase, sodass ein dominanter Follikel selektiert wird.
(B) Östrogen, das zu Anfang der Follikelphase in niedrigen Konzentrationen von den Granulosazellen des Follikels gebildet wird, hemmt die Ausbildung von FSH- und LH-Rezeptoren auf den Follikelzellen.
(C) Die durch FSH stimulierte Östrogenproduktion in den Granulosazellen des Follikels stimuliert in hohen Konzentrationen, wie sie kurz vor der Ovulation gegen Ende der Follikelphase vorliegen, die Ausschüttung von hypophysären Hormonen.
(D) In den Thekazellen wird die Produktion von Androstendion aus Östrogen durch das Hypophysenhormon LH stimuliert.
(E) Ein Anstieg der FSH-Ausschüttung, wie sie zu Anfang der Follikelphase vorliegt, stimuliert über die Aktivierung von FSH-Rezeptoren in der Hypophyse das Follikelwachstum.

11. Welche der Aussagen lässt sich aus dem Text nicht ableiten?

(A) Der Beginn der Desquamationsphase des Endometriums fällt auf den ersten Tag des Menstruationszyklus und der Follikelphase.
(B) Die Selektion des dominanten Follikels fällt bei durchschnittlicher Dauer der Menstruation in die Follikelphase des Menstruationszyklus und die Desquamationsphase des Endometriums.
(C) Das Umschlagen der Östrogenwirkung von einer positiven auf eine negative Rückkopplung auf die FSH- und LH-Produktion fällt in die Lutealphase des Menstruationszyklus.
(D) Wenn die Ovulation auf den zwölften Tag seit Beginn der letzten Menstruationsblutung fällt, beträgt die Gesamtzyklusdauer genau 26 Tage.
(E) Die Progesteronproduktion der Lutealzellen des Follikels findet nach der Ovulation und in der Lutealphase des Menstruationszyklus statt.

12. Welche der Aussagen lässt sich aus dem Text nicht ableiten?

(A) Bei einem Defekt der Inhibin-Produktion in den Granulosazellen des Follikels steigt die FSH- und LH-Ausschüttung in der Hypophyse an.

(B) Bei einem Ausfall der LH-Produktion in der Hypophyse kann es zu einem Östrogenmangel kommen.

(C) Ein Defekt der FSH-Produktion in der Hypophyse kann dazu führen, dass die Reifung der Follikel ausbleibt.

(D) Bei einem Östrogenmangel kann, wenn Östrogen keine positive Rückkopplung auf LH und FSH erreicht, die Ovulation ausbleiben.

(E) Ein plötzlicher Ausfall der Progesteronproduktion in den Lutealzellen während der Lutealphase kann eine Menstruationsblutung auslösen.

3.7.3 Schilddrüse

Drei Hormone werden von der Schilddrüse (Glandula thyroidea) gebildet: Die beiden jodhaltigen Hormone Trijodthyronin (T3) und Thyroxin (T4) und das Kalzitonin. Die Schilddrüse besteht aus bläschenförmigen Kugeln (Follikeln), in deren Innern sich eine gallertartige Masse, das Kolloid, befindet, die die Speicherform der jodhaltigen Schilddrüsenhormone darstellt. Die Außenwand der Follikel wird von den Follikelepithelzellen, den sogenannten Thyreozyten, gebildet, deren Hauptfunktion die Bildung des Kolloids ist.

Das für die Biosynthese der Schilddrüsenhormone erforderliche Jod wird als Jodid (J^-) von den Thyreozyten über die Zellmembran aktiv mit Hilfe eines Na^+/J^--Transporters aus dem Blut aufgenommen und mit Hilfe eines J^-/Cl^--Transporters (Pendin genannt) in das Kolloid abgegeben. Die Hormone T3 und T4 entstehen durch mehrfache Jodierung der Aminosäure Thyrosin, die gehäuft im Thyreoglobulin vorkommt, welches Hauptbestandteil des Kolloids ist.

Bei Bedarf wird Thyreoglobulin wieder in die Follikelepithelzellen aufgenommen, zu T3 und T4 abgebaut und im Verhältnis 1:10 ins Blut abgegeben. Jodmangel löst anfänglich eine Effizienzsteigerung des Na^+/J^--Transporters aus, führt aber trotzdem zu einer Verminderung der Hormonproduktion.

Die Regulation der Biosynthese und Freisetzung von T3 und T4 erfolgen sowohl über TRH, ein Hormon des Hypothalamus, als auch durch das TSH, ein Hormon des Hypophysenvorderlappens (HVL). Die Freisetzung von TSH wird durch TRH gefördert und die Freisetzung von T3 und T4 erfolgt durch die direkte Wirkung von TSH auf die Schilddrüse. Niedrige Hormonspiegel von T3 und T4 fördern die Freisetzung von TSH und TRH. Weitere Effekte von TSH, die mit einer Latenzzeit von 8-15 Stunden auftreten, sind: Wachstum der Follikelepithelzellen, Steigerung der Jodidaufnahme und Bildung der Schilddrüsenhormone. Ein hoher Hormonspiegel an T3 und T4 hemmt die Freisetzung von TRH und TSH in Form einer negativen Rückkopplung. Zusätzlich hemmt Somatostatin die Freisetzung von TSH. Ein starker Stimulus für die Freisetzung von TRH ist ein Kältereiz, während Fasten oder Infektionen hemmend wirken.

Über den Blutweg erreichen die Schilddrüsenhormone T3 und T4 ihre Zielzellen, in denen durch enzymatische Deiodierung durch sogenannte Deiodasen aus dem mengenmäßig in größerer Menge vorliegenden T4 das biologisch aktive T3-Molekül entsteht. Die Schilddrüsenhormone üben eine wichtige Funktion für den Stoffwechsel aus, so beobachtet man eine Erhöhung des Grundumsatzes mit einem gesteigerten Abbau von Glykogen (Speicherform der Glucose), den erhöhten zellulären Abbau von Glucose unter intensiven Sauerstoffverbrauch und die Bildung von Wärme.

Klinisch werden eine Überfunktion (Hyperthyreose) und eine Unterfunktion (Hypothyreose) unterschieden. Während die Hyperthyreose durch Gewichtsabnahme, erhöhte Herzfrequenz und erhöhten Blutdruck gekennzeichnet ist, bewirkt eine Hypothyreose das Gegenteil.

Eine Überfunktion der Schilddrüse ist häufig durch eine Autoimmunerkrankung bedingt, den Morbus Basedow, bei der Autoantikörper gegen den TSH-Rezeptor gerichtet werden und zu einer ständigen Produktion von TSH führen.

13. Welche der Aussagen lässt sich aus dem Text nicht ableiten?

(A) Zur Synthese von T3 und T4 nehmen Follikelepithelzellen Jodid aus dem Blut auf.
(B) Für die Bildung von Schilddrüsenhormonen ist die Aminosäure Tyrosin unerlässlich.
(C) Bei ausreichendem Jodangebot könnte ein intrazellulärer Jodmangel der Follikelepithelzellen auch an einem defekten Na^{+}/J^{-}-Transporter liegen.
(D) Im Kolloid des Follikels wird das jodierte Thyreoglobulin gespeichert, das bei Bedarf dann in die Thyreozyten aufgenommen wird.
(E) Die Hemmung der Deiodasen führt in den Zielzellen zu erhöhtem T3-Spiegel.

14. Der Na^{+}/J^{-}-Transporter kann durch entsprechende Hemmstoffe wie Perclorat oder Thiocyanat gehemmt werden. Welche Effekte würden Sie in diesem Zusammenhang erwarten?

I Wachstum der Follikelepithelzellen.

II Erhöhung der TRH-Konzentration.

III Gewichtsabnahme.

(A) Nur die Aussage I lässt sich ableiten.
(B) Nur die Aussage III lässt sich ableiten.
(C) Nur die Aussagen I und II lassen sich ableiten.
(D) Nur die Aussagen I und III lassen sich ableiten.
(E) Nur die Aussagen II und III lassen sich ableiten.

15. Beim sogenannten Pendred-Syndrom, dem ein genetischer Defekt des Pendin-Gens zugrunde liegt, wird u. a. eine Strumabildung (ein starkes Wachstum der Follikelepithelzellen) beobachtet. Durch welche der Aussagen lässt sich dieser Sachverhalt erklären?

I Zunahme von Thyreoglobulin im Kolloid.

II Erhöhte Jodidkonzentrationen im Blut.

III Erhöhter TSH-Spiegel im Blut.

(A) Nur die Aussage I lässt sich ableiten.
(B) Nur die Aussage III lässt sich ableiten.
(C) Nur die Aussagen I und II lassen sich ableiten.
(D) Nur die Aussagen I und III lassen sich ableiten.
(E) Nur die Aussagen II und III lassen sich ableiten.

16. Welche der folgenden Aussagen lassen sich über die TSH-Freisetzung aus dem Text ableiten? Eine gesteigerte TSH-Freisetzung kann beobachtet werden ...

I bei sehr niedrigen Umgebungstemperaturen.

II bei hohen Konzentrationen an T3 und T4.

III bei einem Jodmangel.

(A) Nur die Aussage I lässt sich ableiten.
(B) Nur die Aussage III lässt sich ableiten.
(C) Nur die Aussagen I und II lassen sich ableiten.
(D) Nur die Aussagen I und III lassen sich ableiten.
(E) Nur die Aussagen II und III lassen sich ableiten.

17. Bei einem Patienten wurden erhöhte Schilddrüsenhormonkonzentrationen festgestellt. Durch welche der nachfolgenden Sachverhalte kann dies dem Text zufolge bedingt sein?

I Hypothalamischer (TRH-produzierender) Tumor, der nicht der negativen Rückkopplung unterliegt.

II Entfernung der Adenohypophyse.

III Übermäßiges Angebot an Jod.

(A) Nur die Aussage I lässt sich ableiten.
(B) Nur die Aussage III lässt sich ableiten.
(C) Nur die Aussagen I und III lassen sich ableiten.
(D) Die Aussagen I, II und III lassen sich ableiten.
(E) Nur die Aussagen II und III lassen sich ableiten.

18. Welche der Auswirkungen erwarten Sie bei einem Morbus Basedow?

I Erhöhte Herzfrequenz.

II Erhöhter TSH-Spiegel im Blut.

III Gewichtszunahme.

(A) Nur die Aussage I lässt sich ableiten.
(B) Nur die Aussage III lässt sich ableiten.
(C) Nur die Aussagen I und II lassen sich ableiten.
(D) Nur die Aussagen I und III lassen sich ableiten.
(E) Nur die Aussagen II und III lassen sich ableiten.

3.7.4 Sauerstoffbindung an Hämoglobin

Erythrozyten (rote Blutkörperchen) haben eine wichtige Funktion im Transport von Sauerstoff (O_2) und dem Stoffwechselendprodukt Kohlendioxid (CO_2), das von den Zellen im Gewebe produziert wird. Je höher die Stoffwechselleistung einer Zelle ist, desto höher ist ihr O_2-Bedarf bei gleichzeitig höherer CO_2-Produktion.

Erythrozyten bestehen fast ausschließlich aus Hämoglobin (Hb), einem Protein, das für die Sauerstoffbindung und dessen Transport verantwortlich ist. Dabei handelt es sich um ein Tetramer, das aus vier separaten Proteinen, den sogenannten Globinketten, besteht. Jede dieser Globinketten besitzt eine Hämgruppe, die im Zentrum ein zweiwertiges Eisenatom (Fe^{2+}) bindet, über das die eigentliche Sauerstoffbindung erfolgt. Somit können 4 O_2-Moleküle pro Molekül Hämoglobin gebunden werden. Das wichtigste Hämoglobin ist das HbA_1, das nach der Geburt im Körper maßgeblich vorkommt und aus jeweils zwei α- und β-Ketten besteht. Hämoglobin kann im Erythrozyten in zwei Konformationszuständen vorliegen, dem Tense/T-Zustand und dem Relaxed/R-Zustand. Im T-Zustand besteht eine geringe Affinität für Sauerstoff, hier spricht man von desoxygeniertem Hämoglobin, da keine Sauerstoffbindung vorliegt. Dieser Zustand wird durch 2,3-Diphospho-glycerol (2,3-DPG) stabilisiert, da es bevorzugt an das N-terminale Ende der β-Kette des desoxygenierten Hb bindet. Der R-Zustand ist gekennzeichnet durch die Bindung von O_2. 2,3-DPG entsteht als Nebenprodukt der Glykolyse, bei der Glucose in den Erythrozyten zu Pryuvat abgebaut wird. Die 2,3-DPG-Konzentration hängt damit stark von der Glykolyserate ab, die u. a. bei Zunahme des intraerythrozytären pH-Werts steigt. 2,3-DPG senkt die Sauerstoffaffinität.

Unter Sauerstoffaffinität versteht man die Stärke des Hb-Moleküls, Sauerstoff zu binden. Hierbei ist es wichtig, dass O_2 in der Lunge gut an Hämoglobin gebunden und im Gewebe abgeben wird. Reguliert wird die Sauerstoffaffinität über metabolische Faktoren. So wird die Sauerstoffaffinität durch einen erniedrigten pH-Wert, der durch eine erhöhte H^+-Ionen-Konzentration charakterisiert ist, einen erhöhten CO_2-Partialdruck (P_{CO2}) und durch erhöhte Temperatur gesenkt. Damit ist die Abgabe von Sauerstoff erhöht. Die entgegengesetzten metabolischen Faktoren bewirken eine erhöhte Sauerstoffaffinität.

Bei der Erstellung einer Sauerstoffbindungskurve, die die Sauerstoffsättigung des Hämoglobins abhängig vom O_2-Partialdruck grafisch darstellt, ergibt sich ein typischer sigmoidaler/S-Verlauf. Hierbei wird auf der y-Achse die Sauerstoffsättigung in % angegeben und auf der x-Achse wird der entsprechende O_2-Partialdruck dargestellt. Der O_2-Halbsättigungsdruck (P_{50}) gibt den O_2-Partialdruck an, bei dem eine 50%ige Sättigung des Hb-Moleküls vorliegt. Unter Normalbedingungen (37°C, P_{CO2} = 40 mmHg, pH = 7,4) schwankt dieser Wert zwischen 24-33 mmHg. In der Regel liegt eine Sauerstoffsättigung von 97 % vor. Unter diesen Bedingungen ist die für ein Gramm Hämoglobin angegebene maximale Sauerstoffbindungskapazität von 1,34 ml O_2 erreicht, die als Hüfner-Zahl bezeichnet wird. Man spricht von einer Rechtsverschiebung der Kurve, wenn der O_2-Halbsättigungsdruck erhöht ist, d. h. ein höherer O_2-Partialdruck notwendig ist, um eine 50%ige Sättigung zu erreichen. Dies ist vor allem im Gewebe der Fall, wo die metabolischen Faktoren, wie z. B. die CO_2- und H^+-Ionenkonzentration, die Temperatur und der 2,3-DPG-Gehalt hoch sind. Der gebundene Sauerstoff wird unter diesen Bedingungen leichter abgegeben. Bei der Linksverschiebung der Kurve tritt genau das Gegenteil ein. Die Abhängigkeit der Sauerstoffbindungskurve vom Gehalt an Kohlendioxid- und H^+-Ionen im Blut bezeichnet man auch als Bohr-Effekt. Der Bohr-Effekt erleichtert die Sauerstoffaufnahme in der Lunge, da dort der Gehalt an Kohlendioxid abnimmt und damit auch der pH-Wert steigt.

Neben dem HbA_1, das bei Erwachsenen vorkommt, gibt es auch das fetale Hämoglobin (HbF), das aus zwei α- und γ-Globinketten besteht und vor allem im Embryo, Fetus und Neugeborenen vorkommt. Es zeichnet sich durch eine höhere Sauerstoffaffinität aus als das HbA_1. Weiterhin wird dessen Sauerstoffaffinität kaum durch 2,3-DPG beeinflusst.

Entsteht durch Oxidation aus Fe^{2+} das dreiwertige Fe^{3+}, dann geht die O_2-Bindungsfähigkeit verloren. Diese Form bezeichnet man als Methämoglobin. In der Regel liegt dessen Anteil bei ca. 1 %, denn ab einer Konzentration von 10 % und mehr beobachtet man Schwindel, Müdigkeit und eine Blaufärbung der der Haut (Zyanose). Das Enzym Methämoglobin-Reduktase ist dafür verantwortlich, aus Fe^{3+} wieder Fe^{2+} zu bilden.

Bei der Sichelzellanämie kommt es durch eine Punktmutation zur fehlerhaften Bildung der β-Globinkette, die zu einer Verformung der Erythrozyten führt. Dies führt zum gesteigerten Abbau bzw. der Auflösung der Erythrozyten (Hämolyse).

19. Welche Auswirkungen erwarten Sie, wenn die Methämoglobin-Reduktase gehemmt wird?

I Es wird ein höherer Anteil an desoxygeniertem Hb im Erythrozyten vorkommen.

II Die Hüfner-Zahl wird vermindert sein.

III Durch Zugabe von 2,3-DPG lassen sich die negativen Effekte wieder aufheben.

(A) Nur Aussage I lässt sich ableiten.
(B) Nur Aussage II lässt sich ableiten.
(C) Nur die Aussagen I und II lassen sich ableiten.
(D) Nur die Aussagen I und III lassen sich ableiten.
(E) Nur die Aussagen II und III lassen sich ableiten.

20. Durch Mutationen kann es zu Defekten in der β-Globinkette kommen. Welche der Aussagen lässt bzw. lassen sich ableiten?

I Es kommt beim HbA_1 zu einer Linksverschiebung der Sauerstoffbindungskurve, sollte das N-terminale Ende der β-Globinkette betroffen sein.

II Beim HbF kommt es durch eine Veränderung des N-terminalen Endes der β-Globinkette zu einer Rechtsverschiebung der Sauerstoffbindungskurve.

III Die Sichelzellenanämie ist ein Beispiel für eine Mutation, die den Nonsense-Mutationen zugerechnet wird.

(A) Nur Aussage I lässt sich ableiten.
(B) Nur Aussage II lässt sich ableiten.
(C) Nur die Aussagen I und II lassen sich ableiten.
(D) Nur die Aussagen I und III lassen sich ableiten.
(E) Nur die Aussagen II und III lassen sich ableiten.

21. Welche der Aussagen lässt bzw. lassen sich zum Bohr-Effekt aus dem Text ableiten?

I Ein Anstieg von 2,3-DPG vermindert den Bohr-Effekt, den dieser auf die Sauerstoffbindungskurve ausübt.

II Die pH-Wert-Erhöhung, die durch eine Zunahme des P_{CO2} ausgelöst wird, bezeichnet man als Bohr-Effekt auf die Sauerstoffbindungsaffinität.

III Jede Änderung des pH-Werts wirkt sich auf die Sauerstoffbindungsaffinität aus und wird als Bohr-Effekt bezeichnet.

(A) Nur Aussage I lässt sich ableiten.
(B) Nur Aussage III lässt sich ableiten.
(C) Nur die Aussagen I und II lassen sich ableiten.
(D) Nur die Aussagen I und III lassen sich ableiten.
(E) Nur die Aussagen II und III lassen sich ableiten.

22. Welche der Aussagen treffen auf einen Marathonläufer zu, der bereits einige Kilometer gelaufen ist und dessen Muskelzellen eine erhöhte Stoffwechselrate aufweisen?

I Die 2,3-DPG-Konzentration wird erniedrigt sein.

II Es kann eine Linksverschiebung der Sauerstoffbindungskurve im Gewebe beobachtet werden.

III Der erhöhte P_{CO2}-Gehalt führt zu einem erniedrigten pH-Wert mit einem erhöhten P_{50}-Wert im Blut.

(A) Nur Aussage I lässt sich ableiten.
(B) Nur Aussage III lässt sich ableiten.
(C) Nur die Aussagen I und II lassen sich ableiten.
(D) Nur die Aussagen I und III lassen sich ableiten.
(E) Nur die Aussagen II und III lassen sich ableiten.

23. Was könnte bzw. könnten die Ursache(n) für einen erniedrigten P_{50}-Wert sein?

I Ein erniedrigter P_{CO_2}-Wert.

II Eine erhöhte Temperatur, die durch intensiven Sport entsteht.

III Ein erhöhter P_{O2}-Wert, der bei 55 % des P_{50}-Wertes liegt.

(A) Nur Aussage I lässt sich ableiten.
(B) Nur Aussage III lässt sich ableiten.
(C) Nur die Aussagen II und III lassen sich ableiten.
(D) Nur die Aussagen I und II lassen sich ableiten.
(E) Nur die Aussagen I und III lassen sich ableiten.

24. Welche der Aussagen lässt bzw. lassen sich zur Sauerstoffbindung aus dem Text ableiten?

I Bei einem unter normalen Bedingungen bestehenden O_2-Partialdruck von 28 mmHg können pro Gramm Hämoglobin 0,67 ml O_2 transportiert werden.

II Im Rahmen des Verdauungsprozesses mit seiner Wärmebildung bedarf es für eine gleiche Sauerstoffbindungskapazität des Hämoglobins eines höheren Sauerstoffpartialdrucks.

III Eine Sauerstoffsättigung von über 97 % führt dazu, dass ein Gramm Hämoglobin mehr als 1,34 ml O_2 binden kann.

(A) Nur Aussage I lässt sich ableiten.
(B) Nur Aussage II lässt sich ableiten.
(C) Nur die Aussagen II und III lassen sich ableiten.
(D) Nur die Aussagen I und II lassen sich ableiten.
(E) Nur die Aussagen I und III lassen sich ableiten.

Simulation 8

3.8.1 Stoffwechselstörungen

Im gesunden Organismus wird die Aminosäure Phenylalanin durch das Enzym Phenylalaninhydroxylase (PAH) zu Tyrosin abgebaut, das dann zu Homogentisinsäure abgebaut wird. Mit Hilfe des Enzyms Homogentisatdioxygenase wird Homogentisinsäure zu Kohlendioxid und Wasser abgebaut. Gleichzeitig ist Tyrosin wichtig für die Bildung von Thyroxin, das eine Rolle bei der Bildung von Schilddrüsenhormonen spielt. Es ist auch bedeutend für die Bildung von Melanin, ein Farbpigment, das in der Haut und in den Haaren vorkommt.

Zu den bekanntesten Stoffwechselstörungen zählt die Phenylketonurie. Die betroffenen Patienten können die Aminosäure Phenylalanin nicht mehr abbauen. Ursache ist das Fehlen oder der Mangel des Enzyms PAH. Phenylalanin kann nicht zur Aminosäure Tyrosin hydroxyliert werden und dadurch häuft sich Phenylalanin im zentralen Nervensystem (ZNS) an. Durch weitere Enzyme wird Phenylalanin weiter umgebaut zu Phenylpyruvat, Phenylacetat oder Phenyllactat, die im Urin ausgeschieden werden. Unbehandelt führt dies zu schweren geistigen Entwicklungsstörungen mit Epilepsie. Dies ist auch der Grund, warum Neugeborene direkt nach der Geburt auf diese Stoffwechselstörung hin untersucht werden. Die Patienten haben oft helle Haare. Eine phenylalaninarme Diät ist dann lebenslang erforderlich. Einen hohen Phenylalaningehalt findet man in Fleisch, Geflügel, Fisch, Milch und Milchprodukten. Ein niedriger Phenylalaningehalt findet sich in Obst und Gemüse. Phenylalaninfrei sind Öle, milchfreie Margarine, Zucker, einige Süßwaren (Wassereis, Traubenzuckerprodukte, einige Bonbons) und Getränke wie Tee, Kaffee und Mineralwasser.

Kennzeichnend für die Stoffwechselstörung Homocystinurie sind erhöhte Werte der Aminosäure Homocystein im Blut und im Urin. Auch diese Erkrankung führt zu Störungen im ZNS und geht mit einer Entwicklungsstörung und Epilepsien einher. Zusätzlich kann eine erhöhte Neigung zur Blutgerinnung mit erhöhter Thrombenbildung (Blutgerinnsel) beobachtet werden. Dies kann zur Verlegung von Lungengefäßen mit tödlichem Ausgang führen.

Bei Alkaptonurie kommt es aufgrund eines Mangels oder Fehlens der Homogentisatdioxygenase zur Anreicherung von Homogentisinsäure und ihrer Ablagerung vor allem im Knorpel, in Sehnen, in der Haut und der weißen Bindegewebshaut im Auge (Sklera). Dies wird auch als Ochronose bezeichnet.

Klinisch steht hier die Veränderung des Knorpels, die zu einer Gelenkentzündung mit anschließendem Abbau des Knorpels führen kann, im Vordergrund. Arthrose ist die Folge. Eine phenylalanin- und tyrosinarme Diät kann hier Abhilfe schaffen.

Jede menschliche Körperzelle besitzt 46 Chromosomen bzw. 23 Chromosomenpaare, somit liegt jedes Chromosom doppelt vor. 22 Chromosomenpaare werden als Autosomen bezeichnet. All die genannten Stoffwechselerkrankungen werden autosomal-rezessiv vererbt. Bei diesem Erbgang kommt die Erkrankung nur dann zur Ausprägung (ist phänotypisch sichtbar), wenn beide Gene des gleichen Chromosomenpaars betroffen sind. Man spricht von einem homozygoten Zustand. Bei der Weitergabe der betroffenen Gene können bei einem autosomalen Erbgang sowohl die Töchter als auch die Söhne betroffen sein. Liegt das krankhafte Gen nur im heterozygoten Zustand vor, das bedeutet, nur ein Chromosom ist betroffen, dann kommt es bei einem rezessiven Erbgang nicht zur Ausprägung der Erkrankung, aber die betroffenen Personen sind Überträger bzw. Konduktoren. Sind beide Eltern Konduktoren, dann haben die Kinder ein 25%iges Risiko, diese Erkrankung zu erben.

1. Welche Patienten sollten vor allem auf ihre Nahrung achten und möglichst wenig Fleisch und Milchprodukte essen?

I Patienten mit Phenylketonurie.

II Patienten mit einem Enzymdefekt der Homogentisatdioxygenase.

III Patienten mit Neigung zum Albinismus.

(A) Nur die Aussage I lässt sich ableiten.
(B) Nur die Aussage III lässt sich ableiten.
(C) Die Aussagen I und II lassen sich ableiten.
(D) Die Aussagen I und III lassen sich ableiten.
(E) Die Aussagen II und III lassen sich ableiten.

2. Welche der Aussagen lässt sich beim Vorliegen einer Phenylketonurie aus dem Text ableiten?

(A) Ein verstärkter Abbau der Aminosäure Phenylalanin.
(B) Eine erhöhte Konzentration an Thyroxin.
(C) Eine erniedrigte Konzentration an Phenylacetat im Urin.
(D) Eine erhöhte Konzentration an Melanin.
(E) Eine erniedrigte Konzentration an Homogentisinsäure.

3. Kennzeichen des Albinismus sind helle bis weiße Haare. Welche Ursache könnte diesem Krankheitsbild zugrunde liegen?

I Das Fehlen der Phenylalaninhydroxylase.

II Das Fehlen der Homogentisatdioxygenase.

III Zu hohe Mengen an Homogentisinsäure.

(A) Nur die Aussage I lässt sich ableiten.
(B) Nur die Aussage III lässt sich ableiten.
(C) Die Aussagen I und II lassen sich ableiten.
(D) Die Aussagen I und III lassen sich ableiten.
(E) Alle Aussagen lassen sich ableiten.

4. Welche der Aussagen lässt bzw. lassen sich zum Begriff Ochronose aus dem Text ableiten?

I Hierbei handelt es sich um einen erhöhten Homogentisinsäure-Spiegel im Blut.

II Es sind Ablagerungen von Homogentisinsäure in Haut, Knorpel und Sehnen.

III Eine erhöhte Konzentration an Homocystein im Blut.

(A) Nur die Aussage I lässt sich ableiten.
(B) Nur die Aussage II lässt sich ableiten.
(C) Die Aussagen I und II lassen sich ableiten.
(D) Die Aussagen I und III lassen sich ableiten.
(E) Die Aussagen II und III lassen sich ableiten.

5. Eltern, die beide einen Gendefekt für das Enzym Homogentisatdioxygenase aufweisen, selbst aber phänotypisch gesund sind, wünschen sich Kinder. Wie hoch ist die Wahrscheinlichkeit, phänotypisch gesunde Kinder zu bekommen?

(A) 75 %
(B) 0 %
(C) 25 %
(D) 100 %
(E) 50 %

6. Eine phänotypisch gesunde Frau geht zur Humangenetik und möchte sich gerne beraten lassen, da ihr Bruder an Phenylketonurie leidet und sie sich selbst Kinder wünscht. Sie möchte wissen, wie hoch die Wahrscheinlichkeit ist, dass sie selbst Konduktorin ist.

(A) Die Wahrscheinlichkeit beträgt 75 %.
(B) Die Wahrscheinlichkeit beträgt 100 %.
(C) Die Wahrscheinlichkeit beträgt 25 %.
(D) Die Wahrscheinlichkeit beträgt 66 %.
(E) Die Wahrscheinlichkeit beträgt 50 %.

3.8.2 Myasthenia gravis

Spezielle Nervenzellen, sogenannte α-Motoneuronen, lösen bei der Skelettmuskulatur eine Kontraktion aus. Dazu leiten α-Motoneuron das aus dem Gehirn stammende Signal als Aktionspotenzial an die Muskelzelle (Muskelfaser) weiter. Die Übertragung des Signals erfolgt am Axonendknöpfchen, dem präsynaptischen Teil einer Synapse in Form eines Neurotransmitters, der an der postsynaptischen Membran, der Zellmembran der Muskelfaser, das Signal weiterleitet.

Die Bildung eines Aktionspotenzials erfolgt durch eine Spannungsänderung des Membranpotenzials. Hierbei wird die Zellmembran depolarisiert, das Ruhemembranpotenzial von ca. - 60 mV kehrt sich dabei um und erreicht einen positiven Wert. Erreicht das Aktionspotenzial die präsynaptische Membran, löst es dort die Öffnung spannungsabhängiger Calciumkanäle (Ca^{2+}) aus, die zu einem Calciumeinstrom in das präsynaptische Endknöpfchen führen. Dieser kurzfristige Calciumeinstrom führt zur Verschmelzung der synaptischen Vesikel mit der präsynaptischen Membran. Der Vesikelinhalt mit dem Neurotransmitter Acetylcholin (ACh) wird so in den schmalen Zwischenzellraum, den synaptischen Spalt, zwischen prä- und postsynaptischer Membran freigesetzt. Durch Bindung des Acetylcholins an sogenannte nikotinerge Acetylcholinrezeptoren (n-ACh-Rezeptoren) öffnen sich an der Muskelfaser Ionenkanäle und führen zu einem Einstrom von Na^{+}-Ionen. Das Membranpotenzial wird positiver, dies führt dazu, dass sich weitere spannungsabhängige Natriumkanäle öffnen und weitere positiv geladene Natriumionen in die Muskelfaser einströmen, wodurch ein Aktionspotenzial ausgelöst wird, das sich über die Muskelfaser hinweg elektrisch ausbreitet. Dadurch öffnen sich membranständige spannungsabhängige Calciumkanäle, sogenannte Dihydropyridinrezeptoren (DHP-Rezeptoren) und führen zu einem intrazellulären Einstrom von Ca^{2+}-Ionen. Infolgedessen wird die eigentliche Kontraktion ausgelöst, die durch das Absinken der Calciumkonzentration auch wieder beendet wird. Hierzu werden die Ca^{2+}-Ionen mittels einer Pumpe aus dem Zellinneren entfernt. Die Wirkungsdauer von Acetylcholin wird durch den Abbau in Acetat und Cholin durch die Acetylcholinesterase begrenzt.

Die Myasthenia gravis (MG) ist eine Autoimmunerkrankung, bei der es zu einer schnellen muskulären Ermüdbarkeit kommt. Ursache sind häufig Antikörper (AK), die von Zellen des Immunsystems, den sogenannten B-Lymphozyten, gebildet werden und sich gegen die n-ACh-Rezeptoren richten. Durch die AK wird die Bindung von ACh blockiert und gleichzeitig werden die n-ACh-Rezeptoren zerstört. In manchen Fällen liegen aber auch Antikörper gegen spannungsgesteuerte Calciumkanäle der Präsynapse ursächlich vor.

Immunsuppressiva, wie beispielsweise Glucocorticoide, hemmen unter anderem die Antikörperproduktion der B-Zellen. Acetylcholinesterasehemmer, wie beispielsweise Physostigmin, hemmen die Acetylcholinesterase in der Synapse. Nebenwirkungen von Physostigmin erklären sich dadurch, dass ACh auch im vegetativen Nervensystem, das der unterbewussten Steuerung von Körperfunktionen dient, vorkommt, mit dem Unterschied, dass dort muskarinerge Acetylcholinrezeptoren (m-ACh-Rezeptoren) vorzufinden sind. Diese führen nicht zur Öffnung eines Ionenkanals, sondern zur Aktivierung sogenannter G-Proteine, welche eine Signalkaskade in der Zelle auslösen. So bewirkt ACh beispielsweise die Speichelproduktion, die Schweißproduktion, die Blasenentleerung und am Auge eine Pupillenverengung, genannt Miosis. Am Herzen wird über eine durch m-ACh-Rezeptoren ausgelöste Signalkaskade die Herzfrequenz gesenkt. Eine erhöhte Herzfrequenz nennt man Tachykardie. Eine reduzierte Herzfrequenz nennt man Bradykardie.

7. Welche der Aussagen lässt sich aus dem Text nicht ableiten?

(A) Ein elektrisches Signal bewirkt einen Calciumeinstrom über präsynaptische spannungsabhängige Calciumkanäle in die Vesikel.
(B) Ein elektrisches Signal bewirkt den Natriumeinstrom über spannungsabhängige Natriumkanäle in die Muskelfaser.
(C) Acetylcholin bewirkt den Natriumeinstrom über nikotinerge Acetylcholinrezeptoren in die Muskelfaser.
(D) Ein elektrisches Signal bewirkt den Calciumeinstrom über Dihydropyridin-Rezeptoren in die Muskelfaser.
(E) Acetylcholin bewirkt an der Postsynapse eine Depolarisation.

8. Welche der Aussagen lässt bzw. lassen sich aus dem Text ableiten?

I Ein Aktionspotenzial des α-Motoneurons führt zu einen Calciumeinstrom in das α-Motoneuron.

II Ein Aktionspotenzial des α-Motoneurons führt zu einen Calciumeinstrom in die Muskelfaser.

III Ein Aktionspotenzial der Muskelzelle führt zu einen Calciumeinstrom in die Muskelfaser.

(A) Nur Aussage I lässt sich ableiten.
(B) Nur Aussage III lässt sich ableiten.
(C) Nur die Aussagen I und II lassen sich ableiten.
(D) Nur die Aussagen I und III lassen sich ableiten.
(E) Alle Aussagen lassen sich ableiten.

9. Bei einer Myasthenia gravis, die durch Antikörper gegen nikotinerge Acetylcholinrezeptoren verursacht ist, würden Sie mit welcher oder welchen Folgereaktionen rechnen? Welche der Aussagen lässt bzw. lassen sich aus dem Text ableiten?

I Der Einstrom von Natriumionen an der postsynaptischen Membran ist gehemmt.

II Die Acetylcholinkonzentration im synaptischen Spalt ist höher als bei einer Myasthenia gravis, verursacht durch Antikörper gegen präsynaptische spannungsabhängige Calciumkanäle.

III Eine verminderte Blasenentleerung.

(A) Nur die Aussage I lässt sich ableiten.
(B) Nur die Aussage III lässt sich ableiten.
(C) Nur die Aussagen I und II lassen sich ableiten.
(D) Nur die Aussagen II und III lassen sich ableiten.
(E) Alle Aussagen lassen sich ableiten.

10. Welche der Aussagen lässt bzw. lassen sich aus dem Text ableiten?

I Bei einer Myasthenia gravis, verursacht durch Antikörper gegen nikotinerge Acetylcholinrezeptoren, ist die Aktivität von G-Proteinen im Auge reduziert.

II Bei einer Myasthenia gravis, verursacht durch Antikörper gegen spannungsabhängige Calciumkanäle der Präsynapse, ist ein mögliches Symptom eine verminderte Blasenentleerung.

III Bei einer Myasthenia gravis, verursacht durch Antikörper gegen nikotinerge Acetylcholinrezeptoren, ist ein mögliches Symptom eine verminderte Speichelproduktion.

(A) Nur die Aussage I lässt sich ableiten.
(B) Nur die Aussage II lässt sich ableiten.
(C) Nur die Aussagen II und III lassen sich ableiten.
(D) Nur die Aussagen I und III lassen sich ableiten.
(E) Keine der Aussagen lässt sich ableiten.

11. Welche der Aussagen lässt sich aus dem Text ableiten?

(A) Physostigmin senkt den Calciumausstrom aus der Muskelfaser, sodass die Kontraktion des Muskels zunimmt.

(B) Physostigmin erhöht durch eine erhöhte Acetylcholinkonzentration im präsynaptischen Vesikel den Calciumeinstrom in das α-Motoneuron.

(C) Physostigmin erhöht über die vermehrte Öffnung spannungsabhängiger Dihydropyridin-Rezeptoren den Natriumeinstrom in die Muskelfaser.

(D) Physostigmin fördert die Ausbildung von Aktionspotenzialen, welche durch einen Natriumeinstrom über spannungsabhängige Kanäle der Muskelfaser ausgelöst werden.

(E) Physostigmin hemmt den Abbau von Acetylcholin zu Acetat und Cholin im synaptischen Spalt, sodass vermehrt muskarinerge Acetylcholinrezeptoren der Muskelfaser aktiviert werden.

12. Welche der Aussagen lässt sich aus dem Text ableiten?

(A) Eine immunsuppressive Therapie bei einer durch Antikörper gegen präsynaptische spannungsabhängige Calciumkanäle verursachten Myasthenia gravis hemmt eine Pupillenverengung.

(B) Die Einnahme von Physostigmin bei einer durch Antikörper gegen n-ACh-Rezeptoren verursachten Myasthenia gravis kann zu einer Bradykardie führen.

(C) Bei einer durch Antikörper gegen n-ACh-Rezeptoren verursachten Myasthenia gravis kann die Acetylcholinfreisetzung der Präsynapse erhöht werden.

(D) Die Einnahme von Physostigmin bei einer durch Antikörper gegen n-ACh-Rezeptoren verursachten Myasthenia gravis kann bei einer immunsuppressiven Therapie der Calciumeinstrom in der Präsynapse erhöht sein.

(E) Die Einnahme von Physostigmin bei einer durch Antikörper gegen n-ACh-Rezeptoren verursachten Myasthenia gravis kann eine dadurch verursachte reduzierte Schweißproduktion wieder erhöhen.

3.8.3 Regulation der Nahrungsaufnahme

Um das Körpergewicht zu halten, muss der Körper genauso viel Energie über die Nahrung zu sich nehmen, wie verbraucht wird. Wird über die Nahrung mehr Energie aufgenommen, als verbraucht wird, ist die Energiebilanz positiv und überschüssige Energie kann in Form von Fett als körpereigene Energiereserve gespeichert werden (anabole Stoffwechsellage). Langfristig nimmt man zu und Übergewicht kann entstehen. Wird weniger Energie aufgenommen, als verbraucht wird, ist die Energiebilanz negativ und die angelegten Energiespeicher werden abgebaut (katabole Stoffwechsellage). Auf lange Sicht nimmt man ab und Untergewicht kann entstehen.

Das Sattheitszentrum des Gehirns befindet sich im ventromedialen, also vorderen-mittleren, Hypothalamus. Bei dessen Stimulation sinken der Appetit und die Nahrungsaufnahme. Das Hungerzentrum befindet sich im lateralen, also seitlichen, Hypothalamus. Bei dessen Stimulation steigen der Appetit und die Nahrungsaufnahme. Im Nucleus arcuatus (Ncl. arcuatus), einem weiteren Hirnkerngebiet im Hypothalamus, werden die Botenstoffe α-MSH und Neuropeptid Y (NPY) gebildet. α-MSH stimuliert das Sattheitszentrum. Über die Bindung an Melanocortin-Rezeptor-4 hemmt es zudem das Hungerzentrum. NPY stimuliert hingegen das Hungerzentrum. Das Hormon Leptin wird im Fettgewebe gebildet und die Leptinkonzentration verhält sich direkt proportional zur Menge an Fettgewebe, das als Energiespeicher dient. Im Ncl. arcuatus bindet Leptin an Leptinrezeptoren, wobei die Erbinformation zur Bildung des Leptinrezeptors im ob-Gen liegt. Das Hormon Insulin wird als Reaktion auf einen steigenden Blutzuckerspiegel, z. B. durch die Aufnahme von (kohlenhydratreicher) Nahrung, in den β-Zellen der Bauchspeicheldrüse produziert. Sowohl Leptin als auch Insulin binden an Rezeptoren, die sich im Nucleus arcuatus befinden und führen bei Aktivierung zu einer Ausschüttung von α-MSH einerseits und andererseits zu einer Hemmung der Nervenzellen, die NPY bilden.

Übergewicht ist definiert als ein Body-Mass-Index (BMI) ≥25. Dieser berechnet sich aus dem Körpergewicht, welches maßgeblich durch den Körpergehalt an Fett beeinflusst wird, geteilt durch die quadrierte Körpergröße. Ab einem BMI ≥30 spricht man von Adipositas. Untergewicht liegt hingegen bei einem BMI ≤18,5 vor. Als eine Ursache von Übergewicht und Adipositas wird eine Leptinresistenz vermutet. Dabei bleibt bei erhaltenem oder sogar erhöhtem Leptinspiegel im Blut die Leptinwirkung auf den Körper aus. Unterschiedliche Mechanismen werden derzeit noch diskutiert. Leptin muss, um an seinen Wirkort zu gelangen, die sogenannte Blut-Hirn-Schranke, eine Barriere zwischen dem Gehirn und dem Blut, überwinden. Dazu muss es von Leptinrezeptoren auf Endothelzellen, der innersten Zellschicht der Blutgefäße, erkannt werden. Eine Störung des Transports kann zu einer Leptinresistenz führen. Außerdem kann eine Leptinresistenz auch dann entstehen, wenn eine Signalantwort, die durch Bindung an den Rezeptor ausgelöst wird, auf nachgeschalteten Wegen ausbleibt.

Um Gewicht abzunehmen, muss die Energieaufnahme durch Nahrung unter den Energieverbrauch fallen. In erster Linie werden dazu Lebensstiländerungen eingesetzt. So kann die Energiezufuhr durch eine kalorienreduzierte Diät vermindert werden oder der Energieverbrauch durch Sport und Bewegung erhöht werden. Bei adipösen Personen mit einem BMI ≥40, oder einem BMI ≥35 plus einer assoziierten Begleiterkrankung wie z. B. eines Diabetes mellitus Typ II, kann man als letzte Option auch eine sogenannte bariatrische Chirurgie, z. B. eine Magenverkleinerung, in Betracht ziehen.

13. Welche der Aussagen lässt sich aus dem Text nicht ableiten?

(A) Bei Stimulation des Hungerzentrums steigt die Nahrungsaufnahme und man nimmt an Gewicht ab.
(B) Bei Ausfall des Sattheitszentrums steigt der Appetit und es werden körpereigene Energiespeicher aufgebaut.
(C) Um Gewicht zu verlieren, kann man den ventromedialen Hypothalamus stimulieren.
(D) Bei Ausfall des lateralen Hypothalamus sinkt die Nahrungsaufnahme und man nimmt an Gewicht ab.
(E) Bei Ausfall des ventromedialen Hypothalamus wird der Körper in eine anabole Stoffwechsellage versetzt.

14. Bei niedrigen Leptin- und Insulinkonzentrationen würden Sie welche Reaktionen erwarten?

I Niedrige α-MSH-Konzentrationen und hohe NYP-Konzentrationen.
II Hohe α-MSH-Konzentrationen und niedrige NYP-Konzentrationen.
III Keine Aktivierung des Sattheitszentrums und Aktivierung des Hungerzentrums.

(A) Nur die Aussage I lässt sich ableiten.
(B) Nur die Aussage II lässt sich ableiten.
(C) Nur die Aussagen II und III lassen sich ableiten.
(D) Nur die Aussagen I und III lassen sich ableiten.
(E) Keine der Aussagen lässt sich ableiten.

15. Welche der Aussagen lässt sich aus dem Text ableiten?

(A) Bei einer langfristig positiven Energiebilanz ist die Leptinproduktion in der Bauchspeicheldrüse erhöht und das Sattheitszentrum im ventromedialen Hypothalamus wird stimuliert.
(B) Bei steigendem Blutzuckerspiegel wird vermehrt Insulin produziert, sodass vermehrt α-MSH ausgeschüttet wird und im Sattheitszentrum an den Melanocortin-Rezeptor-4 binden kann.
(C) Bei reduzierten Energiespeichern bindet weniger Leptin an die Leptinrezeptoren im Nucleus arcuatus, sodass eine Stimulation des Sattheitszentrums durch α-MSH ebenfalls geringer ausfällt.
(D) Die Leptinausschüttung wird als direkte Reaktion auf einen fallenden Blutzuckerspiegel vom Fettgewebe reduziert, sodass die Bildung von NPY im Nucleus arcuatus reduziert ist.
(E) Durch einen fallenden Blutzuckerspiegel werden die β-Zellen in der Bauchspeicheldrüse gehemmt, sodass dadurch weniger α-MSH im ventromedialen Hypothalamus gebildet wird.

16. Über welche Wirkungsweise(n) könnten Medikamente, sofern diese entwickelt würden, einen günstigen gewichtsreduzierenden Effekt auf übergewichtige Patienten haben, deren Leptinrezeptoren einen Defekt aufweisen?

I Medikamente, die die NPY-bildenden Neurone im Ncl. arcuatus aktivieren.

II Medikamente, die synthetischen α-MSH-Rezeptor-Agonisten gleichen und damit die gleiche Wirkung wie α-MSH hervorrufen.

III Medikamente, die die α-MSH-Konzentration senken.

(A) Nur Aussage I lässt sich ableiten.
(B) Nur Aussage II lässt sich ableiten.
(C) Nur die Aussagen I und II lassen sich ableiten.
(D) Nur die Aussagen I und III lassen sich ableiten.
(E) Nur die Aussagen II und III lassen sich ableiten.

17. Welche der Aussagen lässt sich aus dem Text <u>nicht</u> ableiten?

(A) Bei einer Leptinresistenz, verursacht durch einen Defekt von α-MSH, kann der Leptinspiegel stark ansteigen und trotzdem wird kein Wechsel von einer anabolen auf eine katabole Stoffwechsellage eingeleitet.

(B) Bei einer Leptinresistenz, verursacht durch einen Ausfall des ventromedialen Hypothalamus, kann der Leptinspiegel stark ansteigen und trotzdem bleibt eine α-MSH-Ausschüttung im Nucleus arcuatus aus.

(C) Bei einer Leptinresistenz, ausgelöst durch einen Defekt im ob-Gen, kann der Leptinspiegel stark ansteigen und trotzdem bleibt eine Reduktion der Nahrungsaufnahme aus.

(D) Bei einer Leptinresistenz durch einen Defekt der Leptinrezeptoren der Endothelzellen kann der Leptinspiegel im Blut stark ansteigen und trotzdem im Nucleus arcuatus erniedrigt sein.

(E) Bei einer Leptinresistenz, verursacht durch einen Defekt des Melanocortin-Rezeptors-4, kann der Leptinspiegel stark ansteigen und trotzdem das Hungerzentrum nicht ausreichend gehemmt werden, sodass der Appetit weiter gesteigert wird.

18. Welche der Aussagen lässt sich aus dem Text ableiten?

(A) Bei einer adipösen Person ohne weitere Begleiterkrankungen kommt bei 2 m Körperlänge und 140 kg Körpergewicht eine Magenverkleinerung als mögliche Therapieoption infrage.

(B) Bei einer adipösen Person, die 2 m groß ist und 164 kg wiegt, und bei der gleichzeitig ein Diabetes mellitus Typ II besteht, kommt eine Magenverkleinerung als erste Therapieoption infrage.

(C) Bei einer adipösen Person mit einem BMI von 28 kommt als erste Therapieoption eine Lebensstiländerung infrage.

(D) Bei einer adipösen Person, die 2 m groß ist und 128 kg wiegt, und bei der gleichzeitig ein Diabetes mellitus Typ II besteht, kommt eine Magenverkleinerung als Therapieoption nicht infrage.

(E) Bei einer adipösen Person, die 2 m groß ist und 112 kg wiegt, und bei der ein Diabetes mellitus Typ II besteht, kommt eine Magenverkleinerung als Therapieoption nicht infrage.

$\frac{140}{4} = 35$ $\frac{164}{4} = 41$ $\frac{128}{4} = 32$ $\frac{112}{4} = 28$

3.8.4 Basalganglien

Die Basalganglien bezeichnen eine Gruppe tiefliegender Hirnkerngebiete, welche an der Regulation der Motorik, also der Bewegung, beteiligt sind. Darunter fallen das sogenannte Striatum, das Pallidum mit einem medialen (= mittleren) und einem lateralen (= seitlichen) Segment, die Substantia nigra und der Nucleus subthalamicus. Ihre Funktion üben die Basalganglien über neuronale, also von Nervenzellen (Neuronen) ausgehende, Regelkreise aus, die sogenannten Basalganglienschleifen. Dadurch können aus der Großhirnrinde (Kortex) in die Basalganglienschleife eingehende Bewegungsentwürfe entweder gefördert oder aber gehemmt werden. Die Nervenzellen eines Kerngebiets ziehen in andere Kerngebiete und können die Nervenzellen dort in Abhängigkeit vom freigesetzten Botenstoff entweder aktivieren oder hemmen. Setzt eine Nervenzelle den Botenstoff GABA frei, wird die im Regelkreis folgende Nervenzelle gehemmt. Der Botenstoff Glutamat wirkt aktivierend.

Der Regelkreis beginnt im Kortex. Über dessen glutamaterge, also Glutamat freisetzende, Neuronen wird vereinfachend ein Bewegungsentwurf an das Striatum gesendet. Das Striatum gliedert sich in einen motorikfördernden und einen motorikhemmenden Anteil. Der motorikfördernde Anteil sendet GABAerge, also GABA freisetzende, Neuronen in das mediale Pallidumsegment. Das mediale Pallidumsegment hemmt wiederum über GABAerge Neuronen den Thalamus, ein weiteres Hirnkerngebiet. Der Thalamus aktiviert über glutamaterge Neuronen den motorischen Kortex, welcher daraufhin die Ausführung der entworfenen Bewegung aktiviert, also motorikfördernd wirkt. Der motorikfördernde Anteil des Striatums hebt durch die Hemmung des medialen Pallidumsegments dessen Hemmung des Thalamus auf. Dies ist die sogenannte Hauptschleife. In der Nebenschleife wird der motorikhemmende Anteil des Striatums durch glutamaterge Neuronen des Kortex aktiviert und hemmt daraufhin über GABAerge Neuronen das laterale Pallidumsegment. Dieses verfügt über GABAerge Neuronen, die in den Nucleus subthalamicus ziehen. Der Nucleus subthalamicus sendet glutamaterge Neuronen in das mediale Pallidumsegment, was dessen Hemmung des Thalamus aktiviert. Im Pallidum laufen Haupt- (medial) und Nebenschleife (medial und lateral) zusammen, allerdings mit gegenteiligem Effekt, wobei der mediale Anteil motorikhemmend ist, während der laterale die Motorik fördert. Außerdem spielt die Substantia nigra eine Rolle. Dort setzen die Nervenzellen den Botenstoff Dopamin frei. Die Wirkung von Dopamin hängt vom Rezeptor, an den der Botenstoff auf der nachgeschalteten Nervenzelle bindet, ab. An D1-Rezeptoren wirkt Dopamin aktivierend, an D2-Rezeptoren hingegen hemmend. Im motorikfördernden Anteil des Striatums finden sich D1-Rezeptoren (Aktivierung), im motorikhemmenden Anteil D2-Rezeptoren (Hemmung).

Beim idiopathischen (= ursächlich unklaren) Morbus Parkinson kommt es zu einem Untergang dopaminerger, also Dopamin freisetzender Neurone der Substantia nigra. Es tritt ein Dopaminmangel auf. Das Hauptsymptom ist eine Bewegungsverlangsamung (= Bradykinese), also eine gehemmte Motorik. Außerdem kann ein Parkinson-Syndrom auch sekundär als Folge bzw. Nebenwirkung von Medikamenten wie beispielsweise Antipsychotika ausgelöst werden. Typische Antipsychotika, wie z. B. Haloperidol, wirken als Dopaminantagonisten, also als Gegenspieler des Dopamins (Antagonisierung) und werden bei Psychosen erfolgreich eingesetzt. Man vermutet deshalb ursächlich einen Dopaminüberschuss im Gehirn. Symptome einer Psychose sind beispielsweise Wahnvorstellungen und Halluzinationen.

Es gibt verschiedene Therapiemöglichkeiten beim Morbus Parkinson. Dopaminagonisten, wie Ropinirol, verhalten sich im Körper direkt wie Dopamin. Es gibt auch die Möglichkeit, eine Vorstufe von Dopamin, das L-Dopa, einzunehmen. L-Dopa kann im Körper durch die Decarboxylase zu Dopamin umgewandelt werden und außerdem die Blut-Hirn-Schranke, eine Barriere zwischen dem Blut und den Nervenzellen des Gehirns, überwinden. L-Dopa wird mit Decarboxylasehemmern wie Benserazid kombiniert, welche die Blut-Hirn-Schranke nicht überwinden können, sodass L-Dopa selektiv im Gehirn zu Dopamin umgesetzt wird. Nebenwirkungen können durch einen Dopaminüberschuss im Gehirn entstehen (zentrale Nebenwirkungen). So kann Dopamin eine Psychose auslösen und wirkt im

Brechzentrum übelkeitserregend. Dopaminantagonisten können dementsprechend gegen Übelkeit eingesetzt werden. Beispiele sind Metoclopramid und Domperidon, wobei Metoclopramid die Blut-Hirn-Schranke überwinden kann, Domperidon hingegen nicht. Das Brechzentrum ist als Ausnahme nicht durch die Blut-Hirn-Schranke geschützt. Andere Nebenwirkungen können durch einen Dopaminüberschuss außerhalb des Gehirns entstehen (periphere Nebenwirkungen). So wirkt Dopamin an Blutgefäßen gefäßerweiternd und damit blutdrucksenkend.

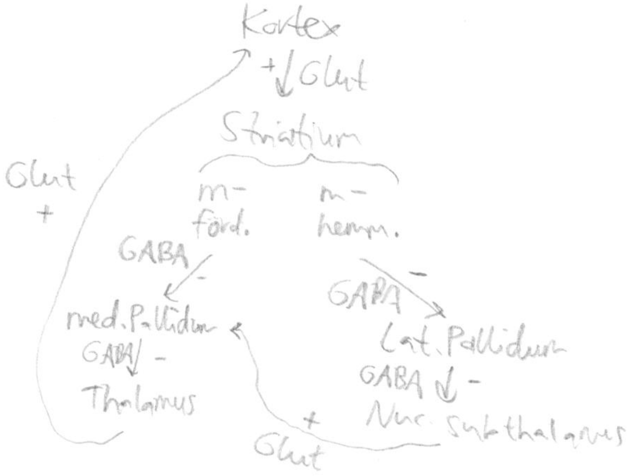

19. Welche Aussagen lassen sich aus dem Text ableiten?

I Das mediale Pallidumsegment wirkt motorikfördernd.

II Der Thalamus wirkt motorikhemmend.

III Der Nucleus subthalamicus wirkt motorikfördernd.

(A) Alle Aussagen lassen sich ableiten.
(B) Keine der Aussagen lässt sich ableiten.
(C) Nur die Aussage I lässt sich ableiten
(D) Nur die Aussage III lässt sich ableiten.
(E) Nur die Aussagen I und III lassen sich ableiten.

20. Welche Aussage lässt sich aus dem Text ableiten?

(A) In der Nebenschleife führt die Aktivierung des motorikhemmenden Anteils des Striatums über eine Hemmung des medialen Pallidumsegments zu einer Enthemmung des Nucleus subthalamicus.
(B) Glutamaterge Neuronen des Nucleus subthalamicus aktivieren in der Hauptschleife das mediale Pallidumsegment.
(C) Bei der Aktivierung der Nebenschleife wird das mediale Pallidumsegment über glutamaterge Neuronen aktiviert.
(D) Das motorikhemmende laterale Pallidumsegment wird durch GABA gehemmt und verfügt selbst über hemmende GABAerge Neuronen.
(E) In der Hauptschleife wird der Thalamus über glutamaterge Neuronen aus dem medialen Pallidumsegment enthemmt.

21. Welche Aussage lässt sich aus dem Text nicht ableiten?

(A) Dopaminerge Neuronen der Substantia nigra wirken über D2-Rezeptoren im motorikhemmenden Anteil des Striatums motorikfördernd.
(B) Wenn Dopamin an D2-Rezeptoren im Striatum bindet, reduziert dies die Freisetzung von Glutamat im Nucleus subthalamicus.
(C) Wenn Dopamin an D1-Rezeptoren im Striatum bindet, führt dies in der Hauptschleife zu einer motorikfördernden Enthemmung des Thalamus.
(D) Dopaminerge Neuronen der Substantia nigra haben über beide Rezeptortypen im Striatum eine motorikfördernde Wirkung.
(E) Wenn Dopamin an D2-Rezeptoren im motorikfördernen Anteil des Striatums bindet, setzen die Neuronen dort weniger GABA frei.

22. Welche Aussagen lassen sich aus dem Text ableiten?

I Beim Morbus Parkinson fällt im Vergleich zum Gesunden die motorikfördernde Wirkung der Substantia nigra weg.

II Beim Morbus Parkinson schütten die Neuronen des Kortex weniger Glutamat aus.

III Haloperidol kann Wahnvorstellungen/Halluzinationen hervorrufen und eine Bradykinese auslösen.

(A) Nur die Aussage I lässt sich ableiten.
(B) Nur die Aussagen I und II lassen sich ableiten.
(C) Nur die Aussagen I und III lassen sich ableiten.
(D) Nur die Aussagen II und III lassen sich ableiten.
(E) Alle Aussagen lassen sich ableiten.

23. Welche Aussagen lassen sich aus dem Text ableiten?

I Bei der Gabe von Ropinirol beim Parkinson-Patienten kann als Nebenwirkung Übelkeit auftreten.

II Wenn bei einem Psychose-Patienten als Nebenwirkung von Haloperidol ein Parkinson-Syndrom auftritt, liegt dies an der Antagonisierung der motorikfördernden Dopaminwirkung.

III Bei der Einnahme von L-Dopa in Kombination mit Benserazid sind Halluzinationen als Nebenwirkung denkbar.

(A) Nur die Aussage I lässt sich ableiten.
(B) Nur die Aussage II lässt sich ableiten.
(C) Nur die Aussage III lässt sich ableiten.
(D) Nur die Aussagen II und III lassen sich ableiten.
(E) Alle Aussagen lassen sich ableiten.

24. Welche Aussage lässt sich aus dem Text ableiten?

(A) Bei durch L-Dopa verursachter Übelkeit, können sich beim Einsatz von Metoclopramid die motorischen Symptome bei Parkinson-Patienten verschlechtern.
(B) Bei der Einnahme von L-Dopa kommt es im Vergleich zu Ropinirol seltener zu einer Blutdrucksenkung.
(C) Benserazid kann die durch Ropinirol verursachten peripheren Nebenwirkungen abschwächen.
(D) Bei der Einnahme von Domperidon kann als Nebenwirkung ein sekundäres Parkinson-Syndrom auftreten.
(E) Bei der Einnahme von Haloperidol im Rahmen einer Psychose kann Übelkeit eine Nebenwirkung sein.

4 Antwortbogen

Simulation 1

	A	B	C	D	E
1.	☐	☐	☐	☐	☐
2.	☐	☐	☐	☐	☐
3.	☐	☐	☐	☐	☐
4.	☐	☐	☐	☐	☐
5.	☐	☐	☐	☐	☐
6.	☐	☐	☐	☐	☐
7.	☐	☐	☐	☐	☐
8.	☐	☐	☐	☐	☐
9.	☐	☐	☐	☐	☐
10.	☐	☐	☐	☐	☐
11.	☐	☐	☐	☐	☐
12.	☐	☐	☐	☐	☐
13.	☐	☐	☐	☐	☐
14.	☐	☐	☐	☐	☐
15.	☐	☐	☐	☐	☐
16.	☐	☐	☐	☐	☐
17.	☐	☐	☐	☐	☐
18.	☐	☐	☐	☐	☐
19.	☐	☐	☐	☐	☐
20.	☐	☐	☐	☐	☐
21.	☐	☐	☐	☐	☐
22.	☐	☐	☐	☐	☐
23.	☐	☐	☐	☐	☐
24.	☐	☐	☐	☐	☐

Simulation 2

	A	B	C	D	E
1.	☐	☐	☐	☐	☐
2.	☐	☐	☐	☐	☐
3.	☐	☐	☐	☐	☐
4.	☐	☐	☐	☐	☐
5.	☐	☐	☐	☐	☐
6.	☐	☐	☐	☐	☐
7.	☐	☐	☐	☐	☐
8.	☐	☐	☐	☐	☐
9.	☐	☐	☐	☐	☐
10.	☐	☐	☐	☐	☐
11.	☐	☐	☐	☐	☐
12.	☐	☐	☐	☐	☐
13.	☐	☐	☐	☐	☐
14.	☐	☐	☐	☐	☐
15.	☐	☐	☐	☐	☐
16.	☐	☐	☐	☐	☐
17.	☐	☐	☐	☐	☐
18.	☐	☐	☐	☐	☐
19.	☐	☐	☐	☐	☐
20.	☐	☐	☐	☐	☐
21.	☐	☐	☐	☐	☐
22.	☐	☐	☐	☐	☐
23.	☐	☐	☐	☐	☐
24.	☐	☐	☐	☐	☐

Simulation 3

	A	B	C	D	E
1.	☐	☐	☐	☐	☐
2.	☐	☐	☐	☐	☐
3.	☐	☐	☐	☐	☐
4.	☐	☐	☐	☐	☐
5.	☐	☐	☐	☐	☐
6.	☐	☐	☐	☐	☐
7.	☐	☐	☐	☐	☐
8.	☐	☐	☐	☐	☐
9.	☐	☐	☐	☐	☐
10.	☐	☐	☐	☐	☐
11.	☐	☐	☐	☐	☐
12.	☐	☐	☐	☐	☐
13.	☐	☐	☐	☐	☐
14.	☐	☐	☐	☐	☐
15.	☐	☐	☐	☐	☐
16.	☐	☐	☐	☐	☐
17.	☐	☐	☐	☐	☐
18.	☐	☐	☐	☐	☐
19.	☐	☐	☐	☐	☐
20.	☐	☐	☐	☐	☐
21.	☐	☐	☐	☐	☐
22.	☐	☐	☐	☐	☐
23.	☐	☐	☐	☐	☐
24.	☐	☐	☐	☐	☐

Simulation 4

	A	B	C	D	E
1.	☐	☐	☐	☐	☐
2.	☐	☐	☐	☐	☐
3.	☐	☐	☐	☐	☐
4.	☐	☐	☐	☐	☐
5.	☐	☐	☐	☐	☐
6.	☐	☐	☐	☐	☐
7.	☐	☐	☐	☐	☐
8.	☐	☐	☐	☐	☐
9.	☐	☐	☐	☐	☐
10.	☐	☐	☐	☐	☐
11.	☐	☐	☐	☐	☐
12.	☐	☐	☐	☐	☐
13.	☐	☐	☐	☐	☐
14.	☐	☐	☐	☐	☐
15.	☐	☐	☐	☐	☐
16.	☐	☐	☐	☐	☐
17.	☐	☐	☐	☐	☐
18.	☐	☐	☐	☐	☐
19.	☐	☐	☐	☐	☐
20.	☐	☐	☐	☐	☐
21.	☐	☐	☐	☐	☐
22.	☐	☐	☐	☐	☐
23.	☐	☐	☐	☐	☐
24.	☐	☐	☐	☐	☐

Simulation 5

	A	B	C	D	E
1.	☐	☐	☐	☐	☐
2.	☐	☐	☐	☐	☐
3.	☐	☐	☐	☐	☐
4.	☐	☐	☐	☐	☐
5.	☐	☐	☐	☐	☐
6.	☐	☐	☐	☐	☐
7.	☐	☐	☐	☐	☐
8.	☐	☐	☐	☐	☐
9.	☐	☐	☐	☐	☐
10.	☐	☐	☐	☐	☐
11.	☐	☐	☐	☐	☐
12.	☐	☐	☐	☐	☐
13.	☐	☐	☐	☐	☐
14.	☐	☐	☐	☐	☐
15.	☐	☐	☐	☐	☐
16.	☐	☐	☐	☐	☐
17.	☐	☐	☐	☐	☐
18.	☐	☐	☐	☐	☐
19.	☐	☐	☐	☐	☐
20.	☐	☐	☐	☐	☐
21.	☐	☐	☐	☐	☐
22.	☐	☐	☐	☐	☐
23.	☐	☐	☐	☐	☐
24.	☐	☐	☐	☐	☐

Simulation 6

	A	B	C	D	E
1.	☐	☐	☐	☐	☐
2.	☐	☐	☐	☐	☐
3.	☐	☐	☐	☐	☐
4.	☐	☐	☐	☐	☐
5.	☐	☐	☐	☐	☐
6.	☐	☐	☐	☐	☐
7.	☐	☐	☐	☐	☐
8.	☐	☐	☐	☐	☐
9.	☐	☐	☐	☐	☐
10.	☐	☐	☐	☐	☐
11.	☐	☐	☐	☐	☐
12.	☐	☐	☐	☐	☐
13.	☐	☐	☐	☐	☐
14.	☐	☐	☐	☐	☐
15.	☐	☐	☐	☐	☐
16.	☐	☐	☐	☐	☐
17.	☐	☐	☐	☐	☐
18.	☐	☐	☐	☐	☐
19.	☐	☐	☐	☐	☐
20.	☐	☐	☐	☐	☐
21.	☐	☐	☐	☐	☐
22.	☐	☐	☐	☐	☐
23.	☐	☐	☐	☐	☐
24.	☐	☐	☐	☐	☐

Simulation 7

	A	B	C	D	E
1.	☐	☐	☐	☐	☐
2.	☐	☐	☐	☐	☐
3.	☐	☐	☐	☐	☐
4.	☐	☐	☐	☐	☐
5.	☐	☐	☐	☐	☐
6.	☐	☐	☐	☐	☐
7.	☐	☐	☐	☐	☐
8.	☐	☐	☐	☐	☐
9.	☐	☐	☐	☐	☐
10.	☐	☐	☐	☐	☐
11.	☐	☐	☐	☐	☐
12.	☐	☐	☐	☐	☐
13.	☐	☐	☐	☐	☐
14.	☐	☐	☐	☐	☐
15.	☐	☐	☐	☐	☐
16.	☐	☐	☐	☐	☐
17.	☐	☐	☐	☐	☐
18.	☐	☐	☐	☐	☐
19.	☐	☐	☐	☐	☐
20.	☐	☐	☐	☐	☐
21.	☐	☐	☐	☐	☐
22.	☐	☐	☐	☐	☐
23.	☐	☐	☐	☐	☐
24.	☐	☐	☐	☐	☐

Simulation 8

	A	B	C	D	E
1.	☐	☐	☐	☐	☐
2.	☐	☐	☐	☐	☐
3.	☐	☐	☐	☐	☐
4.	☐	☐	☐	☐	☐
5.	☐	☐	☐	☐	☐
6.	☐	☐	☐	☐	☐
7.	☐	☐	☐	☐	☐
8.	☐	☐	☐	☐	☐
9.	☐	☐	☐	☐	☐
10.	☐	☐	☐	☐	☐
11.	☐	☐	☐	☐	☐
12.	☐	☐	☐	☐	☐
13.	☐	☐	☐	☐	☐
14.	☐	☐	☐	☐	☐
15.	☐	☐	☐	☐	☐
16.	☐	☐	☐	☐	☐
17.	☐	☐	☐	☐	☐
18.	☐	☐	☐	☐	☐
19.	☐	☐	☐	☐	☐
20.	☐	☐	☐	☐	☐
21.	☐	☐	☐	☐	☐
22.	☐	☐	☐	☐	☐
23.	☐	☐	☐	☐	☐
24.	☐	☐	☐	☐	☐

5 Lösungsbogen

Simulation 1

	A	B	C	D	E
1.	□	□	□	□	■
2.	□	□	□	■	□
3.	□	□	■	□	□
4.	■	□	□	□	□
5.	□	□	□	■	□
6.	□	■	□	□	□
7.	□	■	□	□	□
8.	□	□	□	□	■
9.	□	□	□	□	■
10.	□	■	□	□	□
11.	■	□	□	□	□
12.	□	■	□	□	□
13.	□	■	□	□	□
14.	□	□	□	□	■
15.	■	□	□	□	□
16.	□	□	□	■	□
17.	□	□	□	□	■
18.	■	□	□	□	□
19.	□	□	□	■	□
20.	□	□	■	□	□
21.	□	□	■	□	□
22.	□	□	□	□	■
23.	□	□	□	□	■
24.	□	□	□	□	■

Simulation 2

	A	B	C	D	E
1.	□	□	□	□	■
2.	□	□	■	□	□
3.	■	□	□	□	□
4.	□	■	□	□	□
5.	□	■	□	□	□
6.	□	□	□	■	□
7.	□	■	□	□	□
8.	□	□	□	□	■
9.	□	□	■	□	□
10.	□	■	□	□	□
11.	□	□	□	■	□
12.	□	□	□	■	□
13.	■	□	□	□	□
14.	□	□	□	■	□
15.	□	■	□	□	□
16.	□	□	■	□	□
17.	□	□	□	■	□
18.	■	□	□	□	□
19.	□	□	■	□	□
20.	■	□	□	□	□
21.	□	□	□	□	■
22.	□	□	□	■	□
23.	□	■	□	□	□
24.	□	□	□	■	□

Simulation 3

	A	B	C	D	E
1.	□	■	□	□	□
2.	□	□	■	□	□
3.	□	□	■	□	□
4.	■	□	□	□	□
5.	□	□	□	□	■
6.	□	□	□	■	□
7.	□	■	□	□	□
8.	■	□	□	□	□
9.	□	□	□	■	□
10.	□	□	□	□	■
11.	□	□	■	□	□
12.	□	□	■	□	□
13.	■	□	□	□	□
14.	□	□	□	□	■
15.	□	□	□	□	■
16.	□	□	□	■	□
17.	□	□	□	■	□
18.	□	■	□	□	□
19.	□	□	■	□	□
20.	□	■	□	□	□
21.	□	□	□	■	□
22.	□	■	□	□	□
23.	■	□	□	□	□
24.	□	□	□	□	■

Simulation 4

	A	B	C	D	E
1.	□	■	□	□	□
2.	■	□	□	□	□
3.	■	□	□	□	□
4.	□	□	□	■	□
5.	■	□	□	□	□
6.	□	□	□	□	■
7.	□	□	□	■	□
8.	□	□	□	■	□
9.	□	□	□	□	■
10.	□	□	□	□	■
11.	□	□	□	□	■
12.	■	□	□	□	□
13.	□	■	□	□	□
14.	□	■	□	□	□
15.	□	□	□	■	□
16.	□	■	□	□	□
17.	□	□	□	□	■
18.	□	□	■	□	□
19.	□	■	□	□	□
20.	■	□	□	□	□
21.	□	□	□	□	■
22.	□	□	□	■	□
23.	□	□	□	■	□
24.	□	□	■	□	□

Simulation 5

	A	B	C	D	E
1.	□	□	■	□	□
2.	■	□	□	□	□
3.	■	□	□	□	□
4.	□	□	□	■	□
5.	□	■	□	□	□
6.	□	□	□	□	■
7.	□	□	■	□	□
8.	■	□	□	□	□
9.	□	□	■	□	□
10.	■	□	□	□	□
11.	□	□	□	□	■
12.	□	□	■	□	□
13.	□	□	□	□	■
14.	□	□	■	□	□
15.	□	□	□	■	□
16.	□	□	■	□	□
17.	■	□	□	□	□
18.	□	■	□	□	□
19.	■	□	□	□	□
20.	□	■	□	□	□
21.	□	□	■	□	□
22.	□	□	□	□	■
23.	□	■	□	□	□
24.	□	□	□	■	□

Simulation 6

	A	B	C	D	E
1.	□	□	□	■	□
2.	■	□	□	□	□
3.	□	□	□	□	■
4.	□	■	□	□	□
5.	□	□	■	□	□
6.	□	□	□	■	□
7.	■	□	□	□	□
8.	□	□	■	□	□
9.	□	■	□	□	□
10.	□	□	□	□	■
11.	□	□	□	□	■
12.	□	□	□	■	□
13.	□	■	□	□	□
14.	■	□	□	□	□
15.	□	□	□	■	□
16.	□	□	■	□	□
17.	□	□	□	□	■
18.	□	□	□	■	□
19.	□	■	□	□	□
20.	□	□	■	□	□
21.	□	□	■	□	□
22.	■	□	□	□	□
23.	□	■	□	□	□
24.	□	□	□	□	■

Simulation 7

	A	B	C	D	E
1.	□	■	□	□	□
2.	□	□	□	□	■
3.	□	■	□	□	□
4.	□	□	□	□	■
5.	□	□	□	□	■
6.	□	□	■	□	□
7.	■	□	□	□	□
8.	□	□	■	□	□
9.	□	□	□	□	■
10.	□	□	■	□	□
11.	□	■	□	□	□
12.	■	□	□	□	□
13.	□	□	□	□	■
14.	□	□	■	□	□
15.	□	■	□	□	□
16.	□	□	□	■	□
17.	■	□	□	□	□
18.	□	□	■	□	□
19.	■	□	□	□	□
20.	■	□	□	□	□
21.	□	■	□	□	□
22.	□	■	□	□	□
23.	■	□	□	□	□
24.	□	□	□	■	□

Simulation 8

	A	B	C	D	E
1.	□	□	■	□	□
2.	□	□	□	□	■
3.	■	□	□	□	□
4.	□	■	□	□	□
5.	■	□	□	□	□
6.	□	□	□	■	□
7.	■	□	□	□	□
8.	□	□	□	□	■
9.	□	■	□	□	□
10.	□	■	□	□	□
11.	□	□	□	■	□
12.	□	■	□	□	□
13.	■	□	□	□	□
14.	□	□	□	■	□
15.	□	□	■	□	□
16.	□	■	□	□	□
17.	□	■	□	□	□
18.	□	□	□	■	□
19.	□	■	□	□	□
20.	□	□	■	□	□
21.	□	□	□	□	■
22.	■	□	□	□	□
23.	□	□	□	□	■
24.	■	□	□	□	□

6 Erläuterungen zu den ausführlichen Lösungen

In diesem Kapitel haben wir ausführliche Erläuterungen erstellt, die Dir bei der Lösung der Aufgaben helfen sollen.

Zusätzlich haben wir Skizzen entwickelt, die dem besseren Verständnis der Texte dienen und direkt als Bearbeitungsstrategie übernommen werden können. Da bei vielen Prozessen in den Zellen grundlegende Vorgänge und Regelkreise beschrieben werden, erleichtern sie Dir auch das bessere Verstehen zukünftiger Texte.

Möchtest Du die Skizze für Deine eigene Bearbeitungsstrategie übernehmen, dann empfiehlt es sich, geeignete Abkürzungen für die Begriffe zu finden.

Erläuterungen zur Skizze:

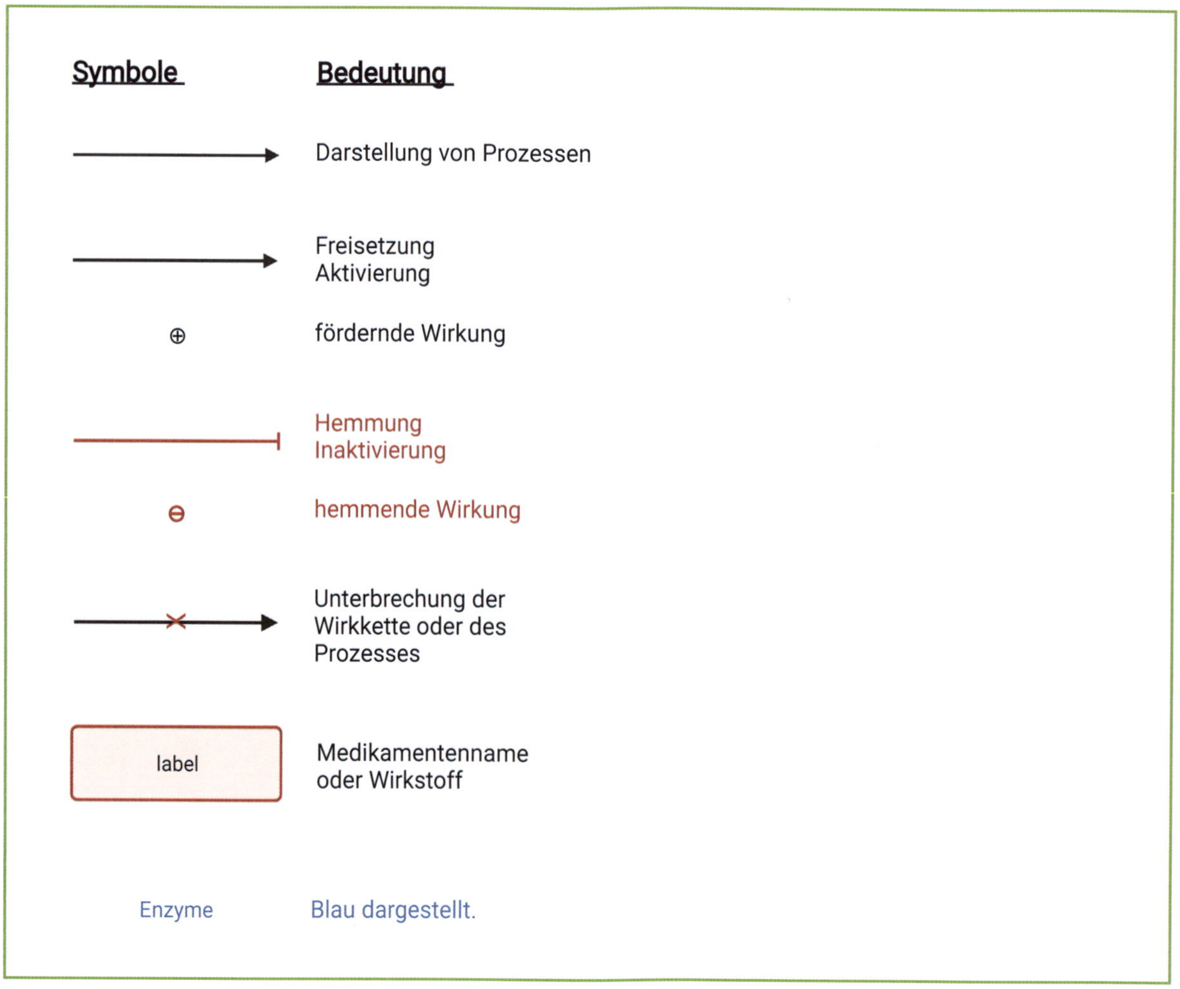

Simulation 1

7.1.1 Nervenzellen

Nr. 1

Erläuterungen: Lösung E

I Diese Aussage ist korrekt. Im ZNS werden die Myelinscheiden von den Oligodendrozyten gebildet.

II Diese Aussage ist korrekt. Neurit (Axon) und Myelinscheiden sind die sogenannten markhaltigen Nerven.

III Diese Aussage ist korrekt. Im peripheren Nervensystem wird die Myelinscheide von den Schwann-Zellen gebildet.

Nr. 2

Erläuterungen: Lösung D

(D) Diese Aussage ist nicht korrekt: Es werden hierzu keine Angaben im Text gemacht.

Nr. 3

Erläuterungen: Lösung C

I Diese Aussage ist korrekt. Nervenzellen enden mit ihren Synapsen an den Dendriten anderer Nervenzellen.

II Diese Aussage ist korrekt. Nervenzellen enden auch an Drüsenzellen.

III Diese Aussage ist nicht korrekt. Eine Muskelkontraktion setzt die Freisetzung des Neurotransmitters Acetylcholin (ACh) voraus, einen erregenden Neurotransmitter.

Nr. 4

Erläuterungen: Lösung A

I Diese Aussage ist korrekt. Der Einstrom von Ca^{2+}-Ionen löst die Verschmelzung der ACh-Vesikel mit der präsynaptischen Membran aus.

II Diese Aussage ist nicht korrekt. Für die Freisetzung von ACh ist Calcium nötig.

III Diese Aussage ist nicht korrekt. Es kommt zu einer Verschmelzung mit der präsynaptischen Membran, nicht aber mit der postsynaptischen Membran.

Nr. 5

Erläuterungen: Lösung D

I Diese Aussage ist nicht korrekt. An der präsynaptischen Membran gibt es keine Na^{+}-Kanäle.

II Diese Aussage ist korrekt. Das Botulinumtoxin hemmt die Verschmelzung der Neurotransmittervesikel mit der präsynaptischen Membran.

III Diese Aussage ist korrekt. Durch die Gabe von Botulinustoxin kommt es nicht zur Freisetzung des Neurotransmitters, dadurch kann keine Depolarisation an der postsynaptischen Membran erfolgen.

Nr. 6

Erläuterungen: **Lösung B**

I Diese Aussage ist nicht korrekt. Es steht hierzu nichts im Text, deshalb kann die Aussage nicht abgeleitet werden.

II Diese Aussage ist nicht korrekt. Die Myelinscheide wird von Gliazellen gebildet und der Zwischenraum zwischen den Gliazellen wird als Ranvier-Schnürring bezeichnet.

III Diese Aussage ist korrekt. Die schnelle Fortleitung ist eine Folge der Myelinisierung. Es kommt zu einer sprunghaften Weiterleitung.

7.1.2 Herz

Nr. 7

Erläuterungen: **Lösung B**

Dies gilt für alle Aussagen: Bei einem AV-Block III. Grades kommt es zu keiner Weiterleitung der AP an das His-Bündel. In diesem Fall übernimmt das His-Bündel als tertiäres Schrittmacherzentrum die Bildung der AP. Da das His-Bündel 30-40 Schläge pro Minute erzeugt und in Ruhe ca. 60 ml Blut ausgeworfen werden, ergibt sich als Herzminutenvolumen (Schlagfrequenz x Schlagvolumen) ein Herzminutenvolumen von ca. 2000 ml/min.

Nr. 8

Erläuterungen: **Lösung E**

(A) Diese Aussage ist nicht korrekt. Nn. cardiaci sind die Nerven des Sympathikus. Werden diese durchtrennt, dann kann der Sympathikus seine Wirkung nicht mehr entfalten und es kommt zu keiner Steigerung der Schlagfrequenz. Damit wird sich das Herzminutenvolumen auch nicht erhöhen.

(B) Diese Aussage ist nicht korrekt. β-Blocker besetzen die Noradrenalinrezeptoren, damit wird die Bindung von Noradrenalin unterbunden. Somit kann eine Beschleunigung der Überleitung von AV auf das His-Bündel nicht gesteigert werden.

(C) Diese Aussage ist nicht korrekt. Das tertiäre Schrittmacherzentrum entspricht dem His-Bündel, das mit einer Frequenz von 30-40 Schlägen pro Minute schlägt.

(D) Diese Aussage ist nicht korrekt. Hierzu wird im Text nichts gesagt.

(E) Diese Aussage ist korrekt. Die Weiterleitung des elektrischen Signals erfolgt über gap junctions.

Nr. 9

Erläuterungen: Lösung E

I Diese Aussage ist korrekt. Noradrenalin ist der Neurotransmitter des Sympathikus und führt zu einer Steigerung der Herzfrequenz. Dadurch wird auch das Herzminutenvolumen, das definiert ist als Schlagfrequenz x Schlagvolumen, zunehmen.

II Diese Aussage ist korrekt. Normalerweise leitet das His-Bündel das AP an die Tawara-Schenkel, die ihrerseits das AP an die Purkinje-Fasern weiterleiten und die Kammersystole auslösen. Wird diese Weiterleitung nun unterbrochen, so kann eine Systole nicht ausgelöst werden.

III Diese Aussage ist korrekt. Noradrenalin wirkt über eine Erhöhung des cAMP-Spiegels und hat einen positiv chronotopen Effekt, d. h. es beschleunigt die Überleitung vom AV-Knoten zum His-Bündel. Bleibt der cAMP-Spiegel hoch, dann bleibt auch der chronotope Effekt erhöht.

Nr. 10

Erläuterungen: Lösung B

I Diese Aussage ist nicht korrekt. Noradrenalin bewirkt eine Steigerung der Herzfrequenz und wäre ungeeignet für eine Person, die unter Herzrasen leidet und deren Frequenz schon erhöht wäre.

II Diese Aussage ist nicht korrekt. Dobutamin bewirkt eine Steigerung der Herzfrequenz und wäre ungeeignet für eine Person, die unter Herzrasen leidet und deren Frequenz schon erhöht wäre.

III Diese Aussage ist korrekt. Noradrenalin bewirkt eine Steigerung der Herzfrequenz, indem es an den β1-Rezeptor bindet. Werden diese β1-Rezeptorstellen blockiert, so kann Noradrenalin nicht mehr wirken. Es kommt zu keiner weiteren Steigerung der Herzfrequenz.

Nr. 11

Erläuterungen: Lösung A

I Diese Aussage ist korrekt. Unter Belastung wird das Herzminutenvolumen deutlich steigen. In Ruhe beträgt das Herzminutenvolumen 3600 ml/min.

II Diese Aussage ist nicht korrekt. Dies entspricht dem Herzminutenvolumen in Ruhe.

III Diese Aussage ist nicht korrekt. 3600 ml/min entspricht dem Herzminutenvolumen in Ruhe.

Nr. 12

Erläuterungen: Lösung B

I Diese Aussage ist nicht korrekt. Eine Steigerung der Herzleistung wird durch die Aktivität des Sympathikus ausgelöst. Das Noradrenalin, welches vom Sympathikus ausgeschüttet wird, bindet an β1-Rezeptoren. Sind diese nun durch β-Sympatholytika besetzt, kann Noradrenalin nicht binden und eine Erhöhung der Schlagfrequenz erreichen.

II Diese Aussage ist korrekt. Noradrenalin führt zu einem erhöhten cAMP-Spiegel im Sinusknoten, damit zu einer Steigerung der Herzfrequenz, damit zu einer gesteigerten Herzleistung.

III Diese Aussage ist nicht korrekt. Ein erniedrigter cAMP-Spiegel würde nicht zu einer Steigerung der Herzleistung führen, das Gegenteil wäre der Fall. Es würde zu einer Erniedrigung der Herzfrequenz und damit zu einer verminderten Herzleistung kommen.

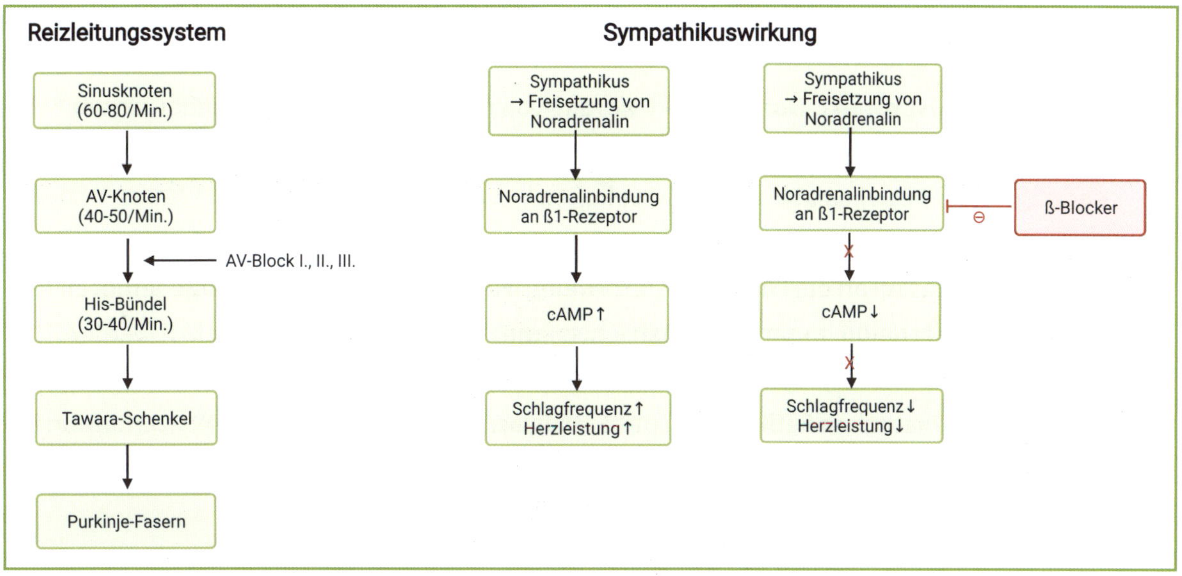

7.1.3 Muskulatur

Nr. 13

Erläuterungen: Lösung B

(A) Diese Aussage ist nicht korrekt. Skelettmuskelfasern vom Typ I, nicht vom Typ II dienen als Haltefunktionen des Bewegungsapparats.

(B) Diese Aussage ist korrekt. Dies lässt sich aus dem Text ableiten.

(C) Diese Aussage ist nicht korrekt. Die Darmmuskulatur wird durch das vegetative Nervensystem innerviert.

(D) Diese Aussage ist nicht korrekt. Die Zellkerne der glatten Muskulatur liegen zentral und nicht randständig.

(E) Diese Aussage ist nicht korrekt. Die Herzmuskulatur ist quergestreift und nicht glatt.

Nr. 14

Erläuterungen: Lösung E

(A) – (D) Diese Aussagen sind korrekt. Freisetzung von Acetylcholin durch das Motoneuron führt zur Bindung an den Acetylcholinrezeptor durch Acetylcholin → Öffnung des Ionenkanals → Depolarisation der Muskelzelle → Öffnung spannungsabhängiger Natrium-Kanäle → Aktionspotenzial der Muskelzelle → Konformationsänderung Dihydropyridin-Rezeptor → Aktivierung Ryanodin-Rezeptor → Calcium-Freisetzung aus dem sarkoplasmatischen Retikulum in das Sarkoplasma → Muskelkontraktion durch Interaktion von Calcium mit Muskelproteinen.

(E) Diese Aussage ist nicht korrekt. Aus dem Text lässt sich nicht ableiten, dass die Muskelkontraktion den Calcium-Rücktransport in das sarkoplasmatische Retikulum durch SERCA kausal bewirkt.

Nr. 15

Erläuterungen: Lösung A

I Diese Aussage ist korrekt. Durch die Aktivierung von Ryanodin-Rezeptoren fließt Calcium vom sarkoplasmatischen Retikulum in das Sarkoplasma, dementsprechend sinkt die Calcium-Konzentration im sarkoplasmatischen Retikulum.

II Diese Aussage ist nicht korrekt. Die SERCA dient dem Rücktransport von Calcium vom Sarkoplasma in das sarkoplasmatische Retikulum. Durch eine Aktivierung steigt demnach die Calcium-Konzentration im sarkoplasmatischen Retikulum.

III Diese Aussage ist nicht korrekt. Durch die Aktivierung von Ryanodin-Rezeptoren fließt Calcium vom sarkoplasmatischen Retikulum in das Sarkoplasma, sodass die Calcium-Konzentration im sarkoplasmatischen Retikulum abnimmt. Dantrolen blockiert die Ryanodin-Rezeptoren und so bleibt die Calcium-Konzentration im sarkoplasmatischen Reticulum hoch.

Nr. 16

Erläuterungen: Lösung D

(A) Diese Aussage ist nicht korrekt. Succinylcholin wird nicht durch die Acetylcholinesterase abgebaut, sondern durch die Pseudocholinesterase.

(B) Diese Aussage ist nicht korrekt. Aus dem Text lässt sich kein Einfluss der Pseudocholinesterase auf Acetylcholin ableiten.

(C) Diese Aussage ist nicht korrekt. Acetylcholin, der Botenstoff, der die Signalübertragung vom Motoneuron auf die Muskelzelle bewirkt, wird durch die Acetylcholinesterase abgebaut. Ein Acetylcholinesterase-Mangel bewirkt demnach eine verlängerte Signalübertragung vom Motoneuron auf die Muskelzelle.

(D) Diese Aussage ist korrekt. Succinylcholin wird durch die Pseudocholinesterase abgebaut, dementsprechend ist der Succinylcholin-Abbau bei einem Mangel gehemmt und die Wirkdauer verlängert.

(E) Diese Aussage ist nicht korrekt. Der Botenstoff, der der Signalübertragung vom Motoneuron auf die Muskelzelle dient, heißt Acetylcholin, nicht Pseudocholin.

Nr. 17

Erläuterungen: Lösung E

(A) Succinylcholin wirkt am Acetylcholinrezeptor aktivierend, sodass positiv geladene Ionen in die Muskelzelle (E) einströmen und es zu einer Depolarisation kommt (B). Die Depolarisation bewirkt die Öffnung spannungsabhängiger Natrium-Kanäle, die ein Aktionspotenzial auslösen. Dieses bewirkt wiederum die Konformationsänderung der Dihydropyridin-Rezeptoren, welche durch eine Konformationsänderung (C) Ryanodinrezeptoren öffnen, sodass darüber Calcium aus dem sarkoplasmatischen Retikulum in das Sarkoplasma (A) strömt. Dort interagiert das Calcium mit Muskelproteinen und bewirkt eine Muskelkontraktion. Dadurch, dass Succinylcholin nicht durch die Acetylcholinesterase abgebaut werden kann, wird die Signalübertragung an der motorischen Endplatte nicht beendet und eine Repolarisation ist gehemmt. Die spannungsabhängigen
Natriumkanäle verbleiben in einem geschlossenen, inaktivierbaren Zustand (E), sodass kein Aktionspotenzial ausgelöst werden kann. Die muskelrelaxierende Wirkung beruht darauf, dass Calcium über die SERCA zurücktransportiert wird und sich die Kontraktion löst. Eine erneute Kontraktion ist nicht möglich, da kein Aktionspotenzial ausgelöst werden kann.

Nr. 18

Erläuterungen: Lösung A

I Diese Aussage ist nicht korrekt. Atracurium ist ein nicht-depolarisierendes Muskelrelaxans vom Typ Benzylisocholin, nicht vom Steroidtyp.

II Diese Aussage ist nicht korrekt. Rocuronium ist ein nicht-depolarisierendes Muskelrelaxans.

III Diese Aussage ist nicht korrekt. Dantrolen hemmt den Ryanodin-Rezeptor, nicht den Acetylcholinrezeptor.

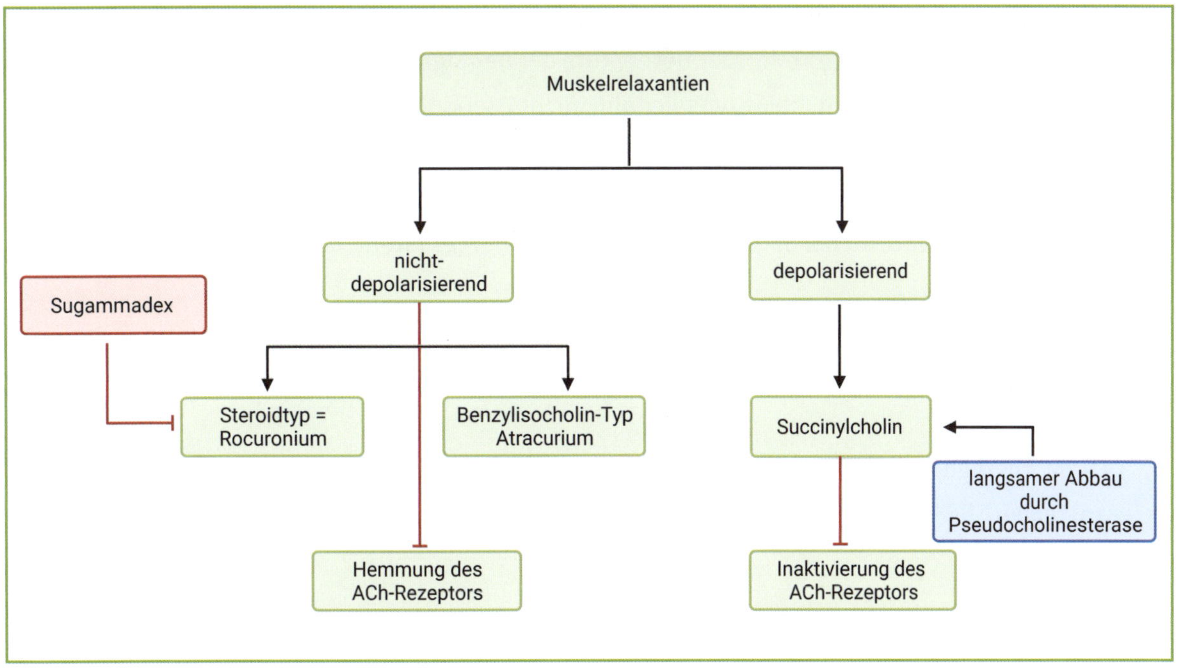

7.1.4 Nebennieren

Nr. 19

Erläuterungen: Lösung D

I Diese Aussage ist korrekt. Cortisol wird in der Zona fasciculata produziert.

II Diese Aussage ist nicht korrekt. Cortisol bewirkt die Erhöhung des Blutglucosespiegels und nicht dessen Senkung.

III Diese Aussage ist korrekt. Unter Cortisolwirkung ist die Lipolyse gesteigert, in deren Folge es zu einem Anstieg an Fettsäuren und Glycerin kommt.

Nr. 20

Erläuterungen: Lösung C

I Diese Aussage ist korrekt. Durch die verstärkte Bildung von ACTH kommt es auch zur verstärkten Bildung von MSH, das eine verstärkte Pigmentierung bewirkt.

II Diese Aussage ist korrekt. Wenig Cortisol bewirkt eine verstärkte Freisetzung von ACTH.

III Diese Aussage ist nicht korrekt. Diese Symptome treten bei Morbus Cushing auf.

Nr. 21

Erläuterungen: Lösung C

I Diese Aussage ist korrekt. Ein Nebennierenrindentumor kann zu einer verstärkten Produktion von Cortisol führen. Die hohen Cortisolkonzentrationen würden durch negative Rückkopplung die Freisetzung von ACTH hemmen.

II Diese Aussage ist korrekt. Bei einem hohen Cortisolspiegel kommt es zur negativen Rückkopplung und die Freisetzung von ACTH aus der Hypophyse wird gehemmt.

III Diese Aussage ist nicht korrekt. Eine gesteigerte Ausschüttung von CRH würde auch eine erhöhte Ausschüttung von ACTH bewirken.

Nr. 22

Erläuterungen: Lösung E

I Diese Aussage ist nicht korrekt. Eine verstärkte Pigmentierung ist nur möglich, wenn verstärkt ACTH gebildet wird, da bei Bildung von ACTH auch MSH entsteht, das die Pigmentierung in der Haut fördert.

II Diese Aussage ist korrekt. Die Neubildung von Glucose durch Gluconeogenese wird durch Cortisol gesteigert und durch die Freisetzung der Glucose ins Blut erhöht sich dessen Konzentration.

III Diese Aussage ist korrekt. Cortisol führt zu einer gesteigerten Lipolyse, sodass diese Produkte ansteigen.

Nr. 23

Erläuterungen: Lösung E

I Diese Aussage ist nicht korrekt. In der innersten Schicht werden Androgene gebildet.

II Diese Aussage ist korrekt. Glucocorticoide werden in der Zona fasciculata gebildet.

III Diese Aussage ist korrekt. In der äußersten Schicht werden Mineralcorticoide gebildet.

Nr. 24

Erläuterungen: Lösung E

I Diese Aussage ist korrekt. Cortisol fördert Gluconeogenese.

II Diese Aussage ist korrekt. Man beobachtet unter Cortisolwirkung eine verstärkte Proteolyse.

III Diese Aussage ist korrekt. Kennzeichen des Morbus Cushing sind hohe Cortisolkonzentrationen, die eine gesteigerte Gluconeogenese bewirken.

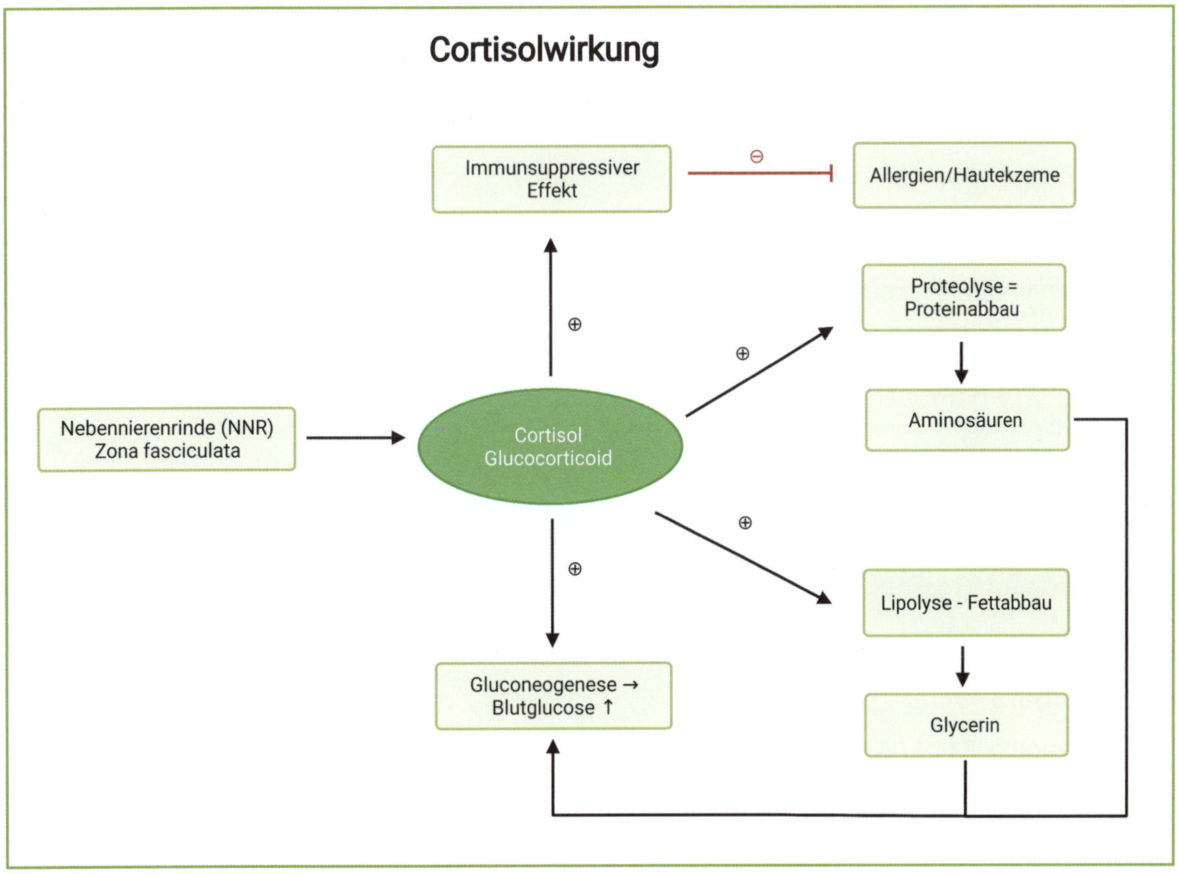

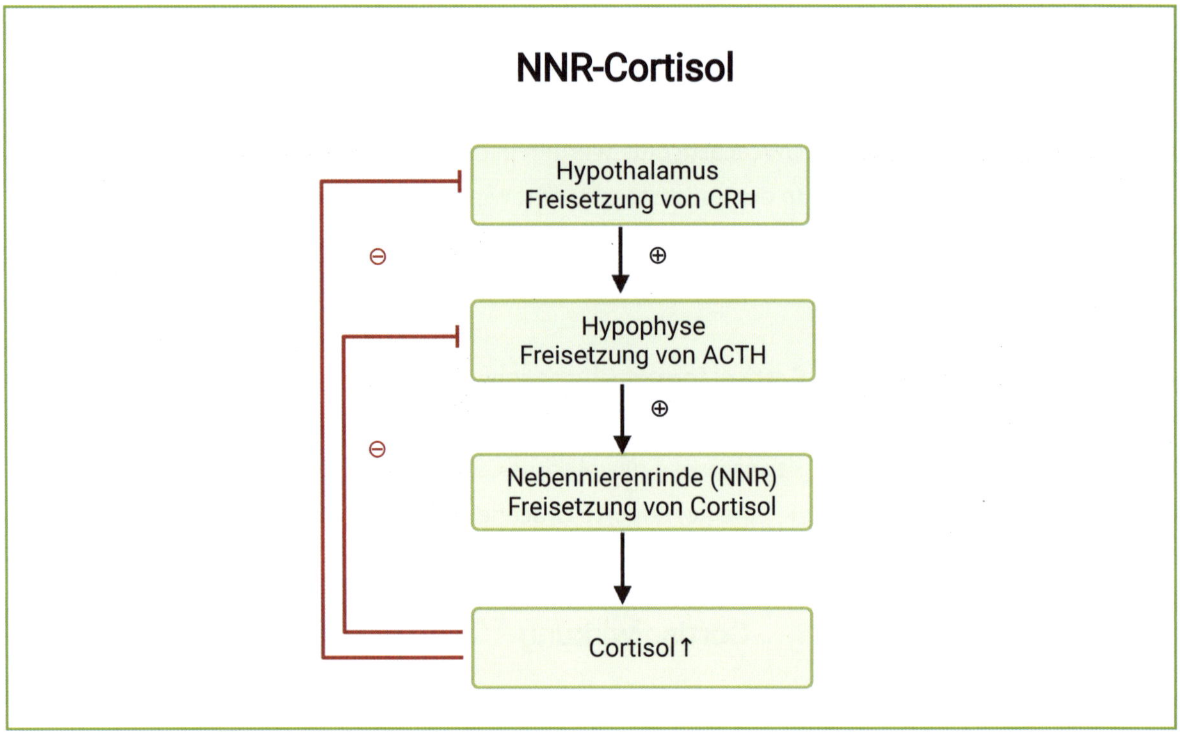
NNR-Cortisol
Hypothalamus
Freisetzung von CRH
⊖
⊕
Hypophyse
Freisetzung von ACTH
⊕
⊖
Nebennierenrinde (NNR)
Freisetzung von Cortisol
Cortisol ↑

Simulation 2

7.2.1 Durchfall

Nr. 1

Erläuterungen: Lösung E

I Diese Aussage ist nicht korrekt. Dies ist eine lästige nebensächliche Wirkung.

II Diese Aussage ist korrekt. Der hohe Wasserverlust ist gefährlich, da dies zur Austrocknung und Funktionseinschränkung des Körpers führt.

III Diese Aussage ist korrekt. Der hohe Elektrolytverlust ist gefährlich, da dies zur Austrocknung und Funktionseinschränkung des Körpers führt.

Nr. 2

Erläuterungen: Lösung C

I Diese Aussage ist korrekt. Bei Sorbitol handelt es sich um einen Zuckeraustauschstoff, der Durchfall hervorrufen kann.

II Diese Aussage ist korrekt. Bei Ascorbinsäure handelt es sich um einen Zuckeraustauschstoff, der Durchfall hervorrufen kann.

III Diese Aussage ist nicht korrekt. Salmonellen zählen zur Gruppe der Bakterien, nicht zu ...“.

Nr. 3

Erläuterungen: Lösung A

I Diese Aussage ist korrekt. Bacillus cereus gehört zur Gruppe der Bakterien, die Enterotoxine bilden, die sehr stabil sein können und dadurch den Durchfall hervorrufen.

II Diese Aussage ist nicht korrekt. Dazu zählen Vertreter des Invasionstyps, z. B. Shigellen usw.

III Diese Aussage ist nicht korrekt. Bakterien vom Sekretionstyp führen zu den genannten Symptomen.

Nr. 4

Erläuterungen: Lösung B

I Diese Aussage ist nicht korrekt. Staphococcus aureus verursacht Lebensmittelvergiftungen.

II Diese Aussage ist korrekt. Nur Salmonellen zählen zu diesem Typ, da sie auch eine Entzündungsreaktion auslösen.

III Diese Aussage ist nicht korrekt. Vibrio cholerae zählt zur Gruppe der Bakterien des Sekretionstyps.

Nr. 5

Erläuterungen: Lösung B

I Diese Aussage ist nicht korrekt. Loperamid gehört zur Gruppe der Opioide, aber es wird keine Aussage im Text dazu gemacht, ob diese auch über den µ-Opioid-Rezeptor wirken.

II Diese Aussage ist korrekt. Dropizol zählt zur Gruppe der Opiumtinkturen und wirkt über den µ-Opioid-Rezeptor.

III Diese Aussage ist nicht korrekt. Im Text wird nicht beschrieben, wie Sorbitol wirkt, deshalb lässt sich hier keine Aussage treffen.

Nr. 6

Erläuterungen: Lösung D

(A) Diese Aussage ist korrekt. Vitamin C kann als Nahrungsergänzungsmittel in hohen Dosen eine Diarrhö auslösen.

(B) Diese Aussage ist korrekt. Hoher Wasser- und Elektrolytverlust sind für den Körper gefährlich, sie müssen daher ersetzt werden.

(C) Diese Aussage ist korrekt. Loperamid, als Vertreter der Opioide, hemmt die Darmmotilität.

(D) Diese Aussage ist nicht korrekt. Es gibt zahlreiche bakterielle Infektionen, die nicht zur Diarrhö führen. Dazu lässt sich im Text aber keine Aussage finden. Deshalb kann dies nicht abgeleitet werden.

(E) Diese Aussage ist korrekt. Im Text wird beschrieben, dass Durchfälle häufig durch Viren und Bakterien hervorgerufen werden.

7.2.2 Multiple Sklerose

Nr. 7

Erläuterungen: Lösung B

I Diese Aussage ist nicht korrekt. Die Myelinscheiden der Nervenzellen im Gehirn werden von Oligodendrozyten gebildet und nicht von Schwann-Zellen. Deshalb wären bei zentralen Läsionen die Oligodendrozyten geschädigt.

II Diese Aussage ist korrekt. Im ZNS werden die Myelinscheiden mehrerer Nervenzellen von Oligodendrozyten gebildet.

III Diese Aussage ist nicht korrekt. Eine schnellere Weiterleitung erfolgt durch die Myelinisierung, allerdings bildet sich das Aktionspotenzial immer an den Ranvier-Schnürringen aus und nicht im myelinisierten Anteil.

Nr. 8

Erläuterungen: Lösung E

I Diese Aussage ist nicht korrekt. Die Demyelinisierung, so wird vermutet, erfolgt durch T-Zellen, die dann auch eine Entzündung bewirken. Es wird vermutet, dass eine Infektion mit dem Epstein-Barr-Virus die Aktivierung der T-Zellen auslöst.

II Diese Aussage ist nicht korrekt. Die B-Zellen bilden Antikörper gegen die Myelinscheiden.

III Diese Aussage ist nicht korrekt. In der Peripherie wird die Myelinscheide von Schwann-Zellen und nicht von Oligodendrozyten gebildet.

Nr. 9

Erläuterungen: Lösung C

(A) Diese Aussage ist korrekt. Antikörper werden sowohl vom Körper produziert als auch als Medikament gegeben, z. B. Ocrelizumab.

(B) Diese Aussage ist korrekt. Glucocorticoide sind körpereigene Stoffe, können aber auch als Medikament verabreicht werden.

(C) Diese Aussage ist nicht korrekt. Die MS hat auch psychologische Symptome wie z. B. Depressionen.

(D) Diese Aussage ist korrekt.

(E) Diese Aussage ist korrekt. Im späteren Verlauf büßen viele Patienten ihre Gehfähigkeit ein.

Nr. 10

Erläuterungen: Lösung B

I Diese Aussage ist nicht korrekt. Ocrelizumab wird künstlich hergestellt.

II Diese Aussage ist nicht korrekt. Cladribin verhindert die Bildung von DNA nicht, sondern wird darin eingebaut.

III Diese Aussage ist korrekt. Cortisol wird beim schubförmigen Verlauf verabreicht. Diese Aussage geht aus dem Text hervor.

Nr. 11

Erläuterungen: Lösung D

(A) Diese Aussage ist nicht korrekt. Grade der progrediente Verlauf erzeugt oft bleibende Schäden, da die Entzündung kaum nachlässt und eine Remyelinisierung meistens nicht möglich ist, bevor die Nervenzelle abstirbt.

(B) Diese Aussage ist nicht korrekt. Eine Remyelinisierung erfolgt meistens bei schubförmigem Verlauf.

(C) Diese Aussage ist nicht korrekt. Cortisol ist ein typisches Medikament bei Autoimmunerkrankungen.

(D) Diese Aussage ist korrekt. Ocrelizumab ist ein Antikörper, der sich gegen B-Zellen richtet und zu deren Eliminierung führt.

(E) Diese Aussage ist nicht korrekt. Die Sehstörungen entstehen aufgrund einer Läsion im Sehnerv.

Nr. 12

Erläuterungen: Lösung D

I Diese Aussage ist nicht korrekt. Nur an den Ranvier-Schnürringen kommt es zur Bildung eines Aktionspotenzials und damit zu Ladungsänderungen innerhalb der Membran.

II Diese Aussage ist korrekt. Die Weiterleitung erfolgt langsamer, da deutlich mehr Aktionspotenziale gebildet werden müssen.

III Diese Aussage ist nicht korrekt. Dazu macht der Text keine Aussage und deshalb ist dies nicht ableitbar.

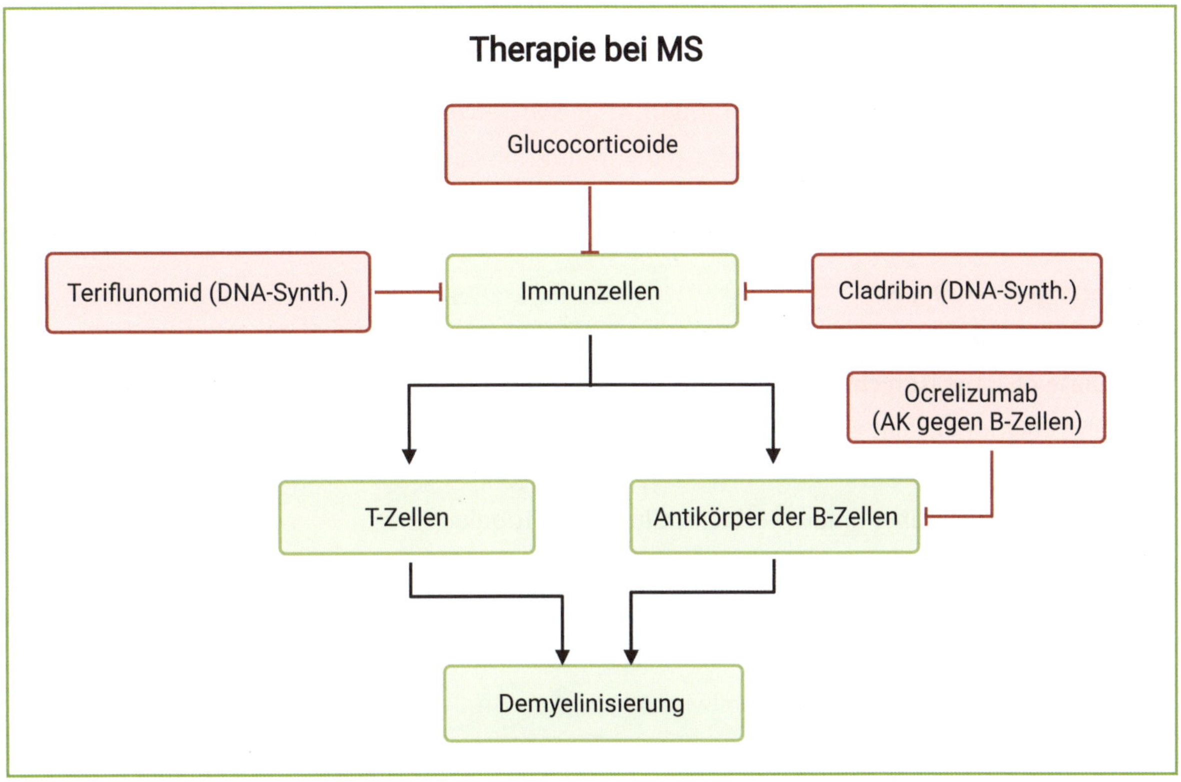

7.2.3 Tubulussystem

Nr. 13

Erläuterungen: Lösung A

I Diese Aussage ist korrekt. Durch die Hemmung des Kanals werden die Elektrolyte im distalen Tubulus weniger rückresorbiert. Daher werden mehr Elektrolyte mit dem Urin ausgeschieden. Im Text ist weiterhin beschrieben, dass Wasser über den passiv parazellulären Transport stets den Elektrolyten folgt. Daher wird dem Primärharn durch weniger Rückresorption der Elektrolyte auch weniger Wasser entzogen. Eine Weitstellung der Glomerulusgefäße über das TGF erfolgt nur, wenn der Chloridgehalt im distalen Tubulus sinkt. Bei Einsatz von Thiaziden passiert eher gegenteiliges.

II Diese Aussage ist korrekt. Durch die Hemmung des Kanals werden die Elektrolyte im distalen Tubulus weniger rückresorbiert. Daher werden mehr Elektrolyte mit dem Urin ausgeschieden.

III Diese Aussage ist nicht korrekt. Eine Weitstellung der Gefäße erfolgt nur, wenn der Cl^--Ionen-Gehalt niedrig ist. Dieser ist aber hoch.

Nr. 14

Erläuterungen: Lösung D

I Diese Aussage ist korrekt. Der Primärharn ist das Filtrat des Blutes, wenn es durch die Glomerulusgefäße gepresst wurde. Davon entstehen pro Tag 180 Liter.

II Diese Aussage ist nicht korrekt. Zellen, egal ob jung oder alt, passen nicht durch die Öffnungen im Endothel der Glomerulusgefäße und werden daher nicht über die Niere ausgeschieden.

III Diese Aussage ist nicht korrekt. Harnpflichtige Substanzen wie Kreatinin werden nicht rückresorbiert.

Nr. 15

Erläuterungen: Lösung B

(A) Diese Aussage ist korrekt. Glucose wird gemeinsam mit Natrium rückresorbiert.

(B) Diese Aussage ist nicht korrekt. Thiazide senken den Blutdruck und spielen für den Natrium- und Chloridhaushalt eine Rolle.

(C) Diese Aussage ist korrekt. Die Rückresorption erfolgt bis zu einem Blutzuckerspiegel von 10 mmol/Liter. Darüber hinaus verbleibt Glucose im Tubulus.

(D) Diese Aussage ist korrekt. Empagliflozin führt durch Hemmung des SGLT-2 zur verstärkten Glucosefreisetzung.

(E) Diese Aussage ist korrekt. Die Poren der Endothelzellen lassen Glucosemoleküle durch.

Nr. 16

Erläuterungen: Lösung C

I Diese Aussage ist nicht korrekt. Die Menge des Primärharns bleibt unbeeinflusst, da Wasser auch durch kleine Poren hindurchtreten kann.

II Diese Aussage ist nicht korrekt. Die Menge an Elektrolyten des Primärharns bleibt unbeeinflusst, da Elektrolyte auch durch kleine Poren hindurchtreten können.

III Diese Aussage ist korrekt. Bei einer Vergrößerung der Öffnungen im Gefäßendothel der Glomeruli passen auch größere Proteine hindurch. Elektrolyte und Wasser werden dann genauso filtriert wie bei einer gesunden Niere, da sie sowieso durch die Öffnungen im Endothel passen, auch wenn dieses noch intakt ist.

Nr. 17

Erläuterungen: Lösung D

(A) Diese Aussage ist nicht korrekt. Natriumionen und Glucose werden über den SGLT-2 und nicht über den TSC rückresorbiert.

(B) Diese Aussage ist nicht korrekt. Natrium wird zusammen mit Chlorid über den Na^+-K^+-$2Cl^-$-Kanal und nicht über den SGLT-2 rückresorbiert.

(C) Diese Aussage ist nicht korrekt. Es ist nicht bekannt, über welchen Transporter Kalium im distalen Tubulus ausgeschieden wird.

(D) Diese Aussage ist korrekt. Im Sammelrohr wird Kalium im Austausch gegen Natrium in das Lumen abgegeben.

(E) Diese Aussage ist nicht korrekt. Im distalen Tubulus gelangt Kalium, aber nicht Chlorid in den Tubulus.

Nr. 18

Erläuterungen: Lösung A

(A) Diese Aussage ist korrekt. Thiazide sind Blutdrucksenker. Sie hemmen den TSC, wodurch weniger Natrium und Chlorid rückresorbiert werden. Dies bewirkt einen verringerten passiv parazellulären Transport des Wassers, weshalb weniger Wasser zurück in die Gefäße gelangt. So sinkt der Blutdruck.

(B) Diese Aussage ist nicht korrekt. Thiazide verringern den Blutdruck, da mehr Wasser ausgeschieden wird.

(C) Diese Aussage ist nicht korrekt. Beim parazellulären Transport fließt das Wasser an den Tubuluszellen vorbei und wird nicht in diese aufgenommen.

(D) Diese Aussage ist nicht korrekt. Aquaporine werden nicht durch Empagliflozin gehemmt.

(E) Diese Aussage ist nicht korrekt. Wasser wird im gesamten Tubulusapparat zurückresorbiert.

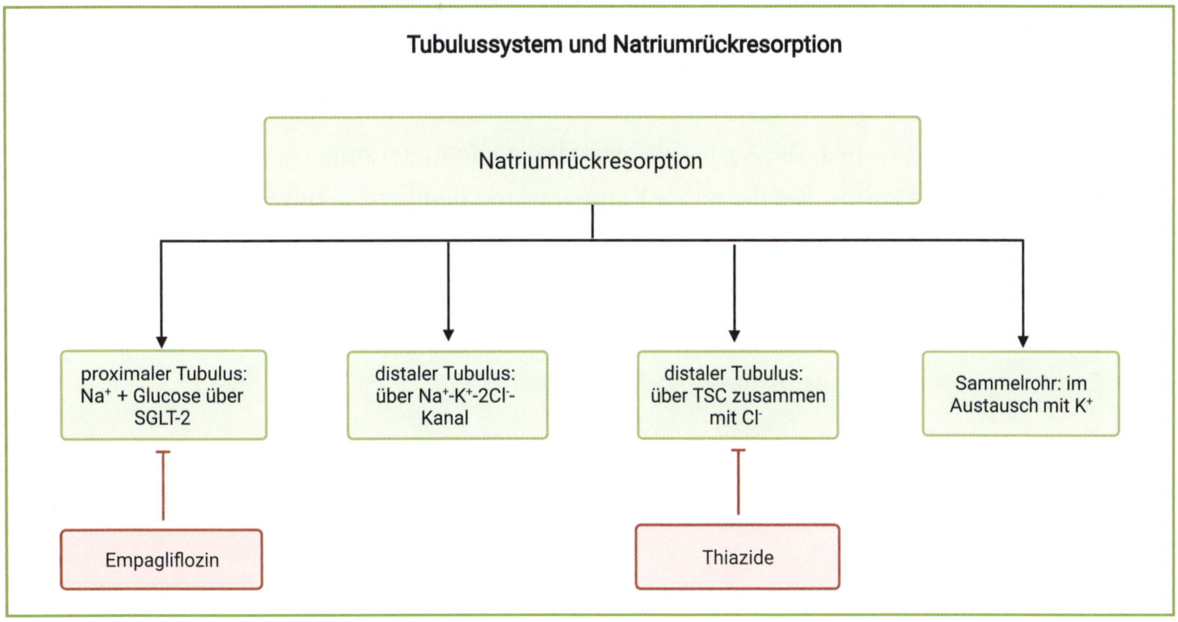

7.2.4 Koronardurchblutung

Nr. 19

Erläuterungen: Lösung C

I Diese Aussage ist korrekt. Die Sauerstoffausschöpfung des Myokards liegt bei 70 % und lässt sich bei körperlicher Belastung nicht steigern. Daher ist die Sauerstoffausschöpfung bei Belastung und in Ruhe gleich. Dem Blut werden 70 % seines Sauerstoffs entzogen. Es bleiben also noch 30 % Sauersoff im venösen (verbrauchten) Blut übrig, welches sich im Sinus coronarius befindet.

II Diese Aussage ist korrekt. Die Sauerstoffausschöpfung des Myokards liegt bei 70 % und lässt sich bei körperlicher Belastung nicht steigern. Daher ist die Sauerstoffausschöpfung bei Belastung und in Ruhe gleich. Dem Blut werden 70 % seines Sauerstoffs entzogen. Es bleiben also noch 30 % Sauersoff im venösen (verbrauchten) Blut übrig, welches sich im Sinus coronarius befindet.

III Diese Aussage ist nicht korrekt. Da die Sauerstoffausschöpfung in Ruhe bei 70 % liegt, kann das Blut im Sinus coronarius nur noch 30 % haben.

Nr. 20

Erläuterungen: Lösung A

I Diese Aussage ist korrekt. Unter Koronarreserve versteht man das Verhältnis von maximal möglicher Durchblutung zur Ruhedurchblutung. Durch die Ablagerungen ist die Ruhedurchblutung eingeschränkt, somit ist auch die Koronarreserve vermindert.

II Diese Aussage ist nicht korrekt. Die O_2-Ausschöpfung ist unabhängig von der Koronardurchblutung, sie beträgt in Ruhe und unter Belastung ca. 70 %.

III Diese Aussage ist nicht korrekt. Beim Gesunden wird dauerhaft NO in den Endothelzellen gebildet, nicht aber in den Gefäßmuskelzellen.

Nr. 21

Erläuterungen: Lösung E

I Diese Aussage ist korrekt. Die Aorta führt vom linken Ventrikel weg.

II Diese Aussage ist korrekt. Da die rechte Koronararterie den Bereich des Sinusknotens versorgt, kann es hier dann zu Störungen kommen.

III Diese Aussage ist korrekt. Die linke Koronararterie versorgt auch die Herzhinterseite.

Nr. 22

Erläuterungen: Lösung D

(A) Diese Aussage ist korrekt. Ein Anstieg von cAMP führt zur Inaktivierung von MLCK und ein Anstieg von cGMP führt zur Aktivierung der MLCP. Beide führen dann zur Vasodilatation (Weitstellung).

(B) Diese Aussage ist korrekt. Beide Stoffe verringern den intrazellulären Einstrom von Calciumionen, Amlodipin durch Blockade des L-Typ-$Ca2^+$-Kanals.

(C) Diese Aussage ist korrekt. MLCK befindet sich in Gefäßmuskelzellen.

(D) Diese Aussage ist nicht korrekt. Eine niedrige H^+-Ionen-Konzentration (hoher pH-Wert) führt zu einem Einstrom von $Ca2^+$-Ionen, die zur Aktivierung der MLCK führen und in deren Folge es zur Vasokonstriktion kommt.

(E) Diese Aussage ist korrekt. Ein hoher pH-Wert geht mit einer niedrigen H^+-Ionen-Konzentration einher und führt zum Einstrom $Ca2^+$-Ionen, die zur Aktivierung der MLCK führen und in deren Folge es zur Vasokonstriktion kommt.

Nr. 23

Erläuterungen: Lösung B

(A) Diese Aussage ist nicht korrekt. Metroprolol verringert die Schlagkraft des Herzens und damit sinkt der Sauerstoffverbrauch.

(B) Diese Aussage ist korrekt. Glyceroltrinitrat führt zur NO-Freisetzung, das in den Gefäßmuskelzellen zu einem Anstieg an cGMP führt, dadurch die MLCP aktiviert und darüber dann eine Vasodilatation bewirkt.

(C) Diese Aussage ist nicht korrekt. Amlodipin hat keinen Einfluss auf die cGMP-Konzentration.

(D) Diese Aussage ist nicht korrekt. Glyceroltrinitrat hat keinen Effekt auf die $Ca2^+$-Ionen-Konzentration.

(E) Diese Aussage ist nicht korrekt. Eine Blockierung des A2-Rezeptors würde zur Aktivierung der MLCK führen, also genau zum Gegenteil.

Nr. 24

Erläuterungen: Lösung D

(A) Diese Aussage ist korrekt. Bei Belastung des Myokard kommt es zu einem Anstieg an H^+-Ionen.

(B) Diese Aussage ist korrekt. NO wird in den Endothelzellen hergestellt, wirkt aber in den Gefäßmuskelzellen.

(C) Diese Aussage ist korrekt. Adenosin wird im Myokard durch die Herzmuskelzellen unter erhöhter Belastung gebildet.

(D) Diese Aussage ist nicht korrekt. NO wird am gesunden Herzen immer in den Endothelzellen gebildet, also auch in Ruhe.

(E) Diese Aussage ist korrekt. Der Einstrom von $Ca2^+$-Ionen erfolgt über den L-Typ- $Ca2^+$-Kanal.

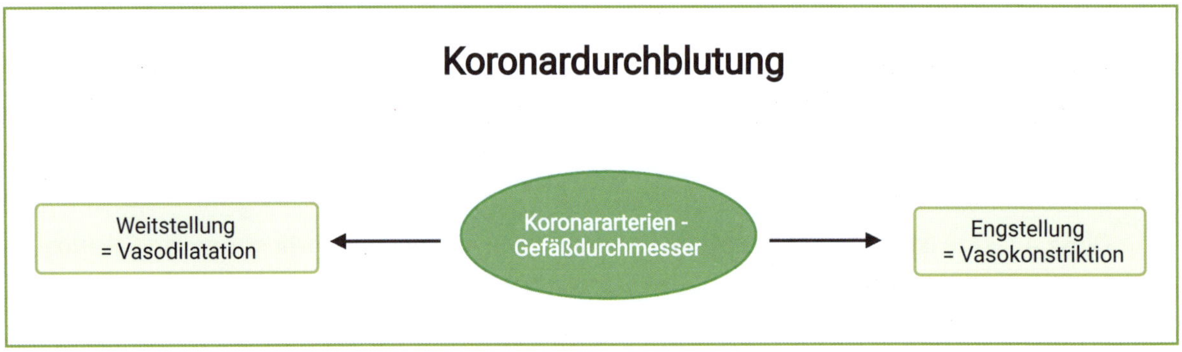
Koronardurchblutung
Weitstellung = Vasodilatation
Koronararterien - Gefäßdurchmesser
Engstellung = Vasokonstriktion

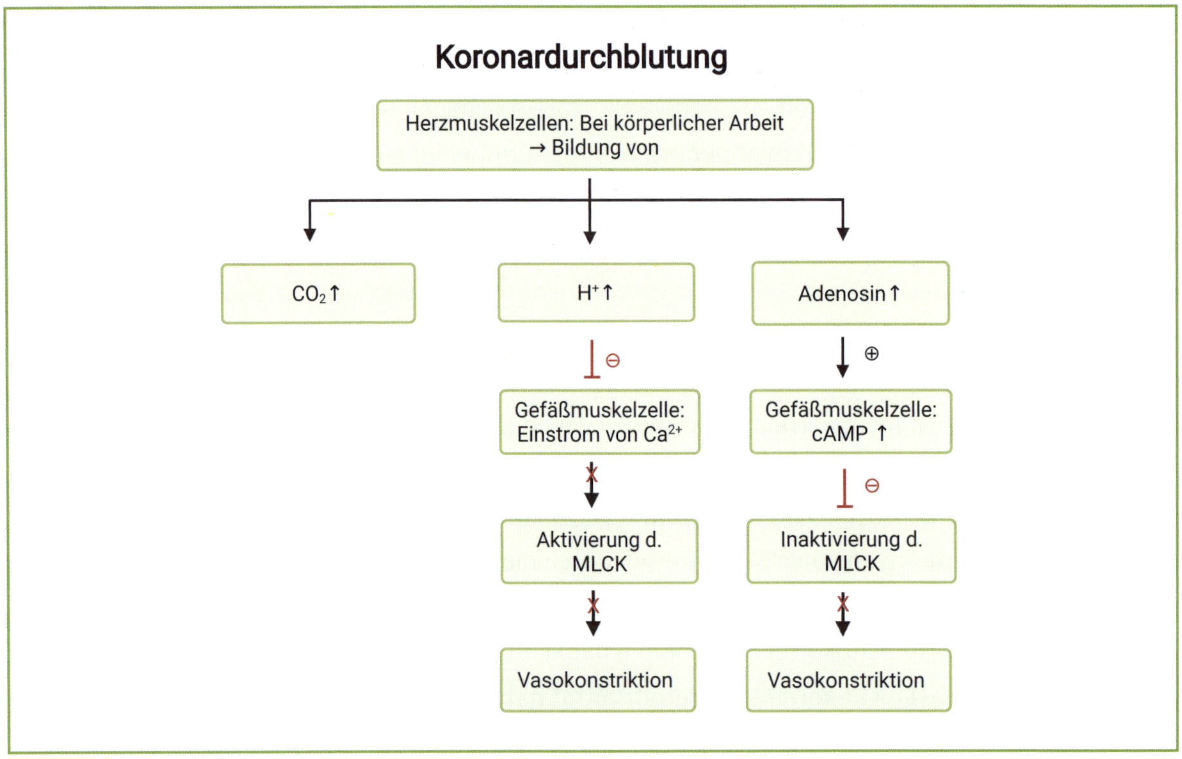
Koronardurchblutung
Herzmuskelzellen: Bei körperlicher Arbeit → Bildung von
CO_2 ↑
H^+ ↑
Adenosin ↑
⊖
⊕
Gefäßmuskelzelle: Einstrom von Ca^{2+}
Gefäßmuskelzelle: cAMP ↑
⊖
Aktivierung d. MLCK
Inaktivierung d. MLCK
Vasokonstriktion
Vasokonstriktion

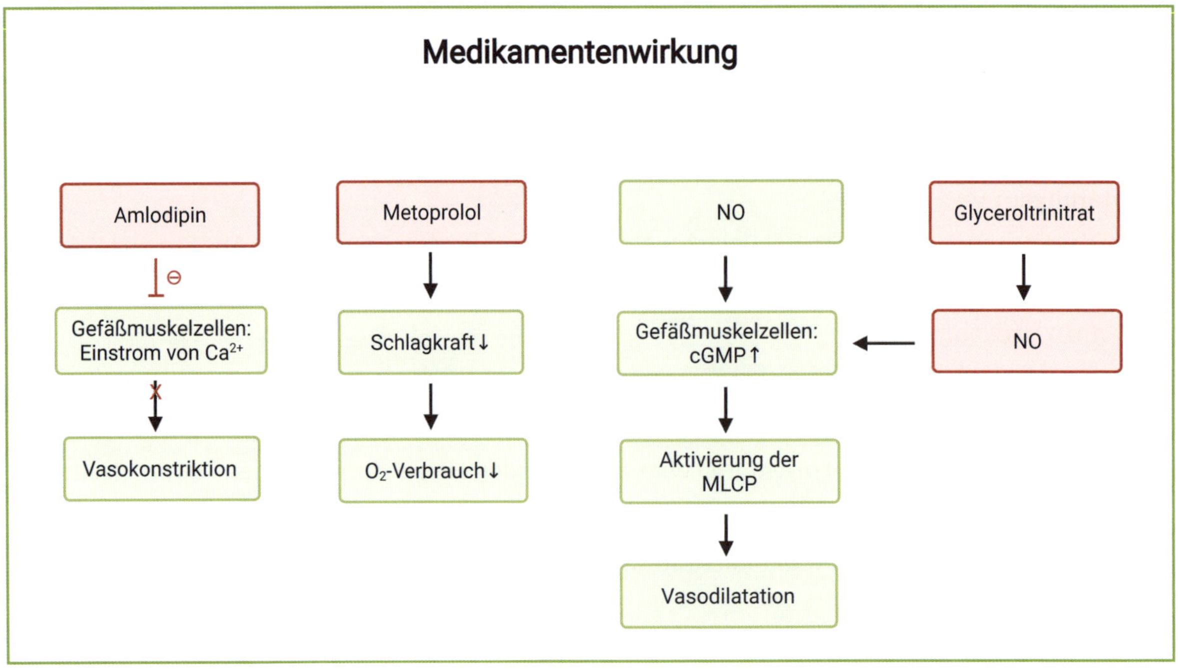
Medikamentenwirkung
Amlodipin
Metoprolol
NO
Glyceroltrinitrat
⊖
Gefäßmuskelzellen: Einstrom von Ca^{2+}
Schlagkraft ↓
Gefäßmuskelzellen: cGMP ↑
NO
Vasokonstriktion
O_2-Verbrauch ↓
Aktivierung der MLCP
Vasodilatation

Simulation 3

7.3.1 Diabetes mellitus Typ I

Nr. 1

Erklärung: Lösung B

I Diese Aussage ist nicht korrekt. GLUT-4 wird nur in Muskelzellen eingebaut.

II Diese Aussage ist nicht korrekt. Die Leber kann nur Aminosäuren in Glucose umwandeln, Fettsäuren werden zu Ketonkörpern abgebaut. Theoretisch kann auch Glycerin, das ebenfalls Bestandteil der Fette ist, zu Ketonkörpern umgewandelt werden, dies wurde hier aber nicht erwähnt.

III Diese Aussage ist korrekt. Insulin senkt den Blutglucosespiegel. Durch den Insulinmangel bleibt der Blutglucosespiegel hoch.

Nr. 2

Erklärung: Lösung C

I Diese Aussage ist korrekt. Unter dem Einfluss von Glucagon können eine gesteigerte Glykogenolyse und Gluconeogenese beobachtet werden. In beiden Fällen kommt es zu einem Anstieg der Glucosekonzentration im Blut.

II Diese Aussage ist korrekt. Die Neubildung von Glucose aus Aminosäuren bezeichnet man als Gluconeogenese. Dieser Prozess findet in der Leber statt und führt zu einer erhöhten Konzentration an Glucose im Blut.

III Diese Aussage ist nicht korrekt. Die gesteigerte Bildung von Ketonkörpern führt zur pH-Wertsenkung, aber nicht zur einer Hyperglykämie.

Nr. 3

Erklärung: Lösung C

I Diese Aussage ist nicht korrekt. Die Infusion von Ketonkörpern würde den pH-Wert des Patienten senken.

II Diese Aussage ist nicht korrekt. Die Infusion von Glucagon würde eine Hyperglykämie auslösen, hätte aber primär keinen Einfluss auf die Kaliumkonzentration im Blut.

III Diese Aussage ist korrekt. Infundiert man ein Glucose-Insulin-Gemisch, so wird durch die Glucose die Freisetzung von Insulin angeregt. Zusammen mit dem infundierten Insulin kommt es zu einer erhöhten Aktivität der Na^+/K^+-ATPase und damit zu einer Verschiebung der Kaliumkonzentration vom Blutgefäß ins Zellinnere.

Nr. 4

Erklärung: Lösung A

I Diese Aussage ist korrekt. Verzögertes Insulin hält den Insulinspiegel über Stunden auf einem ähnlich hohen Niveau.

II Diese Aussage ist nicht korrekt. Kurzwirksames Insulin muss mehrfach täglich gespritzt werden, da die Insulinwerte schnell wieder abfallen.

III Diese Aussage ist nicht korrekt. Verzögertes Insulin wird nur verzögert freigesetzt. Es geht nicht aus dem Text hervor, wie es am Rezeptor wirkt.

Nr. 5

Erklärung: Lösung E

I Diese Aussage ist korrekt. Da in diesem Fall ein Insulinmangel vorliegen muss, bleibt auch der Kaliumspiegel im Blut hoch.

II Diese Aussage ist nicht korrekt. Ein Abfall des pH-Wertes bedeutet einen Anstieg der H^+-Ionen-Konzentration, nicht aber einen Abfall.

III Diese Aussage ist korrekt. Glucagon wirkt antagonistisch zu Insulin und erhöht die Glucosekonzentration im Blut. Daher würde ein absoluter Mangel zur Hypoglykämie führen.

Nr. 6

Erklärung: Lösung D

(A) Diese Aussage ist korrekt, da Diabetiker des Typ I einen absoluten Mangel an Insulin haben und damit nicht den GLUT-4 in die Zellmembran einbauen können.

(B) Die Aussage ist korrekt.

(C) Diese Aussage ist korrekt. Da Glucagon zu einem erhöhten Abbau des Glykogens führt, ist die Glykogenolyse gesteigert.

(D) Diese Aussage ist nicht korrekt. Nach dem Essen steigt der Blutglucosespiegel, der wiederum zu einer Freisetzung von Insulin führt. Infolgedessen wird die Na^+/K^+-ATPase Pumpe aktiviert und führt zu einem verstärkten Transport von Kalium in den intrazellulären Raum. Diabetiker des Typ I weisen aber einen Insulinmangel auf, dadurch kommt es auch zu keiner Aktivierung der Na^+/K^+-ATPase Pumpe und als Folge bleibt die Kalium-Konzentration hoch.

(E) Diese Aussage ist korrekt. Unter Hyperglykämien ist der Fettabbau gesteigert und damit geht eine erhöhte Bildung von Ketonkörpern einher.

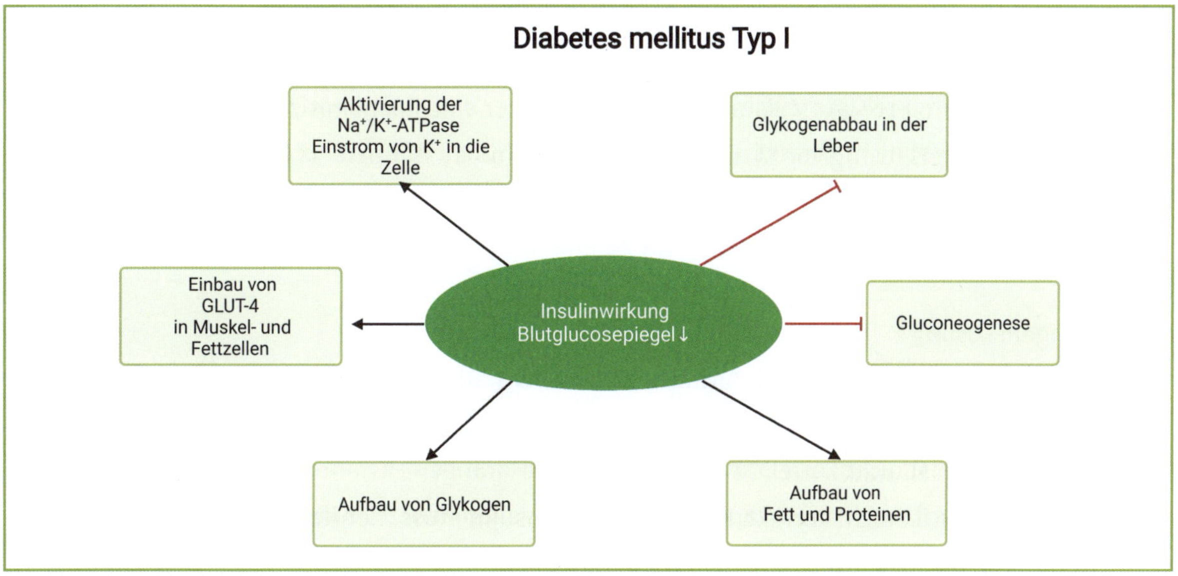

7.3.2 Anaphylaktischer Schock

Nr. 7

Erläuterungen: Lösung B

(A) Diese Aussage ist nicht korrekt. Glucocorticoide wirken über einen genomischen Effekt. Das heißt, sie wirken über eine Veränderung der Proteinbiosynthese. Der Effekt tritt deshalb frühestens nach einer Stunde ein.

(B) Diese Aussage ist korrekt. Die Wirkung von Adrenalin tritt unmittelbar ein und sollte deshalb in einer lebensbedrohlichen Situation bevorzugt noch vor der Gabe von Antihistaminika verabreicht werden.

(C) Diese Aussage ist nicht korrekt. Dimetinden ist ein Antihistaminikum und verdrängt Histamin vom Histaminrezeptor.

(D) Diese Aussage ist nicht korrekt. Dimetinden ist ein Antihistaminikum und verdrängt Histamin vom Histaminrezeptor. Es hat keine Wirkung auf IgA-vermittelte Effekte.

(E) Diese Aussage ist nicht korrekt. Siehe Erläuterung zur Antwortmöglichkeit A.

Nr. 8

Erläuterungen: Lösung A

(A) Diese Aussage ist korrekt. In der vorliegenden Situation liegt lediglich eine Beteiligung der gesamten Haut ohne andere Symptome des Kreislaufs oder des Magen-Darm-Traktes vor. Somit handelt es sich um eine anaphylaktische Reaktion ersten Grades.

(B) – (E) Diese Aussagen sind nicht korrekt. Siehe Antwort A.

Nr. 9

Erläuterungen: Lösung D

I Diese Aussage ist nicht korrekt. Beim anaphylaktischen Schock handelt es sich um einen potenziell lebensbedrohlichen Zustand. Wie im Text beschrieben, ist eine schnelle Verabreichung von Medikamenten unerlässlich.

II Diese Aussage ist korrekt. Wie im Text beschrieben, kann es bei einem anaphylaktischen Schock zu einem Kreislaufstillstand kommen, welcher eine Reanimation notwendig macht.

III Diese Aussage ist nicht korrekt. Dies wäre sehr gefährlich. Wie im Text beschrieben, sollte das verdächtige Allergen gemieden werden.

Nr. 10

Erläuterungen: Lösung E

I Diese Aussage ist nicht korrekt. Antihistaminika verdrängen Histamin vom Histaminrezeptor. Auf das IgE haben sie keinen direkten Einfluss.

II Diese Aussage ist nicht korrekt. Antihistaminika verdrängen Histamin vom Histaminrezeptor. Auf die Ausschüttung von Histamin aus den Mastzellen haben sie keinen direkten Einfluss.

III Diese Aussage ist nicht korrekt. Antihistaminika verdrängen Histamin vom Histaminrezeptor. Mit einem Wirkungseintritt ist nach einigen Minuten zu rechnen.

Nr. 11

Erläuterungen: Lösung C

(A) Diese Aussage ist nicht korrekt. Siehe Antwort C.

(B) Diese Aussage ist nicht korrekt. Siehe Antwort C.

(C) Diese Aussage ist korrekt. Es liegen Beeinträchtigungen des Kreislaufs (hoher Puls, Atemnot) bis hin zur Bewusstlosigkeit, jedoch noch kein Kreislaufstillstand vor (Grad 4).

(D) Diese Aussage ist nicht korrekt. Siehe Antwort C.

(E) Diese Aussage ist nicht korrekt. Es liegt ein anaphylaktischer Schock und damit eine lebensbedrohliche Situation vor. Bei Bewusstlosigkeit sollte auf jeden Fall der Rettungsdienst benachrichtigt werden.

Nr. 12

Erläuterungen: Lösung C

I Diese Aussage ist nicht korrekt. Zunächst werden beim ersten Kontakt des Immunsystems mit dem Allergen IgE-Antikörper gebildet, welche an Mastzellen binden. Erst beim nächsten Kontakt bindet das Allergen an die IgE-Antikörper, woraufhin die Mastzellen Histamin freisetzen.

II Diese Aussage ist nicht korrekt. Wie im Text beschrieben, handelt es sich bei Allergien um erworbene Reaktionen des Immunsystems, die sich im Laufe des Lebens entwickeln können.

III Diese Aussage ist korrekt. Im Rahmen des Kontakts mit dem Allergen werden IgE-Antikörper gebildet.

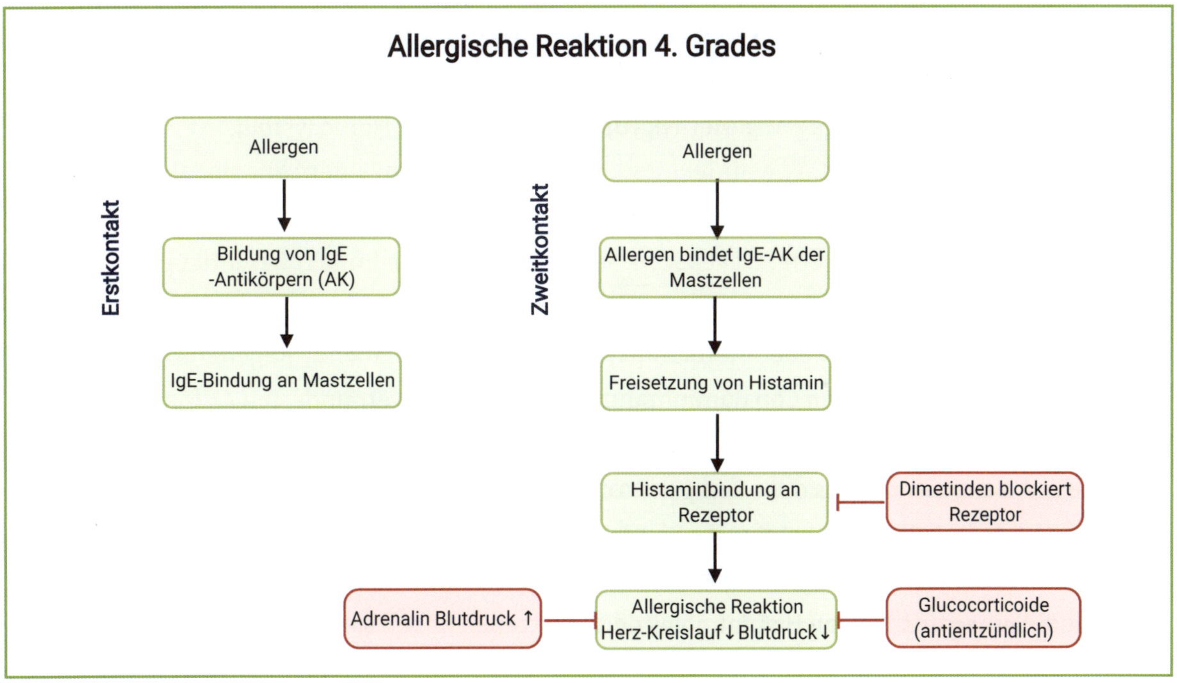

7.3.3 Vitamin B_{12}

Nr. 13

Erläuterungen: Lösung A

(A) Dies ist nicht korrekt. Cobalamin bindet im Duodenum an den intrinsischen Faktor, nicht im terminalen Ileum.

(B) Dies ist korrekt. Die Hauptzellen des Magens produzieren Pepsinogene, welche in ihrer aktivierten Form Cobalamin aus seiner proteingebundenen Form lösen.

(C) Dies ist korrekt. Trypsin wird in der Bauchspeicheldrüse hergestellt und trennt im Duodenum Cobalamin von Haptocorrin. Der Ductus pancreaticus stellt die Verbindung her zwischen der Bauchspeicheldrüse und dem Duodenum. Eine Durchtrennung kann also dazu führen, dass weniger Trypsin in das Duodenum gelangt.

(D) Dies ist korrekt. Um an den Intrinsic-Faktor binden zu können, muss im Duodenum Cobalamin vom Haptocorrin durch Trypsin gelöst werden. Trypsin wird in der Bauchspeicheldrüse produziert.

(E) Dies ist korrekt. Im terminalen Ileum wird der Komplex aus Cobalamin und Intrinsic-Faktor über den Cubilin-Rezeptor aufgenommen. Der Cubilin-Rezeptor erkennt den Intrinsic-Faktor.

Nr. 14

Erläuterungen: Lösung E

I Dies ist korrekt. 5-Methyl-Tetrahydrofolat überträgt eine Methylgruppe auf Cobalamin. Methylcobalamin überträgt eine Methylgruppe auf Homocystein.

II Dies ist nicht korrekt. Cobalamin geht aus der Reaktion der Methioninsynthase unverändert hervor, da die von 5-Methyl-Tetrahydrofolat übertragene Methylgruppe auf Homocystein übertragen wird.

!!! Dies ist korrekt. Vitamin B_9 ist Folsäure, eine Vorstufe des 5-Methyl-Tetrahydrofolats, welches im Rahmen der Methioninsynthase eine Methylgruppe auf Cobalamin überträgt. Methylcobalamin überträgt die Methylgruppe wiederum auf Homocystein.

Nr. 15

Erläuterungen: Lösung E

I Dies ist nicht korrekt. Eine makrozytäre, hyperchrome Anämie, wie sie hier beschrieben ist, entsteht bei einem Defekt der Methioninsynthase durch die fehlende Regeneration von Tetrahydrofolat. Auf einen Cobalaminmangel im Sinne einer verminderten Aufnahme/Zufuhr oder eines erhöhten Bedarfs hat die Methioninsynthase keinen Einfluss.

II Dies ist nicht korrekt. Aus dem Text geht nicht hervor, ob auch die neurologischen Symptome wie Taubheitsgefühle beim Vitamin-B_{12}-Mangel durch Folsäure bedingt sind.

III Dies ist nicht korrekt. Aus dem Text lässt sich keine Beteiligung des Magens an der Methylierung von Tetrahydrofolat ableiten.

Nr. 16

Erläuterungen: Lösung D

I Dies ist nicht korrekt. Eine Anämie liegt erst vor, wenn der Hämoglobinwert, die Erythrozytenzahl oder der Hämatokrit reduziert sind. Der MCV- und MCH-Wert charakterisieren die Anämie weiter.

II Dies ist nicht korrekt. Eine Folsäure-Substitution kann nur den Folsäure-abhängigen Mangelerscheinungen eines Vitamin-B_{12}-Mangels vorbeugen, allerdings geht aus dem Text geht nicht hervor, ob auch die neurologischen Symptome Folsäure-abhängig sind.

III Dies ist korrekt. Die Ausbildung einer Hunter-Glossitis bei Vitamin-B_{12}-Mangel geht auf dessen Rolle in der Regeneration von Tetrahydrofolat zurück, sodass eine Folsäure-Substitution die Symptome lindern kann.

Nr. 17

Erläuterung: Lösung D

(A) Dies ist korrekt. Homocystein wird Vitamin-B_{12}-abhängig zu Methionin methyliert. Wenn ein Vitamin-B_{12}-Mangel besteht, wird also weniger Homocystein verbraucht und sein Spiegel steigt an.

(B) Dies ist korrekt. Beschrieben ist eine makrozytäre, hyperchrome Anämie. Eine mögliche Ursache dafür ist ein Vitamin-B_{12}-Mangel. Vitamin B_{12} wird abhängig vom Intrinsic-Faktor aufgenommen, sodass ein Intrinsic-Faktor-Mangel ursächlich sein kann.

(C) Dies ist korrekt. In der Schwangerschaft ist die Zellteilungsrate erhöht. DNA muss bei jeder Zellteilung zur Verfügung gestellt werden. Dafür wird Tetrahydrofolat, abkommend vom Vitamin B_9, benötigt, welches in der Methioninsynthase-Reaktion Vitamin-B_{12}-abhängig regeneriert wird. Außerdem wird Vitamin B_{12} für die Markscheiden des Nervensystems benötigt.

(D) Dies ist nicht korrekt. Bei einem Folsäuremangel ist die DNA-Synthese eingeschränkt, dies führt dazu, dass die Bildung der roten Blutkörperchen gestört wird. Es kommt zu einer Anämie mit einem erhöhten MCV- und MCH-Wert. Aus dem Text geht jedoch nicht hervor, dass auch eine Erhöhung des Hämoglobinwerts darauf zurückzuführen ist.

(E) Dies ist korrekt. Magensäure wird benötigt, um Pepsinogene zu Pepsin zu aktivieren. Diese sind notwendig, um Cobalamin aus seiner proteingebundenen Form zu lösen, sodass es über weitere Schritte schließlich aufgenommen werden kann. Eine verminderte Magensäureproduktion kann also zu einem Vitamin-B_{12}-Mangel führen. Ein mögliches Symptom ist eine makrozytäre, hyperchrome Anämie.

Nr. 18

Erläuterung: Lösung B

I Dies ist nicht korrekt. Bei einer Resorptionsstörung als Ursache des Vitamin-B_{12}-Mangels ist die Aufnahme aus dem Magen-Darm-Trakt gestört. Die Vitamin-B_{12}-Gabe per os ist auf die Aufnahme durch den Magen-Darm-Trakt angewiesen, dementsprechend würde man eine Vitamin-B_{12}-Gabe unter Umgehung des Magen-Darm-Trakts empfehlen.

- **II** Dies ist korrekt. Bei einer verminderten Zufuhr von Vitamin B_{12} ist wie bei einer Schwangerschaft der Magen-Darm-Trakt intakt, sodass die Substitution bevorzugt per os erfolgen kann.
- **III** Dies ist nicht korrekt. Die Vitamin-B_{12}-Gabe per os ist risikoärmer als die anderen Möglichkeiten. Bei einer Schwangeren besteht ein erhöhter Bedarf an Vitamin B_{12}, die Aufnahme über den Magen-Darm-Trakt ist jedoch intakt, sodass eher eine Vitamin-B_{12}-Gabe per os zu empfehlen ist.

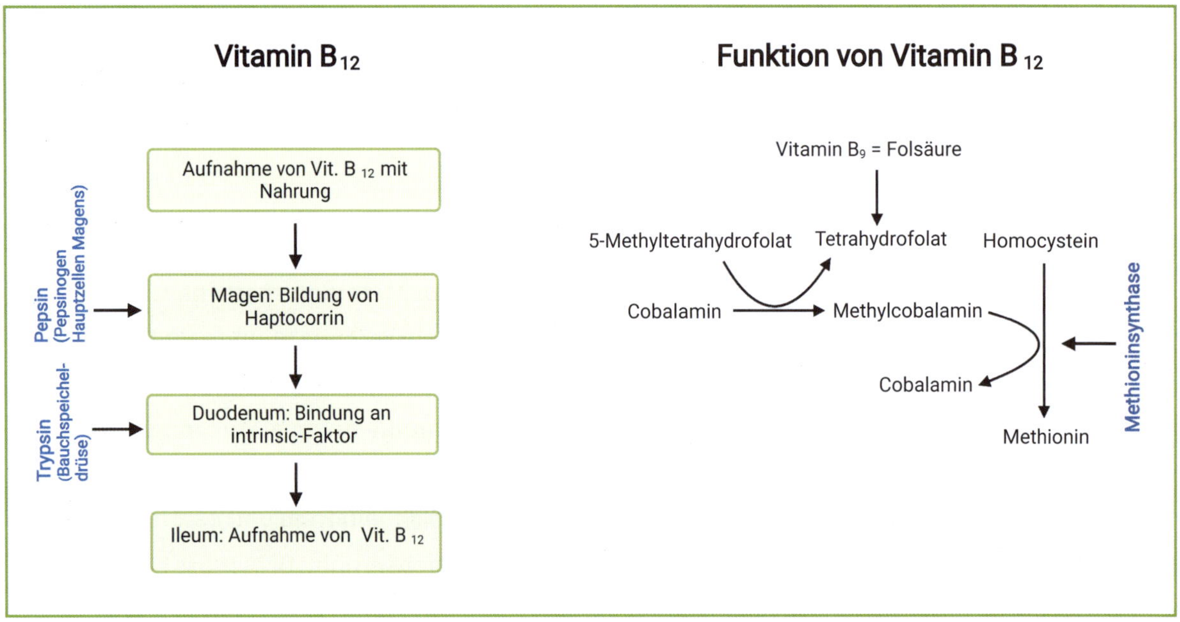

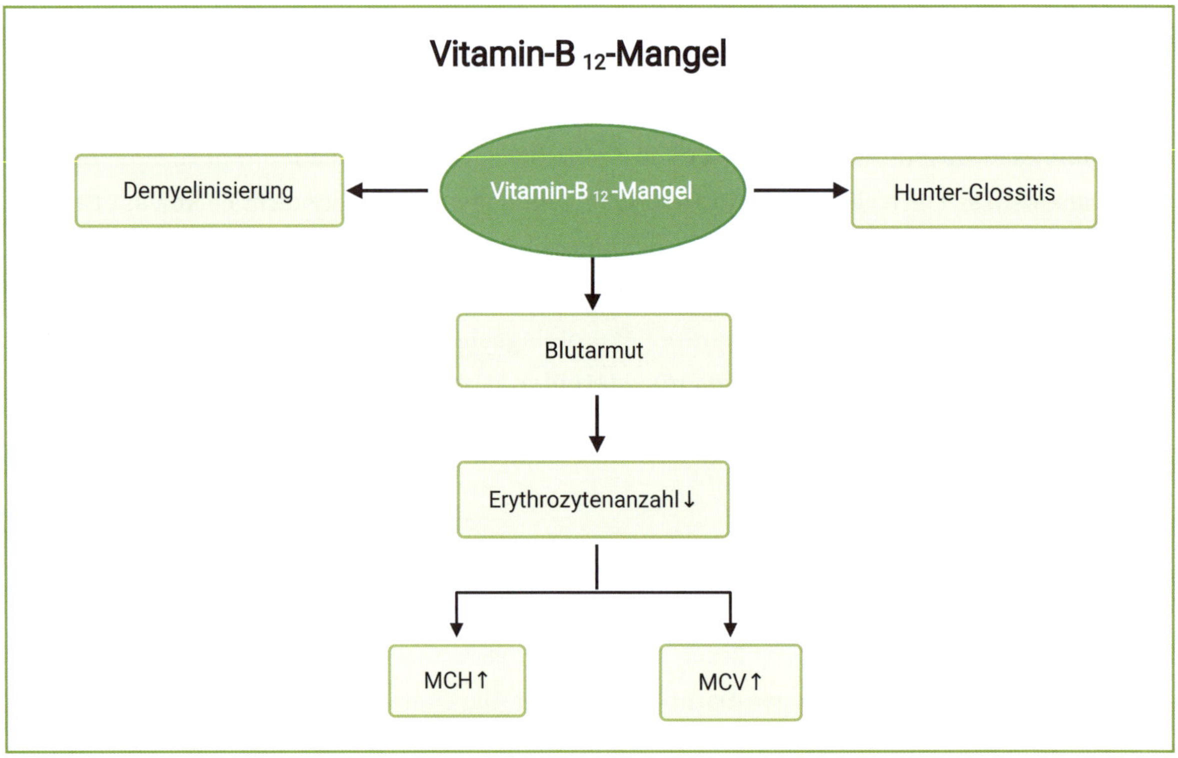

7.3.4 RAA-System

Nr. 19

Erläuterungen: Lösung C

I Diese Aussage ist korrekt. Bei hohen Blutverlusten sinkt der Blutdruck und dies führt zur vermehrten Freisetzung von Renin, das zu einer vermehrten Bildung von Angiotensin II führt.

II Diese Aussage ist korrekt. Die vermehrte Bildung von Angiotensin II, ausgelöst durch den Blutverlust, bewirkt in den Nebennieren eine erhöhte Freisetzung von Aldosteron.

III Diese Aussage ist nicht korrekt. Durch den Blutverlust sinkt das Blutvolumen und damit auch der Blutdruck. Dies führt zur Freisetzung von Renin, deshalb ist diese Aussage nicht korrekt.

Nr. 20

Erläuterungen: Lösung B

I Diese Aussage ist nicht korrekt. Aldosteron bewirkt eine verstärkte Na^+- und Wasserrückresorption aus den Harnkanälchen, sodass im Endeffekt das Blutvolumen steigt.

II Diese Aussage ist nicht korrekt. Aldosteron bewirkt eine Senkung der Kaliumkonzentration im Blut, da es zu einer vermehrten Kaliumabgabe in den Tubulusapparat führt. Damit ist der Kaliumgehalt im Blut niedrig.

III Diese Aussage ist korrekt. Aldosteron bewirkt eine verstärkte Natrium- und Wasserrückresorption, dies führt zu einer Steigerung des Blutvolumens und damit zu einer Erhöhung des Blutdrucks.

Nr. 21

Erläuterungen: Lösung D

(A) Diese Aussage ist nicht korrekt. Die Macula densa befindet sich im Tubulusapparat.

(B) Diese Aussage ist nicht korrekt. Proteine erscheinen nie im Primärharn.

(C) Diese Aussage ist nicht korrekt. Die reninproduzierenden Zellen befinden sich im Vas afferens und nicht Vas efferens.

(D) Diese Aussage ist korrekt. Eine verminderte Durchblutung führt zur Reninfreisetzung. Siehe Text.

(E) Diese Aussage ist nicht korrekt. Das Durstgefühl wird vor allem durch Angiotensin II ausgelöst und nicht durch Aldosteron.

Nr. 22

Erläuterungen: Lösung B

I Diese Aussage ist nicht korrekt. Bei Aktivierung des Sympathikus kommt es zur vermehrten Freisetzung von Renin, das die Bildung von Angiotensin II bewirkt. Dieses führt zur Freisetzung von ADH aus der Hypophyse, aber nicht zur Hemmung von ADH.

II Diese Aussage ist nicht korrekt. Bei Aktivierung des Sympathikus kommt es zur vermehrten Freisetzung von Renin, das die Bildung von Angiotensin II bewirkt.

III Diese Aussage ist korrekt. Bei Stimulierung des Sympathikus kommt es zur verstärkten Reninfreisetzung, dies bewirkt eine vermehrte Bildung von Angiotensin II und eine verstärkte Ausschüttung von ADH, das zu einer verstärkten Wasserrückresorption führt. Dadurch steigt das Blutvolumen und dies bewirkt eine Blutdrucksteigerung.

Nr. 23

Erläuterungen: Lösung A

(A) Diese Aussage ist nicht korrekt. Aldosteron bewirkt eine verstärkte Natriumrückresorption aus dem Harn. Bei einem Mangel wird mehr Natrium im Harn verbleiben, deshalb ist diese Aussage falsch.

(B) Diese Aussage ist korrekt. Aldosteron bewirkt eine verstärkte Natrium- und Wasserrückresorption aus dem Harn. Bei einem Mangel werden weniger Natrium und Wasser rückresorbiert und somit sinkt das Blutvolumen.

(C) Diese Aussage ist korrekt. Bei einem Aldosteronmangel verbleibt mehr Natrium im Harn. Dadurch sinkt auch die Wasserrückresorption. Infolgedessen sinkt der Blutdruck, dies löst eine erhöhte Reninfreisetzung aus.

(D) Diese Aussage ist korrekt. Bei einem Mangel an Aldosteron wird weniger Kalium in den Harn abgeben und folglich verbleibt mehr Kalium im Blut.

(E) Diese Aussage ist korrekt. Aldosteron bewirkt eine verstärkte Natrium- und Wasserrückresorption aus dem Harn. Bei einem Mangel wird weniger Natrium und Wasser rückresorbiert und somit sinken das Blutvolumen und damit auch der Blutdruck.

Nr. 24

Erläuterungen: Lösung E

I Diese Aussage ist nicht korrekt. ACE-Hemmer würden die Bildung von Angiotensin II hemmen. Damit würde es nicht zur Verengung der Blutgefäße kommen und dadurch würde keine weitere Blutdrucksteigerung ausgelöst. Diese Art von Medikamenten sollten demnach Patienten mit hohem Blutdruck erhalten.

II Diese Aussage ist korrekt. Medikamente, die die Reninfreisetzung fördern, würden durch die Bildung von Angiotensin II zu einer weiteren Blutdrucksteigerung führen.

III Diese Aussage ist korrekt. Aldosteron führt zur verstärkten Natrium- und Wasserrückresorption, damit steigt der Blutdruck.

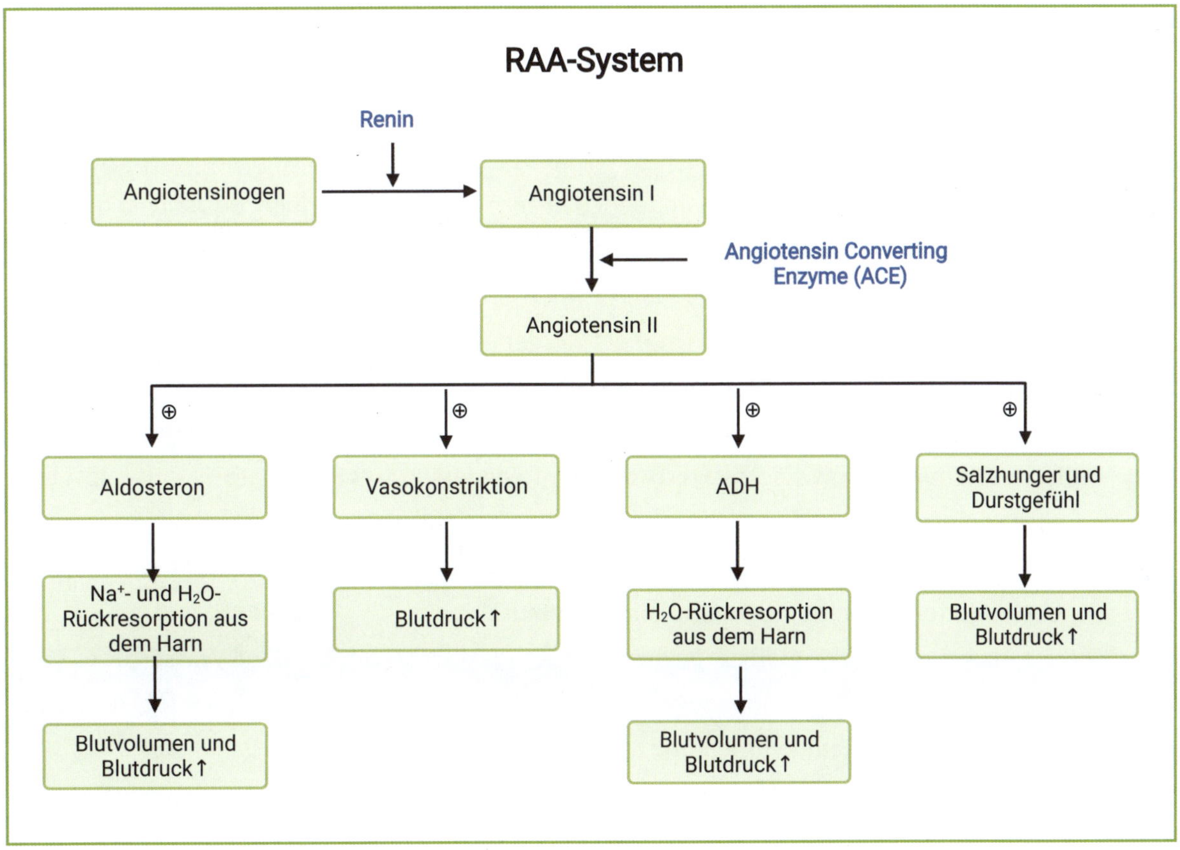

4

Simulation 4

7.4.1 Allergien

Nr. 1

Erläuterungen: Lösung B

I Diese Aussage ist nicht korrekt. Der Pricktest wird zur Diagnostik von Allergien Typ I durchgeführt.

II Diese Aussage ist korrekt. Zur Diagnostik von Allergien Typ IV (z. B. Kontaktekzemen) wird ein Epikutantest durchgeführt.

III Diese Aussage ist nicht korrekt. Kommt es bei der Positivkontrolle (Histamin) zu keiner Reaktion, so ist der Pricktest nicht auswertbar.

Nr. 2

Erläuterungen: Lösung A

(A) Diese Aussage ist nicht korrekt. Bevor es bei Allergenkontakt zu einer Reaktion kommen kann, muss eine Sensibilisierung im Rahmen eines Erstkontaktes stattgefunden haben.

(B) Diese Aussage ist korrekt. Bei Latex- und Bananenallergien handelt es sich aufgrund sich ähnelnder Allergenstrukturen um sogenannte Kreuzallergien: Menschen mit Latexallergie reagieren oft auch allergisch auf Banane und/oder Avocado und umgekehrt.

(C) Diese Aussage ist korrekt. Bei Allergien vom Typ IV kommt es zu keiner Antikörperbildung, sondern zu einer Sensibilisierung von Lymphozyten.

(D) Diese Aussage ist korrekt. Bei Dimetinden handelt es sich um ein Antihistaminikum, das im Rahmen einer Reaktion vom Typ IV das Histamin daran hindert, an die Histaminrezeptoren zu binden und somit die Ausbildung allergischer Symptome unterdrückt.

(E) Diese Aussage ist korrekt. Bei der allergischen Rhinokonjunktivitis handelt es sich um eine Allergie Typ I, bei der die Ausschüttung von Histamin und Cytokinen eine Rolle spielt.

Nr. 3

Erläuterungen: Lösung A

I Diese Aussage ist korrekt. Omalizumab ist ein IgE-Antikörper und kann IgE durch Bindung neutralisieren. Bei der Bindung an Histamin hat es keine Bedeutung.

II Diese Aussage ist nicht korrekt. Die Ausbildung einer allergischen Hautreaktion um Histamin beim Pricktest ist als normal und notwendig zur Auswertung des Tests anzusehen.

III Diese Aussage ist nicht korrekt. Omalizumab verhindert, dass IgE an die Mastzellen bindet und verhindert nicht die Bindung von Histamin.

Nr. 4

Erläuterungen: Lösung D

I Diese Aussage ist nicht korrekt. Dimetinden ist ein Antihistaminikum und konkurriert mit Histamin um die Bindung an die Histaminrezeptoren.

II Diese Aussage ist korrekt. Omalizumab ist die hier beschriebene Substanz, die an IgE bindet. Omalizumab wirkt somit übergeordneter als Antihistaminika, da es sowohl IgE neutralisiert als auch dadurch im Folgenden die Histaminausschüttung hemmt.

III Diese Aussage ist korrekt. Omalizumab kann die Wahrscheinlichkeit einer Wurminfektion des Darms erhöhen.

Nr. 5

Erläuterungen: Lösung A

I Diese Aussage ist korrekt. Im Vorlauf eines Pricktests sollten keine Antihistaminika eingenommen werden, da diese eine allergische Reaktion unterdrücken.

II Diese Aussage ist nicht korrekt, dies lässt sich nicht aus dem Text ableiten.

III Diese Aussage ist nicht korrekt. Der Patient sollte grundsätzlich einen Pricktest und keinen Epikutantest erhalten.

Nr. 6

Erläuterungen: Lösung E

I Diese Aussage ist nicht korrekt. Der Epikutantest ist erst als negativ auswertbar, wenn er nach 24, 48 und 72 Stunden unauffällig ist.

II Diese Aussage ist nicht korrekt. Omalizumab und Antihistaminika können ergänzend gegeben werden, da sie über verschiedene Wirkmechanismen funktionieren (Omalizumab bindet an IgE und Antihistaminika verdrängen Histamin vom Histaminrezeptor). Ob eine Kombinationstherapie sinnvoll ist, lässt sich nicht direkt aus dem Test ableiten.

III Diese Aussage ist korrekt. Ein Pricktest ist dadurch auswertbar, dass die Reaktion der Haut auf eine Substanz getestet wird (Rötung, Juckreiz etc.). Ist die Haut bereits vor Testdurchführung entsprechend verändert, kann ein Pricktest nicht durchgeführt werden.

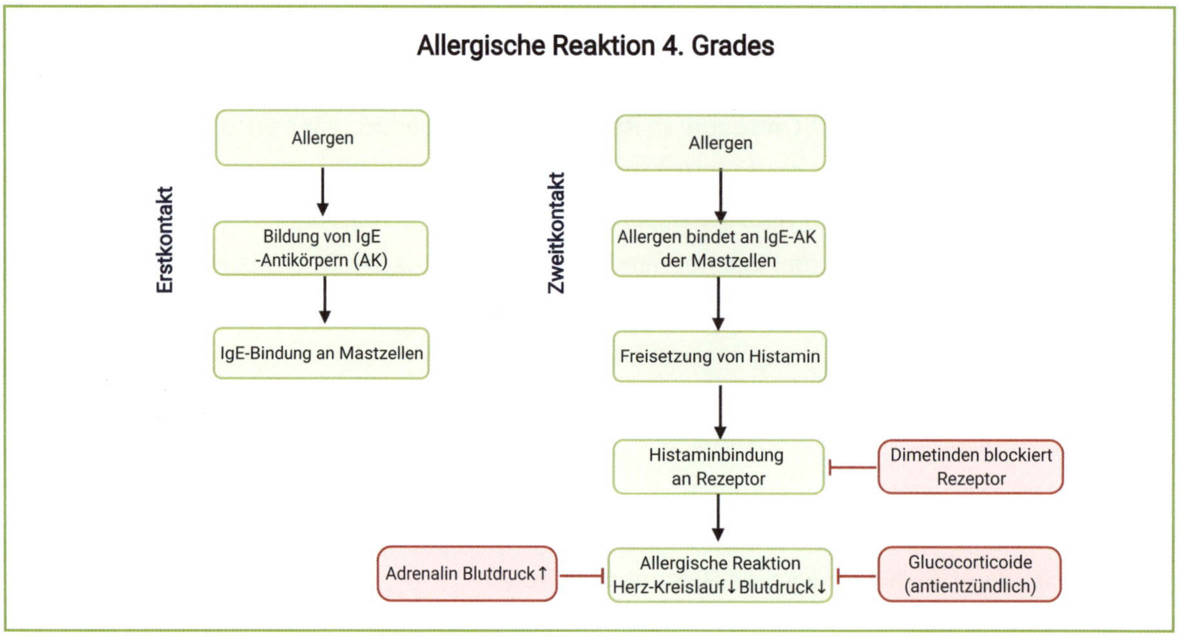

7.4.2 Schlaganfall

Nr. 7

Erläuterungen: Lösung D

I Diese Aussage ist korrekt. Die Arteria pericallosa ist ein Ast der Arteria cerebri anterior, die aus der A. carotis interna entspringt.

II Diese Aussage ist korrekt. Die Arteria cerebri media ist der Endast der Arteria carotis interna.

III Diese Aussage ist korrekt. Die Arteria cerebri anterior entspringt aus der Arteria carotis interna.

Nr. 8

Erläuterungen: Lösung D

(A) Diese Aussage ist nicht korrekt. Die A. media versorgt den mittleren, äußeren Kortex.

(B) Diese Aussage ist nicht korrekt. Die A. basilaris versorgt den hinteren, äußeren Bereich des Gehirns.

(C) Diese Aussage ist nicht korrekt. Hierzu werden keine Angaben im Text gemacht.

(D) Diese Aussage ist korrekt. Die Arteria anterior verläuft über den Balken.

(E) Diese Aussage ist nicht korrekt. A. occipitalis versorgt den hinteren Teil des Gehirns.

Nr. 9

Erläuterungen: Lösung E

(A) Diese Aussage ist nicht korrekt. Da keine Sehstörung vorliegt, ist die A. occipitalis nicht betroffen.

(B) Diese Aussage ist nicht korrekt. Da eine Lähmung auf der rechten Körperhälfte auftritt, muss der Schlaganfall in der linken Hemisphäre stattfinden.

(C) Diese Aussage ist nicht korrekt. Da keine Sehstörung vorliegt, ist die A. occipitalis nicht betroffen.

(D) Diese Aussage ist nicht korrekt. Da eine Lähmung auf der rechten Körperhälfte auftritt, muss der Schlaganfall in der linken Hemisphäre stattfinden.

(E) Diese Aussage ist korrekt. Da eine Lähmung auf der rechten Körperhälfte auftritt, muss der Schlaganfall in der linken Hemisphäre stattfinden. Es ist nur die A. cerebri media betroffen, da eine Sehstörung nicht vorliegt.

Nr. 10

Erläuterungen: Lösung E

I Diese Aussage ist korrekt. Das Sehzentrum befindet sich im Okzipitallappen. Dieser wird von den Ästen der Arteria cerebri posterior versorgt, die wiederum aus der Arteria basilaris entspringt.

II Diese Aussage ist nicht korrekt. A. carotis interna versorgt nicht den Okzipitallappen.

III Diese Aussage ist korrekt. Das Sehzentrum befindet sich im Okzipitallappen. Dieser wird von den Ästen der Arteria cerebri posterior versorgt, die wiederum aus der Arteria basilaris entspringt.

Nr. 11

Erläuterungen: Lösung E

(A) – (D) Diese Aussagen sind korrekt.

(E) Diese Aussage ist nicht korrekt. Die Pars sphenoidalis bezeichnet den ersten Abschnitt (M1) der Arteria cerebri media. Der zweite Abschnitt (Endabschnitt/M2) wird als Pars insularis bezeichnet.

Nr. 12

Erläuterungen: Lösung A

I Diese Aussage ist nicht korrekt. Die A. basilaris kann mittels einer Thrombektomie bis zu 12 Stunden nach Verschluss noch behandelt werden.

II Diese Aussage ist korrekt. Bis zu sechs Stunden nach akutem Auftritt eines M1- Verschlusses kann man mechanisch den Thrombus durch eine Thrombektomie entfernen.

III Diese Aussage ist nicht korrekt. Bei der Gefahr von Hirnblutungen sollte keine Lysetherapie erfolgen.

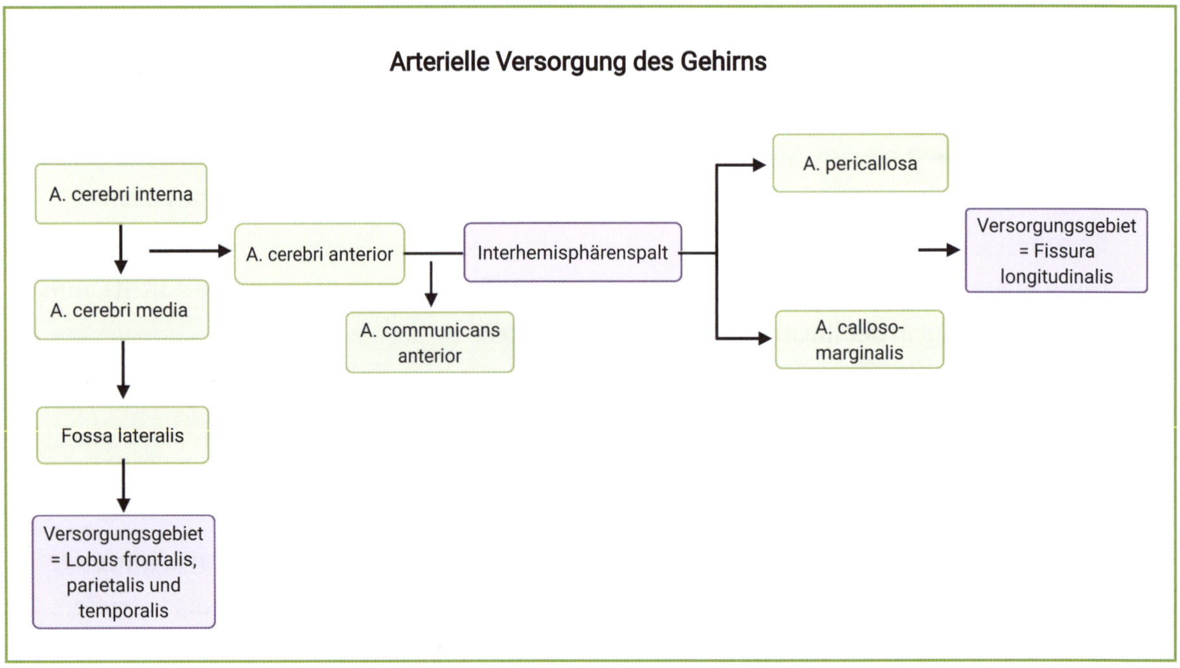

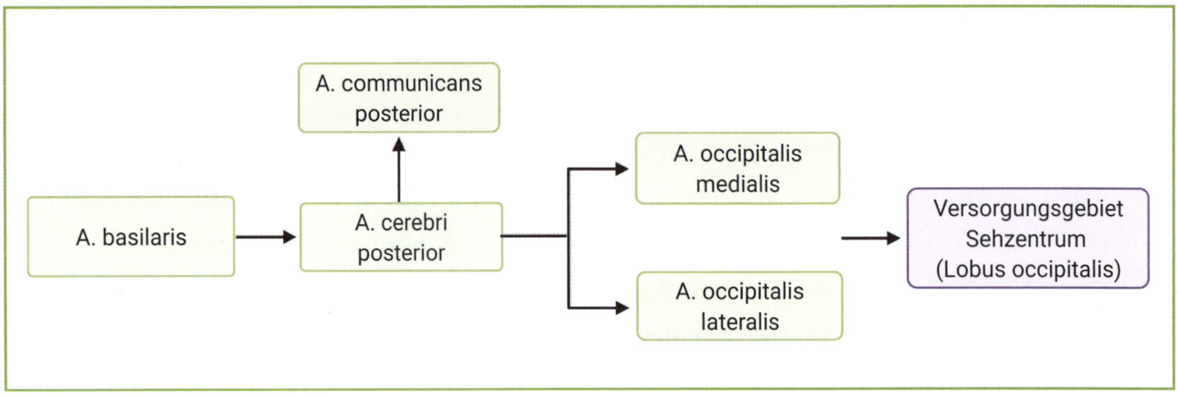

7.4.3 Blutgerinnung

Nr. 13

Erläuterungen: Lösung B

I Diese Aussage ist nicht korrekt. Bei Hämophilie A fehlt der Faktor VIII, der aber nur im intrinsischen Weg eine Rolle spielt. Somit kann der extrinsische Weg durchaus stattfinden.

II Diese Aussage ist nicht korrekt. Die Bildung des Prothrombinaktivator-Komplexes stellt die gemeinsame Endstrecke beider Systeme dar. Betroffen ist bei Hämophilie A nur der intrinsische Weg und nicht der extrinsische Weg, deshalb kommt es noch zur Bildung eines Prothrombinaktivator-Komplexes.

III Diese Aussage ist korrekt. Betroffen ist bei Hämophilie A nur der intrinsische Weg und nicht der extrinsische Weg, sodass die Bildung eines roten Thrombus noch erfolgt.

Nr. 14

Erläuterungen: Lösung B

I Diese Aussage ist nicht korrekt. Da Vitamin K für die Bildung von Gerinnungsfaktoren nötig ist, muss man durch einen Mangel an Vitamin K damit rechnen, dass auch die entsprechenden Gerinnungsfaktoren nicht in ausreichender Menge produziert werden können. Dadurch wird sich die Blutgerinnungszeit verlängern, ebenso die Blutungszeit. Sie verkürzt sich also nicht!

II Diese Aussage ist korrekt. Siehe Aussage I, somit ist auch die Bildung des Prothrombinaktivator-Komplexes beeinträchtigt.

III Diese Aussage ist nicht korrekt. Aufgrund des Mangels wird die Synthese der Vitamin K-abhängigen Blutgerinnungsfaktoren beeinträchtigt sein, daher muss man mit verlängerten Blutungszeiten rechnen. Allerdings steht im Text nicht, ob auch bei einem Mangel schon mit großflächigen Einblutungen zu rechnen ist. Deshalb kann dies nicht abgeleitet werden.

Nr. 15

Erläuterungen: Lösung D

I Diese Aussage ist korrekt. Bei der primären Hämostase bildet sich ein Thrombozytenpfropf. Gibt es nun zu wenige Thrombozyten, so wird die primäre Hämostase davon beeinträchtigt sein.

II Diese Aussage ist nicht korrekt. Im Text wird bei Thrombophilie eine erhöhte Gerinnungsneigung beobachtet, keine erniedrigte, von daher ist davon auszugehen, dass dies nicht auf eine erhöhte Thrombozytenzahl zurückzuführen ist.

III Diese Aussage ist korrekt. Die Einnahme von ASS bewirkt eine geschwächte primäre Hämostase.

Nr. 16

Erläuterungen: Lösung B

I Diese Aussage ist nicht korrekt. Plasmin kann einen Thrombus auflösen, verhindert aber nicht die Blutgerinnung.

II Diese Aussage ist nicht korrekt. ASS schränkt die primäre Hämostase ein, im Text steht aber nicht, ob die Blutgerinnung generell unterdrückt wird.

III Diese Aussage ist korrekt. EDTA bindet $Ca2^{+}$-Ionen, somit wird die Blutgerinnung unterbunden, denn in vielen Abschnitten der Gerinnungskaskade ist die Anwesenheit von $Ca2^{+}$-Ionen nötig.

Nr. 17

Erläuterungen: Lösung E

I Diese Aussage ist korrekt. Bei Hämophilie A liegt ein Mangel an VIII vor, der entscheidend für die Gerinnungskaskade ist. Deshalb ist mit einer erhöhten Blutungsneigung zu rechnen.

II Diese Aussage ist nicht korrekt. Eine erhöhte Anzahl an Thrombozyten bewirkt genau das Gegenteil, nämlich eine erhöhte Gerinnungsneigung.

III Diese Aussage ist korrekt. Da für die Bildung vieler Gerinnungsfaktoren das Vitamin K notwendig ist, ist die Bildung dieser Faktoren bei einem Vitamin K-Mangel beeinträchtigt. Als Folge ist die Blutgerinnung beeinträchtigt.

Nr. 18

Erläuterungen: Lösung C

(A) Diese Aussage ist nicht korrekt. Faktor III wird im Text nicht erwähnt.

(B) Diese Aussage ist nicht korrekt. Faktor XII wird nur im intrinsischen System aktiviert.

(C) Diese Aussage ist korrekt. Faktor XIII wird durch den Prothrombinaktivator-Komplex aktiviert und da dieser die gemeinsame Endstrecke darstellt, ist die Aussage korrekt.

(D) Diese Aussage ist nicht korrekt. Faktor VIII kommt nur im intrinsischen System vor.

(E) Diese Aussage ist nicht korrekt. Faktor IX kommt nur im intrinsischen System vor.

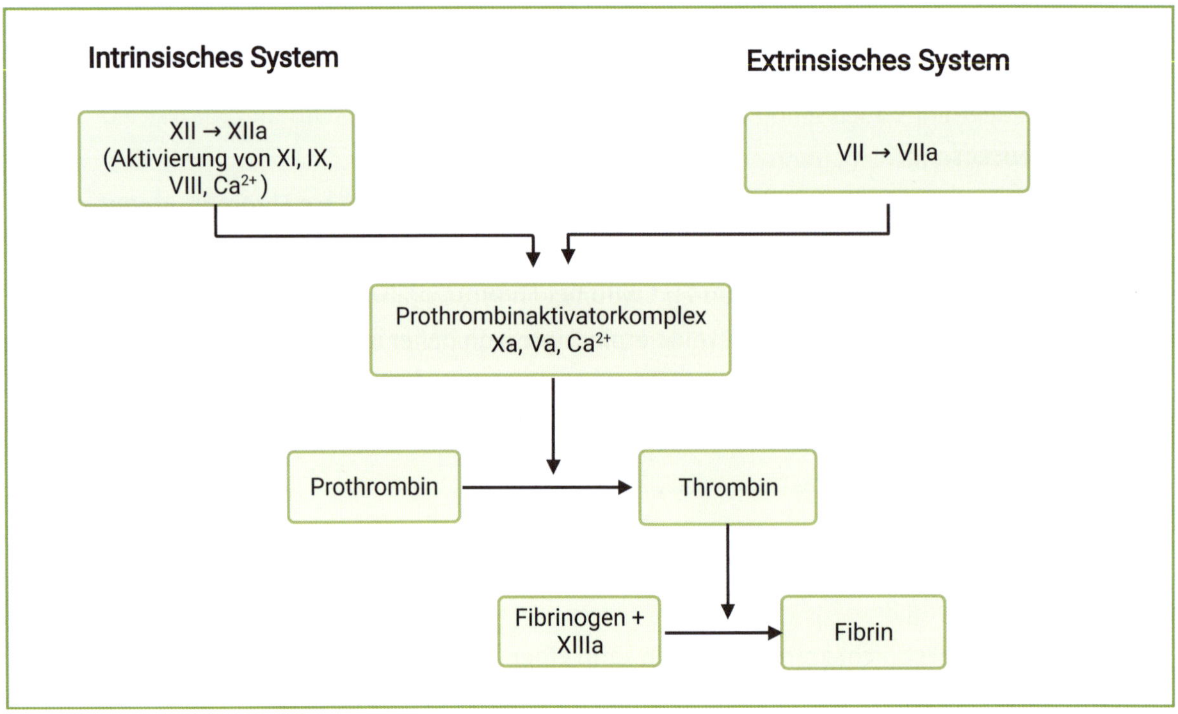

7.4.4 Schmerzempfindung

Nr. 19

Erläuterungen: Lösung B

(A) Diese Aussage ist korrekt. Ein Hitzereiz >45°C aktiviert TRPV1-Rezeptoren auf Nozizeptoren, sodass positiv geladene Ionen einströmen. Dies führt zur elektrischen Ladungsverschiebung, sodass spannungsabhängige Natriumkanäle geöffnet werden und Natrium einströmt, wodurch ein Aktionspotenzial ausgelöst wird.

(B) Diese Aussage ist nicht korrekt. Capsaicin kann TRPV1-Rezeptoren unabhängig von der Temperatur öffnen.

(C) Diese Aussage ist korrekt. Menthol aktiviert TRPA1-Rezeptoren. TRPA1-Rezeptoren sind ionotrope Rezeptoren, über die positiv geladene Ionen einströmen. Dies führt zur elektrischen Ladungsverschiebung über der Zellmembran des Nozizeptors, einer Depolarisation.

(D) Diese Aussage ist korrekt. H^+-Ionen öffnen ionotrope TRPV-1-Rezeptoren der Nozizeptoren. Nozizeptoren sind freie Nervenendigungen. Der Einstrom positiv geladener Ionen über TRPV1-Rezeptoren führt zur Ladungsverschiebung über der Zellmembran, sodass spannungsabhängige Natrium-Kanäle geöffnet werden und ein Aktionspotenzial auslösen. Das Aktionspotenzial wird als Schmerzsignal in das Gehirn geleitet.

(E) Diese Aussage ist korrekt. TRPA1-Rezeptoren auf Nozizeptoren werden durch Kältereize <15°C aktiviert, sodass positiv geladene Ionen einströmen. Dadurch verschiebt sich die elektrische Ladung der Zellmembran und spannungsabhängige Natriumkanäle werden geöffnet.

Nr. 20

Erläuterungen: Lösung A

I Diese Aussage ist nicht korrekt. Durch periphere Sensibilisierung von Nozizeptoren können bereits unterschwellige Reize ein Schmerzsignal auslösen. Ein Temperaturreiz von 45°C bewirkt allerdings auch schon ohne periphere Sensibilisierung die Öffnung von TRPV1-Rezeptoren, ist also ein überschwelliger Reiz.

II Diese Aussage ist nicht korrekt. Prostaglandin-E_2-Rezeptoren sind metabotrope, nicht ionotrope Rezeptoren.

III Diese Aussage ist nicht korrekt. Durch Bindung von Prostaglandin-E_2 an den Prostaglandin-E_2-Rezeptor der Nozizeptoren werden TRPV1-Rezeptoren phosphoryliert, nicht TRPA1-Rezeptoren.

Nr. 21

Erläuterungen: Lösung E

(A) Diese Aussage ist nicht korrekt. Interleukin-1 wird nicht durch Nozizeptoren, sondern durch Zellen des Immunsystems produziert.

(B) Diese Aussage ist nicht korrekt. Leukotriene steigen an, wenn die Aktivität der Lipoxygenase, nicht der Cyclooxygenase, erhöht ist. Eine Hemmung der Cyclooxygenase kann die Leukotrienproduktion steigern.

(C) Diese Aussage ist nicht korrekt. Nicht die Adenylatcyclase, sondern die Cyclooxygenase bildet Prostaglandin-E_2.

(D) Diese Aussage ist nicht korrekt. Prostaglandin-E_2 entsteht aus Arachidonsäure, nicht aus Leukotrienen.

(E) Diese Aussage ist korrekt. Interleukin-1 stimuliert die Cyclooxygenase-Produktion im Rahmen einer Infektion. Die Cyclooxygenase katalysiert die Entstehung von Prostaglandin-E_2, welches im Hypothalamus zu einem Anstieg der Solltemperatur führt. Bei einem Defekt von Interleukin-1 sind diese Prozesse dementsprechend gehemmt.

Nr. 22

Erläuterungen: Lösung D

(A) Diese Aussage ist nicht korrekt. cAMP erhöht die Aktivität der Proteinkinase A, nicht der Phospholipase A2.

(B) Diese Aussage ist nicht korrekt. Die Cyclooxygenase dient der Herstellung von Prostaglandin-E_2. Eine erhöhte Prostaglandin-E_2-Produktion, z. B. im Rahmen einer Infektion, erhöht im Hypothalamus die Solltemperatur, senkt jedoch die Reizschwelle der Nozizeptoren im betroffenen Gebiet. Eine Hemmung der Prostaglandin-E_2-Produktion, wenn die Cyclooxygenase bereits gehemmt ist, hat also den gegenteiligen Effekt und die Solltemperatur sinkt ab.

(C) Diese Aussage ist nicht korrekt. Ibuprofen hemmt die im Rahmen einer Entzündung erhöhte Prostaglandin-E_2-Produktion. Prostaglandin-E_2 führt zur peripheren Sensibilisierung von Nozizeptoren, sodass die Schmerzschwelle sinkt. Ibuprofen verhindert also ein Absinken der Schmerzschwelle. Ein Hitzereiz von >42° ist jedoch schon bei nicht-sensibilisiertem Gewebe überschwellig, sodass Ibuprofen dessen Überleitung nicht beeinflusst.

(D) Diese Aussage ist korrekt. Durch die cAMP-vermittelte Aktivierung der Proteinkinase A werden TRPV1-Rezeptoren phosphoryliert, wodurch deren Reizschwelle gesenkt wird. Über TRPV1-Rezeptoren strömen bei Aktivierung, also sobald ein Reiz die Reizschwelle überschreitet, Natriumionen in den Nozizeptor ein. Bei einem Ausfall der Adenylatcyclase wird die Produktion von cAMP gesenkt und die beschriebenen Prozesse werden gehemmt.

(E) Diese Aussage ist nicht korrekt. Die Senkung der Schmerzschwelle durch Prostaglandin-E_2 ist EP1-, nicht EP3-Rezeptor-vermittelt.

Nr. 23

Erläuterungen: **Lösung D**

(A) Diese Aussage ist nicht korrekt. Prostaglandin E_2, dessen Produktion im entzündeten Gewebe wie Ibuprofen durch NSAR gehemmt wird, sensibilisiert nicht TRPA1-, sondern TRPV1-Rezeptoren.

(B) Diese Aussage ist nicht korrekt. Eine bakterielle Infektion führt Interleukin-1-vermittelt zu einer erhöhten Produktion der Cyclooxygenase, nicht der Lipoxygenase.

(C) Diese Aussage ist nicht korrekt. Lidocain hemmt spannungsabhängige Natriumkanäle der Nozizeptoren, nicht die durch H^+-Ionen aktivierbaren TRPV1-Rezeptoren.

(D) Diese Aussage ist korrekt. NSAR, wie Ibuprofen, hemmen die Prostaglandinproduktion durch die Cyclooxygenase. Dies führt dazu, dass, katalysiert durch die Lipoxygenase, vermehrt Leukotriene anstatt Prostaglandine aus Arachidonsäure hergestellt werden. Die Aktivität der Lipoxygenase nimmt also bei erhöhter Leukotrien-Produktion zu. Leukotriene können Asthmaanfälle auslösen.

(E) Diese Aussage ist nicht korrekt. Nicht nur TRPV1-Rezeptoren, sondern auch TRPA1-Rezeptoren können ein Schmerzsignal auslösen, sodass bei einem Defekt der TRPV1-Rezeptoren nicht jegliches Schmerzsignal unterbunden würde, sondern nur solche, die durch die Aktivierung von TRPV1-Rezeptoren hervorgerufen werden.

Nr. 24

Erläuterungen: **Lösung C**

I Diese Aussage ist korrekt. Bei einer Entzündung wird die Interleukin-1-vermittelte Produktion der Cyclooxygenase erhöht. Die Cyclooxygenase katalysiert die Entstehung von Prostaglandin-E_2. Prostaglandin-E_2 senkt die Reizschwelle von Nozizeptoren, wodurch die Schmerzsensibilität ansteigt. NSAR, wie Ibuprofen, hemmen die Cyclooxygenase und damit die Prostaglandin-E_2-Produktion, sodass die erhöhte Schmerzsensibilität gesenkt wird.

II Diese Aussage ist korrekt. Bei einer Infektion wird die vermehrte Produktion der Cyclooxygenase eingeleitet. Die Cyclooxygenase katalysiert die Entstehung von Prostaglandin-E_2. Prostaglandin-E_2 löst Fieber aus. Die Hemmung der Cyclooxygenase durch NSAR hemmt somit das Fieber.

III Diese Aussage ist nicht korrekt. Lidocain verliert im sauren Milieu, wie beispielsweise bei einer Entzündung, seine Wirksamkeit. Somit zeigt es bei durch Entzündungen verursachten Schmerzen keine schmerzhemmende Wirkung.

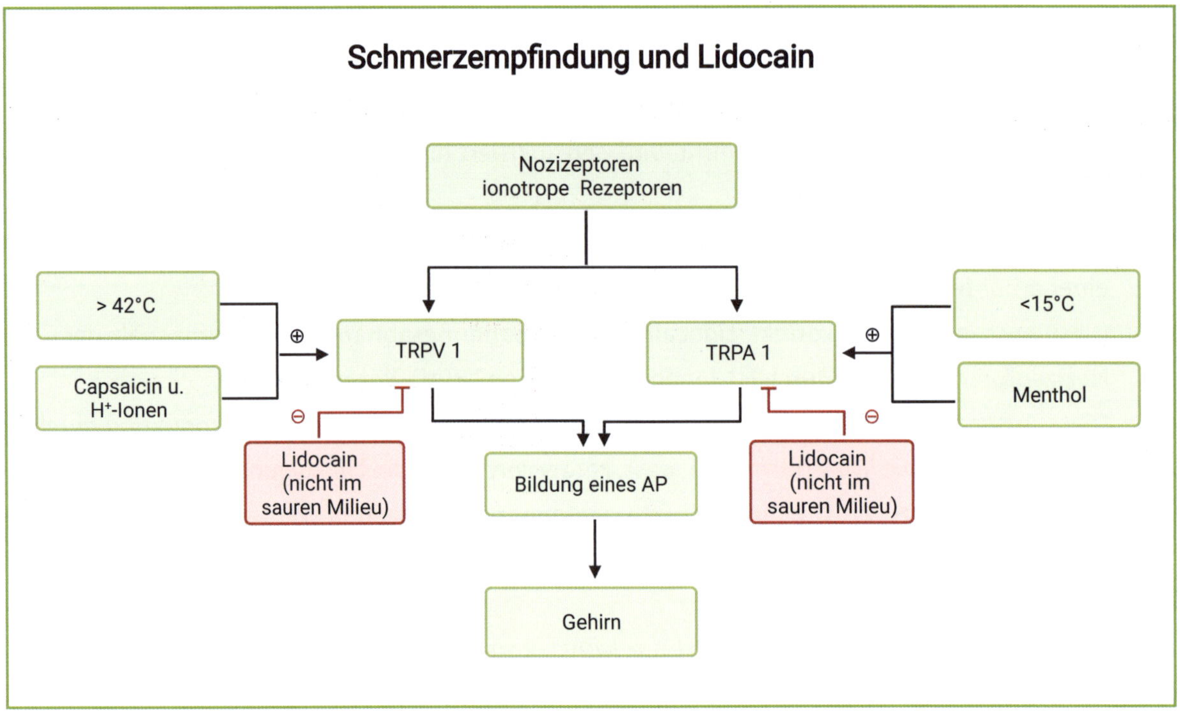
Schmerzempfindung und Lidocain
Nozizeptoren
ionotrope Rezeptoren
> 42°C
Capsaicin u.
H+-Ionen
⊕
TRPV 1
TRPA 1
⊕
<15°C
Menthol
⊖
Lidocain
(nicht im
sauren Milieu)
Bildung eines AP
Lidocain
(nicht im
sauren Milieu)
⊖
Gehirn

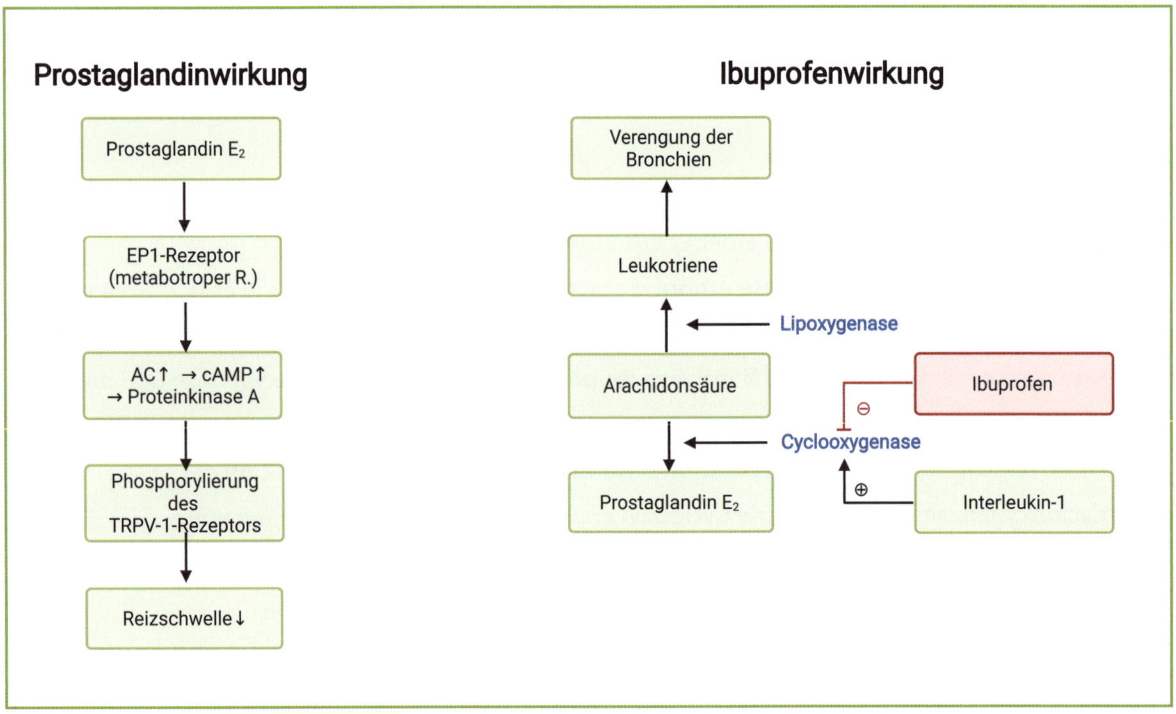
Prostaglandinwirkung
Prostaglandin E2
EP1-Rezeptor
(metabotroper R.)
AC↑ → cAMP↑
→ Proteinkinase A
Phosphorylierung
des
TRPV-1-Rezeptors
Reizschwelle↓
Ibuprofenwirkung
Verengung der
Bronchien
Leukotriene
Lipoxygenase
Arachidonsäure
Ibuprofen
⊖
Cyclooxygenase
Prostaglandin E2
⊕
Interleukin-1

Simulation 5

7.5.1 Sklerodermie

Nr. 1

Erläuterungen: Lösung C

I Diese Aussage ist nicht korrekt. Es gibt keinen kausalen Zusammenhang, sondern es wird nur versucht, die Symptome zu lindern.

II Diese Aussage ist korrekt. Durch die Verhärtung des Lungengewebes ist dieses weniger elastisch und die Einatmung der Patienten ist erschwert.

III Diese Aussage ist nicht korrekt. Es sind bisher keine vererbbaren Mutationen bekannt. Ansonsten gibt der Text keine Hinweise auf eine ausgeprägte genetische und somit vererbbare Komponente.

Nr. 2

Erläuterungen: Lösung A

(A) Diese Aussage ist nicht korrekt. Sildenafil führt zu einer Hemmung der Phosphodiesterase-5. Dadurch steigt der cGMP-Spiegel, da weniger cGMP abgebaut wird.

(B) Diese Aussage ist korrekt. Wie im Text erwähnt, kommt es zu einer Durchblutungsstörung der Hände inklusive der Finger. Aus dem Text geht hervor, dass vor allem die Hände und Finger vom Raynaud-Syndrom betroffen sind. Durch schwere Gegenstände würde die Durchblutung noch weiter gestört.

(C) Diese Aussage ist korrekt. Nifedipin ist ein Calciumkanal-Blocker. Er verursacht einen verminderten Calciumeinstrom in die glatte Muskelzelle und hierdurch eine verminderte Muskelanspannung. Dies führt zu einer Weitstellung der Gefäße und damit zu einer verbesserten Hautdurchblutung.

(D) Diese Aussage ist korrekt. Wie im Text erwähnt, kann Kälte das Raynaud-Syndrom verschlimmern. Ein Anwärmen der Hände führt zu einer Weitstellung der Gefäße und damit zu einer Linderung der Symptome.

(E) Diese Aussage ist korrekt. Bosentan ist ein Gegenspieler des Endothelin-1. Dieses bindet daher weniger an den ET-A-Rezeptor. Der Rezeptor führt normalerweise zu einer Engstellung der Gefäße. Somit kommt es durch Bosentan zu einer Weitstellung der Gefäße.

Nr. 3

Erläuterungen: Lösung A

I Diese Aussage ist nicht korrekt. Durch die Cyclooxygenase wird aus der Fettsäure Arachidonsäure Prostacyclin gebildet. Bei Ilomedin handelt es sich jedoch um ein prostacylclin-ähnliches Präparat. Dessen Wirkung ist daher unabhängig von der Cyclooxygenase.

II Diese Aussage ist korrekt. Alle drei Präparate führen über unterschiedliche Mechanismen zu einer Weitstellung der Gefäße. Bosentan blockiert den ET-A-Rezeptor, Sildenafil und Ilomedin führen über eine Erhöhung des cAMP-Spiegels zu einer Entspannung der Muskelzelle und damit zur Weitstellung der Gefäße.

III Diese Aussage ist nicht korrekt. NO, nicht die Aktivierung des ET-A-Rezeptors, führt zu einer Erhöhung des cGMP-Spiegels in der glatten Muskelzelle.

Nr. 4

Erläuterungen: Lösung D

I Diese Aussage ist korrekt. Ilomedin führt zu einer Gefäßerweiterung und damit zu einer besseren Durchblutung, was zur Gesichtsröte führt.

II Diese Aussage ist nicht korrekt. Prostacycline führen nicht zur Verstopfung, eher zu Durchfällen.

III Diese Aussage ist korrekt. Prostacyclin gelangt daraufhin in die Zellen der Muskelzellschicht. Hier aktiviert Prostacyclin ein weiteres Enzym, die Adenylatcyclase, welche cAMP aus ATP synthetisiert. Der steigende cAMP-Spiegel führt zu einer Relaxation der glatten Muskelzelle, zu einer Erweiterung des Gefäßes und damit zu einer Förderung der Durchblutung sowie einer Abnahme des Blutdrucks (mögliche Nebenwirkungen sind Kreislaufbeschwerden, wie z. B. Schwindel).

Nr. 5

Erläuterungen: Lösung B

(A) Diese Aussage ist korrekt. Wird die Haut über längere Zeit nicht ausreichend durchblutet, kann es zum Absterben entsprechender Hautpartien kommen.

(B) Diese Aussage ist nicht korrekt. Eine kalte Umgebung und Stress können über eine Engstellung der Gefäße ein Raynaud-Syndrom provozieren bzw. verschlimmern. Gerade in diesen Situationen ist eine Therapie mit Ilomedin somit von besonderer Bedeutung.

(C) Diese Aussage ist korrekt. Im Text steht, dass auch eine schlechte Ernährung, Drogen- und Nikotinkonsum den Blutfluss kleiner Gefäße verschlechtern.

(D) Diese Aussage ist korrekt. Aus dieser Vermehrung des Bindegewebes resultiert eine Verhärtung der Haut sowie des Organgewebes (z. B. Abnahme der Funktionalität von Lunge, Speiseröhre etc.).

(E) Diese Aussage ist korrekt. Im Text ist beschrieben, dass es durch die gestörte Durchblutung zu einem schmerzhaften Abblassen der Haut kommt, durch eine Sauerstoffmangelversorgung der Haut zu einer Blauverfärbung und schließlich durch die reaktive Wiederdurchblutung zu einer Rötung der Haut.

Nr. 6

Erläuterungen: Lösung E

I Diese Aussage ist korrekt. Aus Arachidonsäure wird über die Cyclooxygenase Prostacyclin gebildet.

II Diese Aussage ist nicht korrekt. Sildenafil führt zu einer cGMP-Erhöhung und greift nicht direkt in die Synthese des Prostacyclins ein.

III Diese Aussage ist nicht korrekt. Cyclooxygenase führt zu einer Erhöhung des Prostacyclinspiegels und somit indirekt zu einer Erhöhung des cAMP-Spiegels, nicht des cGMP-Spiegels.

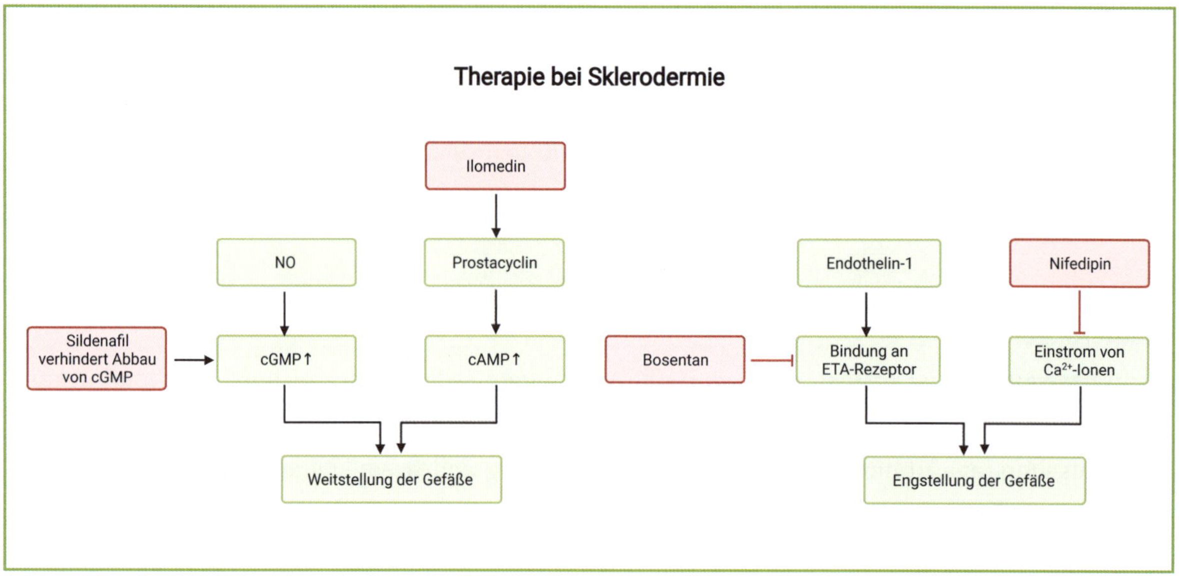

7.5.2 Herzfunktion

Nr. 7

Erläuterungen: Lösung C

(A) Diese Aussage ist nicht korrekt. Sowohl der Lungenkreislauf als auch der Körperkreislauf führen sauerstoffreiches (Lungenvenen und Hauptschlagader) und sauerstoffarmes Blut (Lungenarterie und Hohlvenen).

(B) Diese Aussage ist nicht korrekt. Über die linke Segelklappe fließt tatsächlich sauerstoffreiches Blut, über die rechte jedoch sauerstoffarmes Blut.

(C) Diese Aussage ist korrekt. Sowohl über die Trikuspidalklappe als auch über die Pulmonalklappe fließt sauerstoffarmes Blut zur Lunge.

(D) Diese Aussage ist nicht korrekt. Diese Aussage trifft auf den Körperkreislauf zu. Im Lungenkreislauf führt die Lungenarterie sauerstoffarmes Blut und die Lungenvene sauerstoffreiches Blut.

(E) Diese Aussage ist nicht korrekt. Der rechte Vorhof führt sauerstoffarmes Blut und der linke Vorhof führt sauerstoffreiches Blut.

Nr. 8

Erläuterungen: Lösung A

(A) Diese Aussage ist nicht korrekt. Im Körperkreislauf strömt sauerstoffarmes Blut über die Hohlvenen in den rechten Vorhof.

Nr. 9

Erläuterungen: Lösung C

(A) Diese Aussage ist nicht korrekt. Die Segelklappen öffnen sich während der Diastole.

(B) Diese Aussage ist nicht korrekt. Während der Füllungsphase sind die Segelklappen geöffnet.

(C) Diese Aussage ist korrekt. Nur während der Austreibungsphase der Systole ist die Klappe geöffnet. Geschlossen ist sie in der gesamten Phase der Diastole und während der Anspannungsphase der Systole.

(D) Diese Aussage ist nicht korrekt. Die Aortenklappe ermöglicht den Blutstrom vom linken Ventrikel in die Hauptschlagader.

(E) Diese Aussage ist nicht korrekt. Die Mitralklappe und die Trikuspidalklappe öffnen sich während der Diastole.

Nr. 10

Erläuterungen: Lösung A

(A) Diese Aussage ist korrekt. Bei erhöhter Nachlast wird in der ersten darauffolgenden Systole aufgrund des erhöhten Auswurfwiderstands ein niedrigeres Schlagvolumen erreicht, sodass nach der ersten Systole mehr Blutvolumen im Ventrikel verbleibt.

(B) Diese Aussage ist nicht korrekt. Das Schlagvolumen wird während der Austreibungsphase ausgeworfen, nicht während der Anspannungsphase.

(C) Diese Aussage ist nicht korrekt. Eine erhöhte Nachlast entspricht einem erhöhten Auswurfwiderstand, dementsprechend muss eine erniedrigte Nachlast einem erniedrigten Auswurfwiderstand entsprechen.

(D) Diese Aussage ist nicht korrekt. Bei erhöhter Vorlast wird bereits in der ersten darauffolgenden Systole ein höheres Schlagvolumen erreicht.

(E) Diese Aussage ist nicht korrekt. Bei erhöhter Nachlast ist in der ersten Austreibungsphase das Schlagvolumen erniedrigt, dementsprechend wird weniger Blut über die Pulmonalklappe strömen. In der zweiten Austreibungsphase ist das Schlagvolumen durch die erhöhte Vorspannung entsprechend dem Vorlastmechanismus erhöht.

Nr. 11

Erläuterungen: Lösung E

I Diese Aussage ist nicht korrekt. Ein erhöhter Blutdruck in der Lungenarterie erhöht die Nachlast des rechten Ventrikels.

II Diese Aussage ist nicht korrekt. Ein erhöhter Blutdruck der Arterien verursacht eine erhöhte Nachlast, hier ist jedoch eine Vene genannt.

III Diese Aussage ist nicht korrekt. Eine erhöhte Nachlast kann laut Text bei einer verengten Taschenklappe bestehen. Die Mitralklappe ist jedoch eine Segelklappe.

Nr. 12

Erläuterungen: Lösung C

(A) Diese Aussage ist nicht korrekt. Aus dem Text lässt sich nicht ableiten, ob bei einem erhöhten Blutdruck ein Klappenersatz die Nachlast senkt.

(B) Diese Aussage ist nicht korrekt. Eine Verengung der Taschenklappe führt zu einer Erhöhung der Nachlast, dementsprechend wird durch einen Klappenersatz in erster Linie die Nachlast und nicht die Vorlast gesenkt.

(C) Diese Aussage ist korrekt. Die Aortenklappe befindet sich zwischen Ventrikel und Aorta, wird diese ersetzt, normalisiert sich das Schlagvolumen und die Nachlast fällt weg.

(D) Diese Aussage ist nicht korrekt. Eine Blutdrucksenkung senkt in diesem Fall zwar die Nachlast, die auf den erhöhten Blutdruck zurückgeht, es besteht aber weiterhin die Verengung der Aortenklappe, die auch die Nachlast erhöht, sodass durch die reine Blutdrucksenkung die Nachlast zwar gesenkt, aber nicht normalisiert wird.

(E) Diese Aussage ist nicht korrekt. Ein Aortenklappenersatz, also ein Ersatz der Taschenklappe des linken Herzens, senkt die erhöhte Nachlast zwischen dem linken Ventrikel gegenüber der Hauptschlagader, nicht der Lungenschlagader.

7.5.3 Bewegung

Nr. 13

Erläuterungen: Lösung E

(A) Diese Aussage ist nicht korrekt. Das Striatum bildet den Eingang für Bewegungsimpulse.

(B) Diese Aussage ist nicht korrekt. Das Pallidum wirkt über den motorischen Thalamus auf den Gyrus präcentralis und nicht direkt.

(C) Diese Aussage ist nicht korrekt. Da der Gyrus präcentralis auch über den ersten und zweiten Weg aktiviert werden kann, kommt es nicht zu einer Lähmungserscheinung.

(D) Diese Aussage ist nicht korrekt. Ein Ausfall des Pallidums würde nicht zu einem Ausfall der Bewegungskoordination, sondern zu einem Ausfall einer Bewegungsausführung führen.

(E) Diese Aussage ist korrekt. Wird das Striatum aktiviert, wird die hemmende Wirkung des Pallidums auf den motorischen Thalamus vermindert und es kommt zur Aktivierung des Gyrus präcentralis.

Nr. 14

Erläuterungen: Lösung C

(A) Diese Aussage ist nicht korrekt. Das Kleinhirn zählt nicht zu den Basalganglien.

(B) Diese Aussage ist nicht korrekt. Das Kleinhirn empfängt Information aus dem Assoziationskortex, aber nicht direkt von den Basalganglien.

(C) Diese Aussage ist korrekt. Das Kleinhirn verarbeitet die Bewegungsentwürfe des Assoziationskortex. Diese werden moduliert und angepasst, sodass in der Folge fein abgestimmte Bewegungsimpulse zum motorischen Thalamus gesendet werden.

(D) Diese Aussage ist nicht korrekt. Fällt das Kleinhirn aus, so muss mit Störungen der Bewegungskoordination gerechnet werden, nicht aber des Bewegungsausmaßes. Diese Störungen treten nur auf, wenn die Basalganglien betroffen sind.

(E) Diese Aussage ist nicht korrekt. Die Basalganglien wirken direkt stimulierend auf den motorischen Thalamus.

Nr. 15

Erläuterungen: Lösung D

(D) Diese Aussage ist nicht korrekt. Korrekt wäre „Limbisches System - Basalganglien - Thalamus".

Nr. 16

Erläuterungen: Lösung C

(A) Diese Aussage ist nicht korrekt. Da manche Bewegungsimpulse direkt zum Gyrus präcentralis weitergeleitet werden, sollte der Patient noch Bewegungen ausführen können.

(B) Diese Aussage ist nicht korrekt. Durch die Hemmung des Pallidums fällt die aktivierende Förderung des motorischen Thalamus aus.

(C) Diese Aussage ist korrekt. Durch den Funktionsverlust des Striatums fällt die Hemmung auf das Pallidum weg, dadurch hemmt das Pallidum den motorischen Thalamus und es kommt nicht zur Aktivierung des Gyrus präcentralis.

(D) Diese Aussage ist nicht korrekt. Aus dem Text kann dies nicht abgeleitet werden.

(E) Diese Aussage ist nicht korrekt. Aus dem Text kann dies nicht abgeleitet werden.

Nr. 17

Erläuterungen: Lösung A

(A) Diese Aussage ist korrekt. Die Bewegungsausführung erfolgt durch die Pyramidenbahn, die auf Höhe des Hirnstammes auf die Gegenseite kreuzt. Wird diese nach der Kreuzung auf die Gegenseite durchtrennt, können die Motoneuronen im Rückenmark der linken Körperhälfte nicht mehr aktiviert werden. Es kommt zu Lähmungserscheinungen in der linken Körperhälfte.

(B) Diese Aussage ist nicht korrekt. Da die Pyramidenbahn nach dem Hirnstamm durchtrennt wird, ist immer die Gegenseite betroffen.

(C) Diese Aussage ist nicht korrekt. Da die Pyramidenbahn nach dem Hirnstamm durchtrennt wird, ist immer die Gegenseite betroffen. Die Pyramidenbahn der rechten Körperhälfte würde die Motoneuronen der linken Körperhälfte aktivieren.

(D) Diese Aussage ist nicht korrekt. Da die dritte Aussage nicht korrekt ist, kann auch diese Aussage nicht korrekt sein.

(E) Diese Aussage ist nicht korrekt. Da die dritte Aussage nicht korrekt ist, kann auch diese Aussage nicht korrekt sein.

Nr. 18

Erläuterungen: Lösung B

(A) Diese Aussage ist korrekt. Das Striatum bildet den Eingang der Basalganglien und nicht das Pallidum.

(B) Diese Aussage ist nicht korrekt. Wird das Pallidum gehemmt, entfällt die Hemmung des Pallidums auf den motorischen Thalamus und so kommt es zur Aktivierung des Gyrus präcentralis.

(C) Diese Aussage ist korrekt. Das limbische System stellt oftmals den Ursprung einer Bewegung dar.

(D) Diese Aussage ist korrekt. Bei Schädigung des zweiten Weges, bei dem das Kleinhirn mit einbezogen ist, kommt es zur Schädigung der Bewegungskoordination, nicht aber zur Lähmungserscheinung.

(E) Diese Aussage ist korrekt. Bewegungsimpulse gelangen über kortikospinale Bahnen zum Rückenmark.

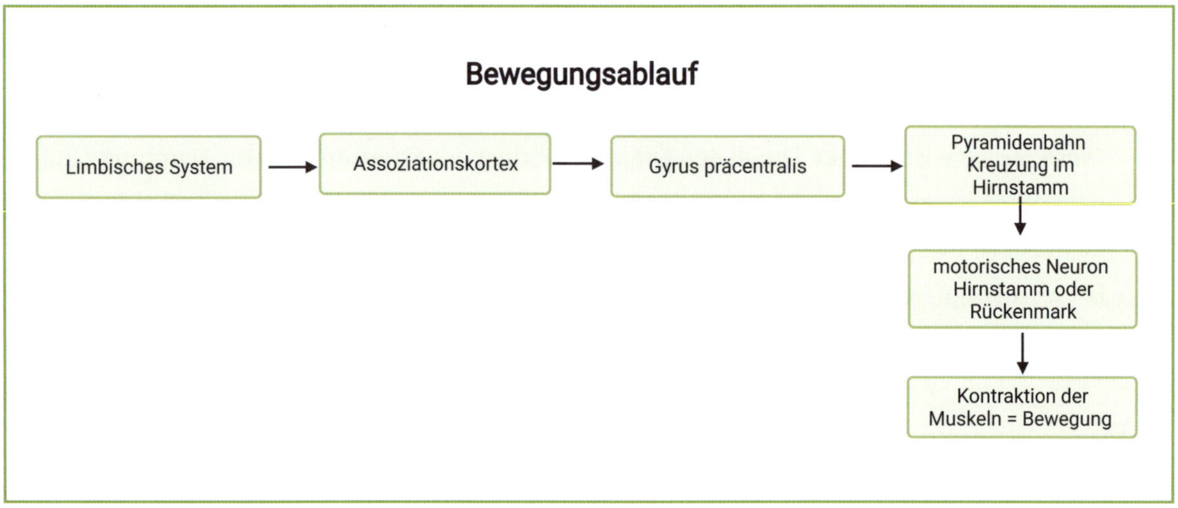

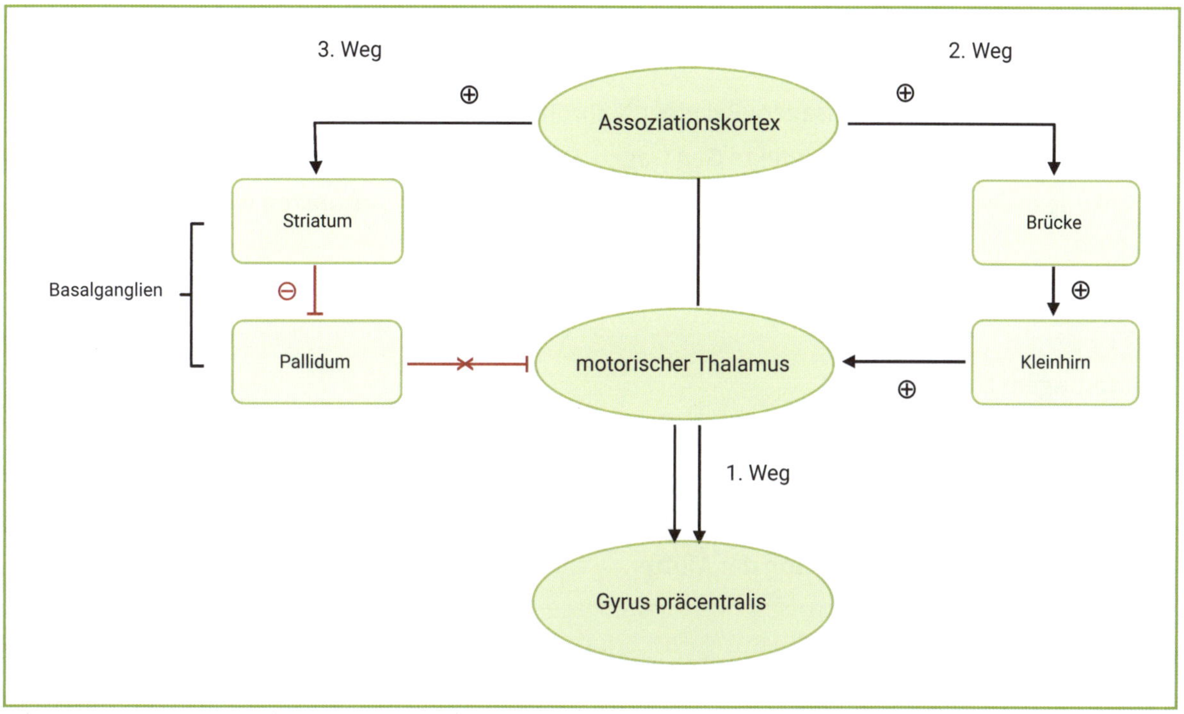

7.5.4 Farbsehen

Nr. 19

Erläuterungen: Lösung A

I Diese Aussage ist korrekt. Der sichtbare Wellenbereich liegt zwischen 400 nm und 700 nm.

II Diese Aussage ist nicht korrekt. Unter Deuteranopie versteht man die Grünblindheit. In diesem Fall wären die M-Zapfen betroffen und nicht die S-Zapfen.

III Diese Aussage ist nicht korrekt. Bei der Protanomalie handelt es sich um eine Rotstörung. Hierbei sind die L-Zapfen betroffen, die vor allem das langwellige Licht wahrnehmen/im roten Bereich absorbieren, und nicht die M-Zapfen.

Nr. 20

Erläuterungen: Lösung B

I Diese Aussage ist nicht korrekt. Die S-Zapfen absorbieren vor allem im blauen Bereich.

II Diese Aussage ist nicht korrekt. Die M-Zapfen absorbieren vor allem im grünen Bereich.

III Diese Aussage ist korrekt. Da die gesamte Tafel in grau erscheint, obwohl verschiedene Farben vorhanden sind, muss man annehmen, dass alle drei Zapfentypen betroffen sind. Es liegt dann die Achromasie vor. Bei Rot-grün-Blindheit würden noch Anteile der anderen Farben gesehen werden.

Nr. 21

Erläuterungen: Lösung C

Diese Antwort gilt für alle Aussagen: Bei einer X-chromosomal vererbten Krankheit sind die Männer immer betroffen, wenn sie das defekte Gen tragen. Da der gesunde Bruder fragt, besteht für ihn kein Erkrankungsrisiko. Er hat auf keinen Fall das Gen der Farbblindheit, ansonsten wäre er selbst farbenblind.

Nr. 22

Erläuterungen: Lösung E

Diese Antwort gilt für alle Aussagen: Die Eltern sind phänotypisch gesund. Dies bedeutet, dass der Vater das defekte Gen nicht auf seinem X-Chromosom trägt, denn sonst wäre er erkrankt. Die Mutter ist heterozygot, denn ansonsten hätten die Eltern keinen farbblinden Sohn bekommen. Die Söhne erhalten das X-Chromosom nur von der Mutter.

Zur Verdeutlichung:

X = krank

Mann / Frau	X	Y
X (krank)	X (krank) X	X (krank) Y
X	X X	X Y

50 % der Söhne sind krank, da sie das kranke Gen auf dem X-Chromosom tragen.
50 % der Töchter sind Überträgerinnen, aber phänotypisch gesund.

Nr. 23

Erläuterungen: Lösung B

Diese Antwort gilt für alle Aussagen: Bei Farbblindheit handelt es sich um einen X-chromosomal-rezessiven Erbgang. Im Text steht, dass die Mutter Konduktorin ist und der Vater phänotypisch gesund, d. h. der Vater trägt das kranke Gen auf dem X-Chromosom nicht. Denn würde er es auf dem X-Chromosom tragen, wäre der Vater aufgrund der Tatsache, dass er nur ein X-Chromosom hat, auch krank. Die Söhne erhalten das X-Chromosom nur von der Mutter und von daher besteht eine 50%ige Chance, dass der Sohn das erkrankte X-Chromosom erhält.

Zur Verdeutlichung:

X = krank

Mann / Frau	X	Y
X	X X	X Y
X	X X	X Y

Nr. 24

Erläuterungen: Lösung D

Diese Antwort gilt für alle Aussagen: Da beide Partner normalsichtig sind, ist der Vater gesund und die Mutter Trägerin des kranken Gens. Da sie einen rot-grün-blinden Sohn haben, hat die Mütter das X-Chromosom an ihre Söhne weitergeben. Bei der Rot-Grün-Blindheit handelt es sich um einen X-chromosomal-rezessiven Erbgang, das bedeutet, nur wenn beide X-Chromosomen bei den Frauen oder Töchtern betroffen sind, kommt die Erkrankung zur Ausprägung, ist also phänotypisch sichtbar. Da die Töchter jeweils von Mutter und Vater ein X-Chromosom erhalten, werden sie niemals erkranken, da sie nur ein krankes X-Chromosom von der Mutter erhalten.

Zur Verdeutlichung:

X = krank

Mann / Frau	X	Y
X	X X	X Y
X	X X	X Y

6

Simulation 6

7.6.1 Diabetes mellitus Typ II

Nr. 1

Erläuterungen: Lösung D

I Diese Aussage ist korrekt. Bei Diabetes mellitus Typ II liegt ein relativer Insulinmangel vor, häufig hervorgerufen durch eine Insulinresistenz.

II Diese Aussage ist korrekt. Durch Gefäßschäden kommt es zu Gefäßverschlüssen, die zu einem Herzinfarkt führen können.

III Diese Aussage ist nicht korrekt. Im Text steht darüber nichts, deshalb kann diese Aussage nicht abgeleitet werden.

Nr. 2

Erläuterungen: Lösung A

I Diese Aussage ist korrekt. Insulin entsteht durch Abspaltung eines C-Peptids aus Proinsulin. Da beide Moleküle (Insulin und C-Peptid) in gleicher Konzentrationsmenge ins Blut abgegeben werden, kann durch Messung des C-Peptids die Menge an Insulin bestimmt werden, die von den β-Zellen noch produziert wird.

II Diese Aussage ist nicht korrekt. Glucagon erhöht den Blutglucosespiegel und hat damit keinen Einfluss auf die Insulinproduktion der β-Zellen.

III Diese Aussage ist nicht korrekt. In diesem Fall würde die Messung von Insulin keine Aussage über die Restaktivität der β-Zellen zulassen, da der Patient sich Insulin spritzt und die zirkulierende Menge an Insulin dadurch erhöht ist.

Nr. 3

Erläuterungen: Lösung E

I Diese Aussage ist nicht korrekt. Die Hemmung der K^+-Ionen-Kanäle beeinflusst die Freisetzung von Insulin. Metformin senkt aber den Blutglucosespiegel, indem es die Enzyme der Gluconeogenese hemmt. Dadurch wird nicht so viel Glucose gebildet und es gelangt weniger Glucose ins Blut. Die Folge ist eine Senkung des Blutglucosespiegels.

II Diese Aussage ist korrekt. Die Hemmung der K^+-Ionen-Kanäle beeinflusst die Freisetzung von Insulin, indem es zur Depolarisation der Zellmembran und zur Freisetzung von Insulin führt. Sulfonylharnstoffe erhöhen die Insulinfreisetzung und es kann angenommen werden, dass der Mechanismus der beschriebene ist.

III Diese Aussage ist korrekt. Die Hemmung der K^+-Ionen-Kanäle beeinflusst die Freisetzung von Insulin, indem es zur Depolarisation der Zellmembran und zur Freisetzung von Insulin führt. Glinide erhöhen die Insulinfreisetzung und es kann angenommen werden, dass der Mechanismus der beschriebene ist.

Nr. 4

Erläuterungen: Lösung B

I Diese Aussage ist nicht korrekt. Die Bestimmung des Insulinwertes am Tag des Patientenbesuchs würde Ihnen keine Auskunft über den Verlauf des Insulinwertes der letzten Wochen geben, weil es nur eine Momentaufnahme wäre.

II Diese Aussage ist korrekt. Im Text wird beschrieben, dass der HbA_{1C}-Wert mit der Höhe des Blutglucosewertes korreliert, damit macht dieser Wert die beste Aussage über den Blutglucosespiegel der letzten Wochen.

III Diese Aussage ist nicht korrekt. Die Bestimmung des Tageswertes von Glucagon lässt keine Rückschlüsse auf den Blutglucosespiegel der letzten Wochen zu.

Nr. 5

Erläuterungen: Lösung C

I Diese Aussage ist korrekt. Sulfonylharnstoffe führen zur vermehrten Insulinfreisetzung, die in Folge zu einer verstärkten Senkung des Blutglucosespiegels führen könnte.

II Diese Aussage ist korrekt. SGLT-2-Hemmer senken den Blutglucosespiegel ebenfalls, indem sie die Ausscheidung in der Niere fördern.

III Diese Aussage ist nicht korrekt. Glucagon bewirkt genau das Gegenteil, da es zu einer gesteigerten Gluconeogenese in der Leber führt. Dadurch entsteht eine Hyperglykämie.

Nr. 6

Erläuterungen: Lösung D

I Diese Aussage ist korrekt. Eine gesteigerte Gluconeogenese führt zur Hyperglykämie.

II Diese Aussage ist korrekt. Bei einem Defekt des GLUT-2 erfolgt keine Freisetzung von Insulin aus den β-Zellen, da keine Glucose aufgenommen werden kann, die zur Bildung von ATP notwendig wäre, um die K^+-Ionenkanäle zu hemmen und somit die Freisetzung zu induzieren.

III Diese Aussage ist nicht korrekt. Hohe Konzentrationen von Gliniden führen zu einer Erhöhung der Insulinfreisetzung und damit würde der Blutglucosespiegel gesenkt werden. Es würde zu einer Hypoglykämie kommen, aber nicht zu einer Hyperglykämie.

Insulin- und Glucagonwirkung

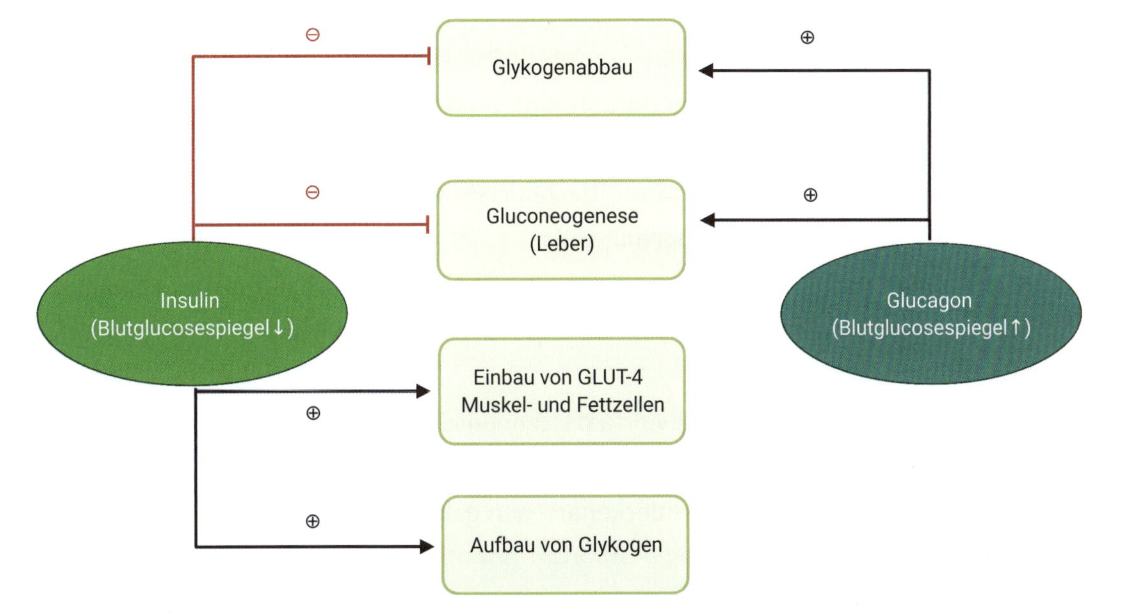

Therapie bei Diabetes mellitus Typ II

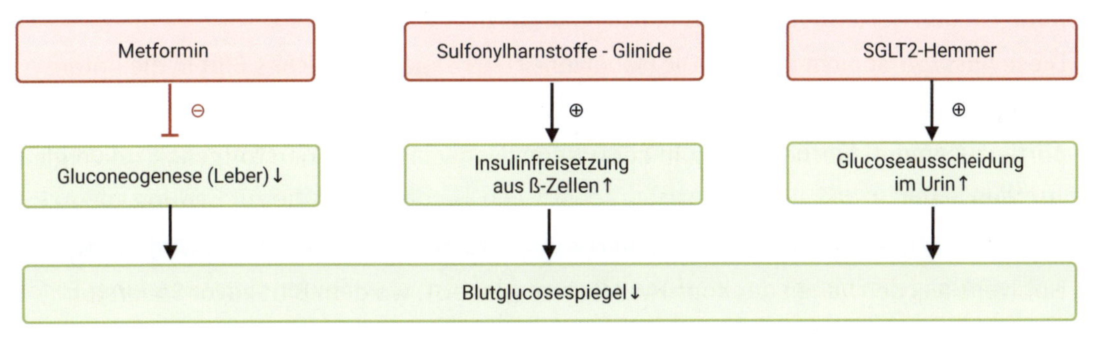

7.6.2 Fetaler Kreislauf

Nr. 7

Erläuterungen: Lösung A

(A) Diese Aussage ist korrekt. Die Nabelvene stammt direkt aus der Plazenta und hat daher von den angegebenen Gefäßen den höchsten Sauerstoffgehalt.

(B) Diese Aussage ist nicht korrekt. Im Aortenbogen befindet sich das Blut der oberen Hohlvene, die dazu führt, dass der Sauerstoffgehalt sinkt.

(C) Diese Aussage ist nicht korrekt. Die Aorta ascendens enthält das Blut aus der unteren Hohlvene (sauerstoffarm) und der Nabelvene (sauerstoffreich). Damit ist der Sauerstoffgehalt niedriger als in der Nabelvene.

(D) Diese Aussage ist nicht korrekt. Die Aorta descendens ist die Fortsetzung der Aorta ascendens. Siehe hier auch Aussage C.

(E) Diese Aussage ist nicht korrekt. Die Beckenarterien gehen aus der Aorta descendens hervor. Siehe Aussage C.

Nr. 8

Erläuterungen: Lösung C

(A) Diese Aussage ist nicht korrekt. Das sauerstoffarme Blut der oberen Hohlvene wird über das rechte Herz in den Truncus pulmonalis gepumpt und gelangt über den Ductus arteriosus Botalli in den Aortenbogen, nicht in das linke Herz.

(B) Diese Aussage ist nicht korrekt. Die Nabelvene führt sauerstoffreiches Blut in die untere Hohlvene. In die untere Hohlvene wird zusätzlich sauerstoffarmes Blut aus den Beinen transportiert. Dementsprechend sinkt in der unteren Hohlvene der Sauerstoffgehalt im Vergleich zur Nabelvene.

(C) Diese Aussage ist korrekt. Sowohl beim Fetus, als auch beim Erwachsenen wird die obere Hohlvene aus den Venen der Kopf-Hals-Region gespeist, wo dem Blut zuvor Sauerstoff entzogen wurde.

(D) Diese Aussage ist nicht korrekt. Beim Fetus besteht das Foramen ovale, erst beim Erwachsenen entsteht daraus die Fossa ovalis.

(E) Diese Aussage ist nicht korrekt. Das Blut in der oberen Hohlvene ist nach Sauerstoffabgabe in der Kopf-Hals-Region sowie den Armen sauerstoffarm. Es passiert das rechte Herz und gelangt über den Ductus arteriosus Botalli in den Aortenbogen. Die Beine werden über die Beckenarterien aus der Aorta mit sauerstoffärmerem Blut gespeist als beim Erwachsenen. Beim Erwachsenen ist der Ductus arteriosus Botalli verschlossen und die Lunge entfaltet. Blut aus der oberen Hohlvene wird dementsprechend vom rechten Herzen in die Lunge ausgeworfen und dort mit Sauerstoff angereichert. Das sauerstoffreiche Blut gelangt über das linke Herz in die Hauptschlagader und so weiter in die Beine.

Nr. 9

Erläuterungen: Lösung B

(A) Diese Aussage ist korrekt. Im Ductus venosus wird vor der Abnabelung sauerstoffreiches Blut aus der Plazenta in die untere Hohlvene geleitet. Nach der Abnabelung fällt die Sauerstoffversorgung über die Plazenta weg, dementsprechend fällt der Sauerstoffgehalt.

(B) Diese Aussage ist nicht korrekt. Das Blut aus der Plazenta wird aus der unteren Hohlvene über das rechte Herz in das linke Herz transportiert. Es wird dann in die Aorta ascendens ausgeworfen und versorgt die Kopf-Hals-Region und die Arme. Anschließend gelangt es über die obere Hohlvene in das rechte Herz, passiert diesmal allerdings nicht das linke Herz, sondern wird vom rechten Herz in den Truncus pulmonalis gepumpt. Es gelangt in den Aortenbogen und von dort über die innere Beckenarterie in eine Nabelarterie. Auf diesem Weg hat es das linke Herz also nur einmal passiert.

(C) Diese Aussage ist korrekt. Das Blut aus dem linken Herzen gelangt über die Aorta ascendens in die Kopf-Hals-Region und die Arme und versorgt diese mit Sauerstoff. Danach fließt es über die obere Hohlvene in das rechte Herz und gelangt über den Truncus pulmonalis, den Ductus arteriosus Botalli und den Aortenbogen in die äußere Beckenarterie.

(D) Diese Aussage ist korrekt. Sauerstoffreiches Blut aus der Plazenta gelangt über die untere Hohlvene in das rechte Herz und fließt über das Foramen ovale in das linke Herz, welches das Blut in die Aorta ascendens auswirft. Dasselbe Blut gibt in der Kopf-Hals-Region und den Armen Sauerstoff ab und fließt dann über die obere Hohlvene in das rechte Herz, den Truncus pulmonalis und den Aortenbogen. Das Blut dort ist also sauerstoffärmer, weil es ja in der Kopf-Hals-Region bzw. den Armen schon Sauerstoff abgegeben hat.

(E) Diese Aussage ist korrekt. Beim Fetus fließt das Blut aus dem Truncus pulmonalis über den Ductus arteriosus Botalli in den Aortenbogen und anschließend über die Plazenta oder die Beine zurück in die untere Hohlvene. Von dort fließt es weiter in das rechte Herz und über das Foramen ovale in das linke Herz, welches das Blut in die Aorta ascendens auswirft. Das Blut im Truncus pulmonalis passiert also beim Fetus zuerst den Aortenbogen und anschließend die Aorta ascendens. Beim Erwachsenen fließt das Blut aus dem Truncus pulmonalis in die Lunge, da der Ductus arteriosus Botalli verschlossen ist. Aus der Lunge strömt das Blut zum linken Herzen. Das linke Herz wirft das Blut in die Aorta ascendens und erst danach passiert es den dahinterliegenden Aortenbogen.

Nr. 10

Erläuterungen: Lösung E

I Diese Aussage ist korrekt. Im Text ist beschrieben, dass beim Fetus das Blut vom rechten Herzen über das Foramen ovale in das linke Herz fließt. Beim Erwachsenen mit persistierendem Shunt fließt das Blut vom Hochdrucksystem, also dem linken Herzen, in das Niederdrucksystem, also das rechte Herz.

II Diese Aussage ist korrekt. Ein Ausbleiben des Prostaglandinabfalls führt zum persistierenden Ductus arteriosus Botalli. Verbleibt der Shunt zwischen dem Aortenbogen und dem Truncus pulmonalis, fließt Blut vom Hochdrucksystem in das Niederdrucksystem, also vom Aortenbogen (wird aus dem linken Herzen gespeist) in den Truncus pulmonalis (wird aus dem rechten Herzen gespeist). Nach der Abnabelung übernimmt die Lunge die Sauerstoffversorgung. Sauerstoffreiches Blut strömt von der Lunge in das linke Herz und weiter in die Aorta, sodass sich dort sauerstoffreiches Blut befindet, welches dann über den Ductus arteriosus Botalli in den Truncus pulmonalis strömt.

III Diese Aussage ist korrekt. Im Text ist beschrieben, dass beim Fetus das Blut vom rechten Herzen über den Truncus pulmonalis, dann den Ductus arteriosus Botalli, schließlich in den Aortenbogen fließt. Beim Erwachsenen mit persistierendem Shunt fließt das Blut vom Hochdrucksystem, also dem Aortenbogen, in das Niederdrucksystem, also den Truncus pulmonalis.

Nr. 11

Erläuterungen: Lösung E

I Diese Aussage ist korrekt. Wenn das Foramen ovale sich nicht verschließt, verbleibt ein Shunt zwischen dem rechten und dem linken Herzen. Das linke Herz ist Teil des Hochdrucksystems, das rechte Herz ist Teil des Niederdrucksystems. Ein Teil des Bluts zirkuliert also über den Shunt vom linken Herzen in das rechte Herz, wird dann vom rechten Herzen in die Lunge ausgeworfen und gelangt zurück zum linken Herz, von wo aus es wieder zurück in den rechten Vorhof zirkuliert. Der Teil des Bluts, der über den Shunt wie beschrieben zirkuliert, wird immer wieder vom rechten Herzen ausgeworfen, vom linken jedoch nicht. Ansonsten handelt es sich um zwei hintereinandergeschaltete Kreisläufe, dementsprechend pumpt das rechte Herz den zirkulierenden Anteil mehr als das linke Herz.

II Diese Aussage ist korrekt. Beim persistierenden Ductus arteriosus Botalli verbleibt ein Shunt zwischen dem Truncus pulmonalis und dem Aortenbogen. Der Truncus pulmonalis ist Teil des Niederdrucksystems, der Aortenbogen ist Teil des Hochdrucksystems. Dementsprechend zirkuliert ein Teil des Bluts vom Aortenbogen in den Truncus pulmonalis, gelangt über die Lunge zurück in das linke Herz, wird von dort in die Aorta ausgeworfen und gelangt über den offenen Ductus arteriosus Botalli wieder zurück in den Truncus pulmonalis und so weiter. Der Teil des Bluts, der über den Shunt wie beschrieben zirkuliert, wird vom linken Herzen ausgeworfen, vom rechten jedoch nicht. Dementsprechend pumpt das linke Herz mehr als das rechte Herz.

III Diese Aussage ist korrekt. Das rechte Herz wirft Blut über den Truncus pulmonalis in die Lunge aus. Beim persistierenden Ductus arteriosus Botalli gelangt, wie oben beschrieben (s. zu II), ebenfalls aus dem linken Herzen ausgeworfenes Blut in die Lunge.

Nr. 12

Erläuterungen: Lösung D

I Diese Aussage ist nicht korrekt. Prostaglandin E_2 wirkt gefäßerweiternd. Eine Hemmung der Prostaglandinsynthese durch Indometacin wirkt dementsprechend gefäßverengend, nicht gefäßerweiternd.

II Diese Aussage ist korrekt. Thromboxan A_2 sorgt bei der Blutgerinnung für eine Gefäßverengung. Indometacin hemmt die Thromboxan-A_2-Synthese, sodass die Gefäßverengung bei der Blutgerinnung gehemmt wird.

III Diese Aussage ist korrekt. Der Verschluss des Ductus arteriosus Botalli geschieht natürlicherweise durch einen Abfall von Prostaglandin E_2, das in der Plazenta gebildet wird. Indometacin hemmt die Prostaglandinsynthese, sodass es bei Einnahme in der Schwangerschaft zu einem Prostaglandinabfall kommen kann, wodurch sich der Ductus arteriosus Botalli verschließt.

7.6.3 Weibliche Geschlechtshormone

Nr. 13

Erläuterungen: Lösung B

I Diese Aussage ist korrekt. Östrogen entsteht aus Androstendion in den Granulosazellen des Ovars. Androstendion wird unter LH-Stimulation gebildet. Fällt Androstendion als Vorstufe der Östrogenproduktion weg, kann die Östrogenproduktion in den Granulosazellen abnehmen.

II Diese Aussage ist nicht korrekt. FSH wird in der Hypophyse ausgeschüttet und stimuliert die Aromatase. Die Aromatase katalysiert die Östrogenproduktion aus Testosteron.

III Diese Aussage ist nicht korrekt. LH stimuliert die Androstendionproduktion in den Thekazellen, dabei entsteht aus Pregnenolon Progesteron, nicht andersherum.

Nr. 14

Erläuterungen: Lösung A

I Diese Aussage ist nicht korrekt. GnRH wird im Hypothalamus gebildet und bindet an GnRH-Rezeptoren in der Hypophyse, nicht andersherum.

II Diese Aussage ist nicht korrekt. Die Aromatase befindet sich in den Granulosazellen, nicht den Thekazellen des Ovars.

III Diese Aussage ist nicht korrekt. Östrogen erhöht nicht, sondern senkt die Wasserausscheidung in der Niere, wodurch Wassereinlagerungen entstehen.

Nr. 15

Erläuterungen: Lösung D

(A) Diese Aussage ist korrekt. Die negative Rückkopplung von im Ovar gebildetem Östrogen und Progesteron auf FSH, LH und GnRH entfällt nach Versiegen der Hormonproduktion im Ovar, sodass FSH, LH und GnRH ansteigen.

(B) Diese Aussage ist korrekt. Buserelin ist ein GnRH-Agonist, wirkt also gleichsinnig zu GnRH. GnRH stimuliert in der Hypophyse die FSH- und LH-Ausschüttung. FSH und LH stimulieren wiederum die Östrogen- und Progesteronproduktion im Ovar.

(C) Diese Aussage ist korrekt. Buserelin führt bei langfristiger Einnahme zur Herunterregulation von GnRH-Rezeptoren der Hypophyse. Da GnRH normalerweise durch die Bindung an GnRH-Rezeptoren die Ausschüttung von FSH und LH bewirkt, sinken bei langfristiger Einnahme von Buserelin FSH und LH ab.

(D) Diese Aussage ist nicht korrekt. Tamoxifen entfaltet seine antagonistische Wirkung zu Östrogen nicht durch eine Senkung des Östrogenspiegels, sondern blockiert Östrogenrezeptoren in der Brustdrüse.

(E) Diese Aussage ist korrekt. Anastrozol hemmt die Aromatase. Nur die Östrogenproduktion, nicht die Progesteronproduktion ist abhängig von der Aromatase.

Nr. 16

Erläuterungen: Lösung C

(A) Diese Aussage ist korrekt. Eine lange und hohe Östrogenwirkung ist ein Risikofaktor für die Ausbildung eines Mammakarzinoms. Eine Östrogenersatztherapie nach Versiegen der Hormonproduktion in der Postmenopause erhöht die Dauer der Östrogeneinwirkung.

(B) Diese Aussage ist korrekt. Eine lange und hohe Östrogenwirkung ist ein Risikofaktor für die Ausbildung eines Mammakarzinoms. Bei der Adipositas ist die Östrogenproduktion erhöht.

(C) Diese Aussage ist nicht korrekt. Eine lange und hohe Östrogenwirkung ist ein Risikofaktor für die Ausbildung eines Endometriumkarzinoms. Tamoxifen wirkt am Endometrium agonistisch, also gleichsinnig, zu Östrogen und erhöht somit das Risiko für ein Endometriumkarzinom.

(D) Diese Aussage ist korrekt. Eine lange und hohe Östrogenwirkung ist ein Risikofaktor für die Ausbildung eines Mammakarzinoms. Bei einer frühen Menarche, als Zeichen eines frühen Beginns der Sexualhormonproduktion, ist die Dauer der Östrogenwirkung erhöht.

(E) Diese Aussage ist korrekt. Eine lange und hohe Östrogenwirkung ist ein Risikofaktor für die Ausbildung eines Endometriumkarzinoms. Bei einer frühen Menopause, als Zeichen eines frühen Versiegens der Hormonproduktion im Ovar, ist die Dauer der Östrogenwirkung reduziert.

Nr. 17

Erläuterungen: Lösung E

(A) Diese Aussage ist nicht korrekt. Tamoxifen wirkt an den Zellen des Endometriums agonistisch, also gleichsinnig zu Östrogen, allerdings unabhängig vom Hormonrezeptorstatus, der sich auf das Mammakarzinom bezieht. Östrogen erhöht das Risiko eines Endometriumkarzinoms.

(B) Diese Aussage ist nicht korrekt. Buserelin bewirkt langfristig eine Herunterregulation der GnRH-Rezeptoren in der Hypophyse, sodass weniger LH und FSH ausgeschüttet werden und somit auch Östrogen und Progesteron sinken. Eine hohe Östrogenwirkung erhöht das Risiko für ein Endometriumkarzinom, eine niedrige wie unter der Einnahme von Buserelin senkt es hingegen.

(C) Diese Aussage ist nicht korrekt. Anastrozol hemmt die Aromatase und somit die Östrogenproduktion. Eine hohe Östrogenwirkung erhöht das Risiko eines Endometriumkarzinoms, eine niedrige wie unter der Einnahme von Anastrozol senkt es hingegen.

(D) Diese Aussage ist nicht korrekt. Anastrozol hemmt die Aromatase und somit die Östrogenproduktion. Eine niedrige Östrogenwirkung senkt das Risiko eines Endometriumkarzinoms, allerdings unabhängig vom Hormonrezeptorstatus, der sich auf das Mammakarzinom bezieht.

(E) Diese Aussage ist korrekt. Eine Östrogenersatztherapie in der Postmenopause erhöht die Dauer der Östrogenwirkung, was einen Risikofaktor für ein Endometriumkarzinom darstellt. Diese Wirkung ist unabhängig vom Hormonrezeptorstatus, der sich auf das Mammakarzinom bezieht.

Nr. 18

Erläuterungen: Lösung D

(A) Diese Aussage ist korrekt. Anastrozol hemmt die Aromatase und somit die Östrogenproduktion. Ein Östrogenmangel kann zur Osteoporose führen.

(B) Diese Aussage ist korrekt. Tamoxifen wirkt am Knochen agonistisch, also gleichsinnig zu Östrogen. Östrogen bewirkt den Knochenaufbau.

(C) Diese Aussage ist korrekt. Buserelin ist ein GnRH-Agonist und bewirkt kurzfristig einen Anstieg der FSH- und LH-Ausschüttung, sodass auch Östrogen ansteigt. Östrogen erhöht das Risiko für eine Thrombose.

(D) Diese Aussage ist nicht korrekt. Eine Östrogenersatztherapie erhöht Östrogen. Östrogen hat eine aufbauende Wirkung auf den Knochen. Bei der Osteoporose liegt ein Knochenabbau vor.

(E) Diese Aussage ist korrekt. Eine Östrogenersatztherapie erhöht Östrogen. Östrogen erhöht das Risiko für eine Thrombose.

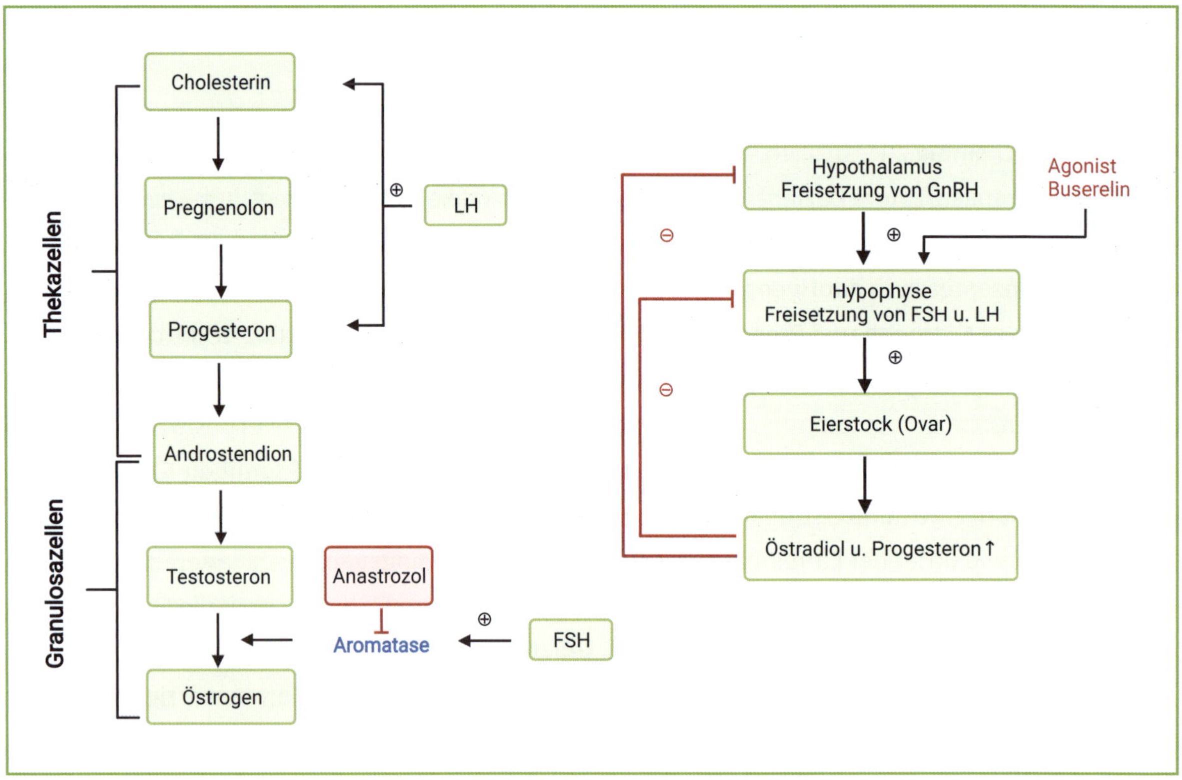

Thekazellen
Granulosazellen
Cholesterin
Pregnenolon
Progesteron
Androstendion
Testosteron
Östrogen
⊕
LH
Anastrozol
Aromatase
⊕
FSH
Hypothalamus
Freisetzung von GnRH
Agonist
Buserelin
⊖
⊕
Hypophyse
Freisetzung von FSH u. LH
⊖
⊕
Eierstock (Ovar)
Östradiol u. Progesteron ↑

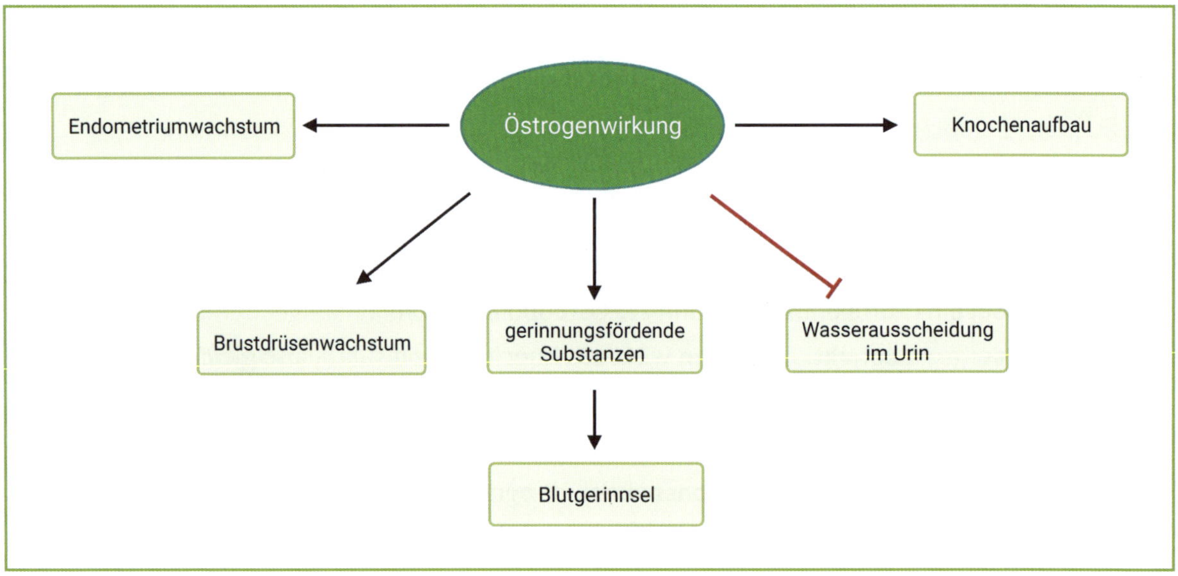

Endometriumwachstum
Östrogenwirkung
Knochenaufbau
Brustdrüsenwachstum
gerinnungsfördende
Substanzen
Wasserausscheidung
im Urin
Blutgerinnsel

7.6.4 Harnkonzentrierung und Henle-Schleife

Nr. 19

Erläuterungen: Lösung B

I Diese Aussage ist korrekt. In der apikalen Membran finden sich der Na^+-K^+-$2Cl^-$-Transporter und K^+-Kanäle. Der Na^+-K^+-$2Cl^-$-Transporter bewegt insgesamt zwei positive (Na^+ und K^+) sowie zwei negative Ladungen ($2Cl^-$) aus dem Tubuluslumen in die Tubuluszellen. Eine positive Ladung, das K^+, fließt anschließend zurück in das Tubuluslumen, sodass letztendlich eine positive Ladung im Tubuluslumen verbleibt.

II Diese Aussage ist nicht korrekt. Der Na^+-K^+-$2Cl^-$-Transporter befördert zwei positive Ionen, Na^+ und K^+, sowie zwei negative Ionen, die zwei Cl^-, nicht vom dicken aufsteigenden Teil der Henle-Schleife in den absteigenden Teil der Henle-Schleife, sondern in die Tubuluszelle.

III Diese Aussage ist nicht korrekt. Die Na^+-K^+-ATPase liegt in der basolateralen Membran der Tubuluszellen und transportiert dementsprechend eine positive Ladung in das Interstitium, nicht in das Tubuluslumen.

Nr. 20

Erläuterungen: Lösung C

I Diese Aussage ist korrekt. Der Na^+-K^+-$2Cl^-$-Transporter ist daran beteiligt, dass im Nierenmark eine hohe Osmolarität aufgebaut wird. Im Sammelrohr basiert die Harnkonzentrierung auf dem Osmolaritätsgradienten zwischen Harn und Interstitium des Nierenmarks. Eine geringer ausfallende Osmolarität im Nierenmark führt zu einem geringer ausfallenden Osmolaritätsgradienten und demnach zu einer geringeren Harnkonzentrierung im Sammelrohr.

II Diese Aussage ist korrekt. Die Na^+-Ionen-Resorption im dicken aufsteigenden Teil der Henle-Schleife erfolgt über den Na^+-K^+-$2Cl^-$-Transporter in die Tubuluszelle aufgrund eines Konzentrationsgefälles. Der Konzentrationsgradient von Na^+ wird durch die Na^+-K^+-ATPase in der basolateralen Membran aufgebaut. Ein Ausfall der Na^+-K^+-ATPase führt zu einer verminderten Aufnahme von Na^+-Ionen durch den Na^+-K^+-$2Cl^-$-Transporter.

III Diese Aussage ist nicht korrekt. Der aufsteigende Teil der Henle-Schleife ist für Wasser undurchlässig. Die Wasserrückresorption erfolgt aus dem absteigenden Teil der Henle-Schleife.

Nr. 21

Erläuterungen: Lösung C

(A) Diese Aussage ist korrekt. Osmolarität bezeichnet die Konzentration eines Stoffes in einer Flüssigkeit. Wird dieser Lösung Flüssigkeit entzogen, steigt demnach die Osmolarität. ADH sorgt in der Niere für den Einbau von Aquaporinen, sodass Wasser aus dem Sammelrohr in die Sammelrohrzellen und weiter in das Interstitium abfließen kann. Damit steigt die Osmolarität des Harns. Beim Diabetes insipidus centralis ist die ADH-Ausschüttung im Hypothalamus reduziert, sodass die Osmolarität des Urins erniedrigt ist.

(B) Diese Aussage ist korrekt. Im Sammelrohr werden unter Einfluss von ADH Aquaporine in die Sammelrohrzellen eingebaut. Über Aquaporine fließt Wasser aus dem Sammelrohr in das Interstitium des Nierenmarks ab, bis die Osmolarität des Harns an die im Interstitium angeglichen ist. Die maximale Osmolarität im Nierenmark beträgt 1400 mosmol/L. Dies entspricht somit der maximalen Harnkonzentrierung.

(C) Diese Aussage ist nicht korrekt. Der Na^+-K^+-$2Cl^-$-Transporter ist am Aufbau der Osmolarität im Nierenmark beteiligt. Im Sammelrohr kann in Abhängigkeit vom Osmolaritätsgradienten, der dadurch aufgebaut wird, unter Einfluss von ADH Wasser aus dem Sammelrohr resorbiert werden. Dabei steigt folglich die Osmolarität des Harns, bis sie die des Nierenmarks erreicht. Furosemid blockiert den Na^+-K^+-$2Cl^-$-Transporter, sodass der Aufbau der Osmolarität im Nierenmark gehemmt wird und weniger Wasser aus dem Sammelrohr resorbiert werden kann. Die Osmolarität des Harns ist demnach gesenkt.

(D) Diese Aussage ist korrekt. Desmopressin wirkt an der Niere wie ADH. Unter Einfluss von ADH werden im Sammelrohr Aquaporine in die Sammelrohrzellen eingebaut. Über Aquaporine fließt Wasser aus dem Sammelrohr in das Interstitium des Nierenmarks ab, sodass die Osmolarität des Harns steigt.

(E) Diese Aussage ist korrekt. Alkohol hemmt die ADH-Ausschüttung. ADH sorgt für einen Anstieg der Osmolarität des Harns. Alkohol senkt somit die Osmolarität.

Nr. 22

Erläuterungen: Lösung A

I Diese Aussage ist nicht korrekt. Durch die Aktivierung der V2-Rezeptoren in der Niere durch Desmopressin werden Aquaporin-2-Kanäle, nicht Aquaporin-1-Kanäle, in die Sammelrohrzellen eingebaut.

II Diese Aussage ist nicht korrekt. Aquaporin-3-Kanäle befinden sich in der basolateralen, nicht in der apikalen Membran der Sammelrohrzellen.

III Diese Aussage ist nicht korrekt. Desmopressin wirkt nur an den V2-Rezeptoren in der Niere, nicht an den V1-Rezeptoren der Blutgefäße.

Nr. 23

Erläuterungen: Lösung B

(A) Diese Aussage ist nicht korrekt. Desmopressin wirkt nicht auf die ADH-Ausschüttung im Hypothalamus, sondern bindet an V2-Rezeptoren.

(B) Diese Aussage ist korrekt. Lithium senkt die Sensitivität des Sammelrohrs für ADH. ADH bewirkt eine Harnkonzentrierung. Desmopressin wirkt wie ADH an der Niere durch Aktivierung von V2-Rezeptoren, sodass auch durch eine Desmopressin-Gabe die Harnkonzentrierung bei einer Lithiumvergiftung nicht ansteigt. Alkohol hemmt hingegen die ADH-Ausschüttung im Hypothalamus, sodass eine Desmopressin-Gabe zu einer Harnkonzentrierung führt.

(C) Diese Aussage ist nicht korrekt. Alkohol hemmt die ADH-Ausschüttung im Hypothalamus, sodass auch bei ausbleibender Flüssigkeitszufuhr ADH nicht regelhaft ansteigt. Bei der psychogenen Polydipsie liegt der erhöhten Trinkmenge keine körperliche Ursache zugrunde, sodass bei ausbleibender Flüssigkeitszufuhr ADH ansteigt.

(D) Diese Aussage ist nicht korrekt. Lithium hemmt die Sensitivität des Sammelrohrs für ADH. Die ADH-Ausschüttung im Hypothalamus ist im Gegensatz zum Diabetes insipidus centralis hingegen intakt.

(E) Diese Aussage ist nicht korrekt. Lithium hemmt die Sensitivität des Sammelrohrs für ADH, dementsprechend ist die ADH-Ausschüttung, wie beim Diabetes insipidus renalis auch, intakt und steigt bei ausbleibender Flüssigkeitszufuhr an.

Nr. 24

Erläuterungen: Lösung E

I Diese Aussage ist nicht korrekt. ADH bewirkt eine verstärkte Wasserrückresorption, damit fließt vermehrt Wasser in das Blut zurück. Folge davon ist ein steigendes Blutvolumen und infolgedessen steigt der Blutdruck.

II Diese Aussage ist korrekt. ADH bindet auch an die V1-Rezeptoren der Gefäßmuskulatur und löst dadurch eine Steigerung des Blutdrucks aus. Ist dieser defekt, so führt dies nicht zur Blutdrucksteigerung.

III Diese Aussage ist korrekt. Die Wasser fließt aufgrund der hohen Osmolarität ins Interstitium, sinkt diese, so sinkt auch die Wassermenge, die ins Interstitium fließt. Damit wird weniger Wasser in die Blutgefäße gelangen und somit sinkt der Blutdruck.

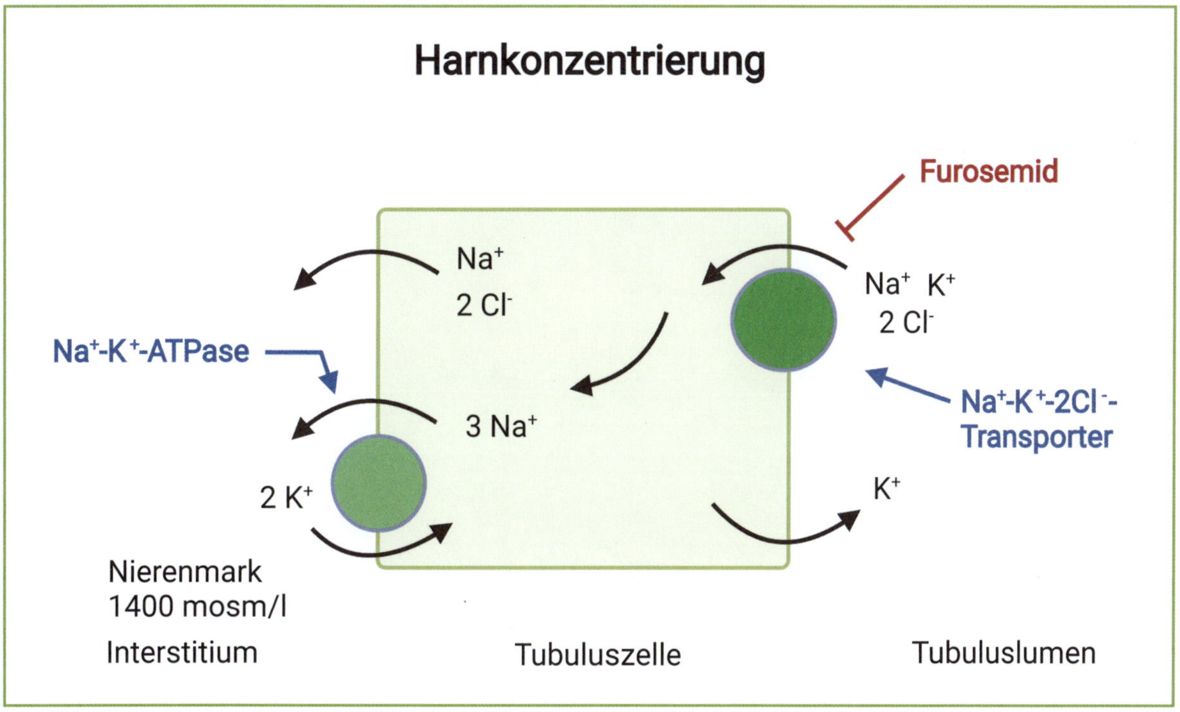

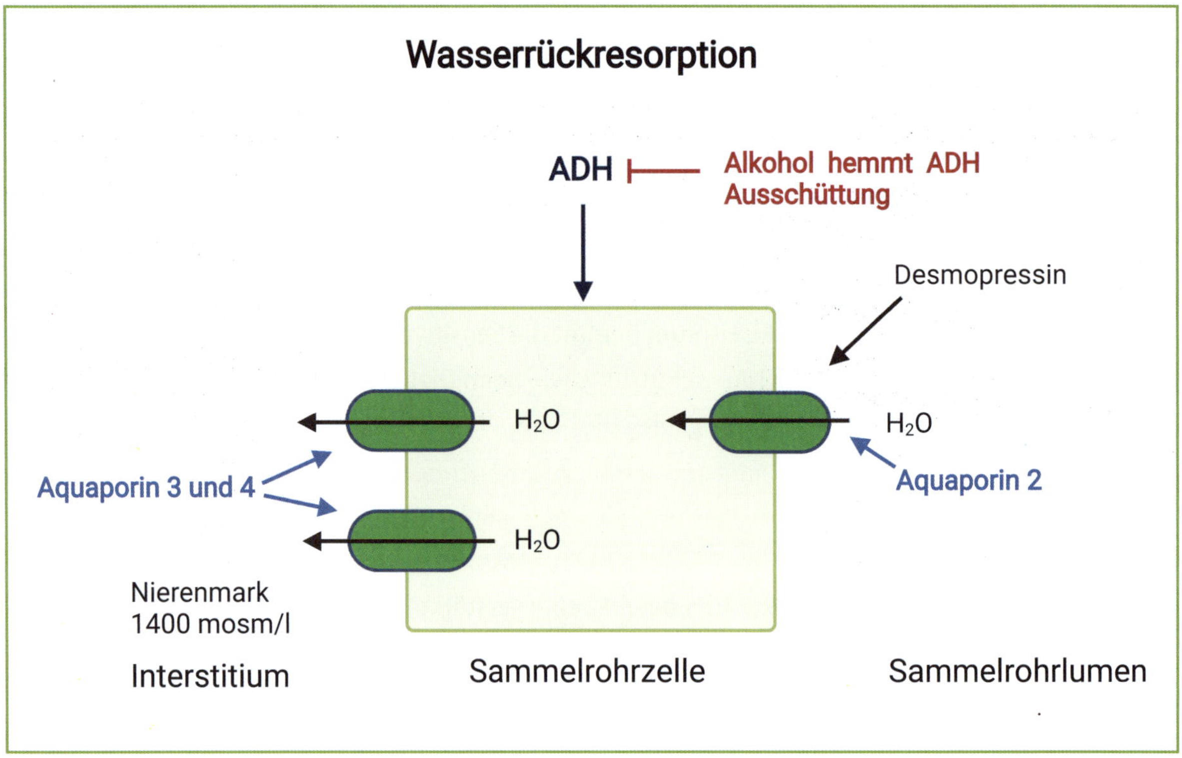
Wasserrückresorption
ADH
Alkohol hemmt ADH
Ausschüttung
Desmopressin
H_2O
H_2O
H_2O
Aquaporin 3 und 4
Aquaporin 2
Nierenmark
1400 mosm/l
Interstitium
Sammelrohrzelle
Sammelrohrlumen

Simulation 7

7.7.1 Hypophyse

Nr. 1

Erläuterungen: Lösung B

I Diese Aussage ist nicht korrekt. Der Tractus hypothalamo-hypophysialis zieht zum HHL und setzt die beiden Hormone Oxytocin und ADH frei. ACTH und TSH sind Hormone des HVL.

II Diese Aussage ist nicht korrekt. Ncl. paraventricularis kommt im Hypothalamus vor und von dort ziehen die Axone zum HHL.

III Diese Aussage ist korrekt. Die glandotropen Hormone TSH und FSH/LH werden in den basophilen Zellen des HVL produziert.

Nr. 2

Erläuterungen: Lösung E

I Diese Aussage ist korrekt. Mit Eintritt in die Pubertät steigt der GH-Spiegel an.

II Diese Aussage ist korrekt. Eine hohe Konzentration von GHRH aus dem Hypothalamus fördert die Freisetzung von GH aus der Hypophyse.

III Diese Aussage ist korrekt. Im Hungerzustand wird von einem leeren Magen Ghrelin freigesetzt, das wiederum die Freisetzung von GH fördert.

Nr. 3

Erläuterungen: Lösung B

(A) Diese Aussage ist korrekt. Die Adenohypophyse bildet die Hormone selbst, während die Hormone der Neurohypophyse im Hypothalamus gebildet werden, dann aber in der Neurohypophyse freigesetzt werden.

(B) Diese Aussage ist nicht korrekt. FSH und LH zählen zu den glandotropen Hormonen, da sie auf andere Hormondrüsen wirken. Effektorhormone wirken direkt auf Zielzellen ein.

(C) Diese Aussage ist korrekt. Somatotropin (ein Wachstumshormon) fördert bei Kindern das Wachstum.

(D) Diese Aussage ist korrekt. ACTH wirkt als glandotropes Hormon auf eine andere Hormondrüse.

(E) Diese Aussage ist korrekt. Vasopressin, auch als ADH bezeichnet, wird im Hypothalamus gebildet, aber vom HHL freigesetzt.

Nr. 4

Erläuterungen: Lösung E

I Diese Aussage ist nicht korrekt. Die Ausbildung einer Hühnerbrust beobachtet man bei Erwachsenen, die einen erhöhten Spiegel an Wachstumshormonen aufweisen.

II Diese Aussage ist korrekt. Ein wesentliches Merkmal des GH ist das Längenwachstum.

III Diese Aussage ist korrekt. Unter GH-Wirkung kommt es zu einem vermehrten Abbau von Fetten, was mit einer Erhöhung der Fettsäurenkonzentration einhergeht.

Nr. 5

Erläuterungen: Lösung E

I Diese Aussage ist korrekt. Clonidin fördert die Freisetzung von GH und damit würde man im Kindesalter einen Gigantismus auslösen.

II Diese Aussage ist korrekt. Bromicriptin hemmt die GH-Freisetzung.

III Diese Aussage ist korrekt. Omnitrop fördert die Freisetzung von GH.

Nr. 6

Erläuterungen: Lösung C

I Diese Aussage ist korrekt. Omnitrop ist ein Mittel, das die gleiche Wirkung wie GH hervorruft. Deshalb kommt es zu einem erhöhten Blutdruck.

II Diese Aussage ist korrekt. Omnitrop ist ein Mittel, das die gleiche Wirkung wie GH hervorruft. Deshalb kommt es zum Dickenwachstum der Finger und Füße, da die Wachstumsfugen beim Erwachsenen bereits geschlossen sind.

III Diese Aussage ist nicht korrekt. Omnitrop ist ein Mittel, das die gleiche Wirkung wie GH hervorruft. Von daher würde man eine Erhöhung der Fettsäurenkonzentration im Blut erwarten, aber nicht deren Absenkung.

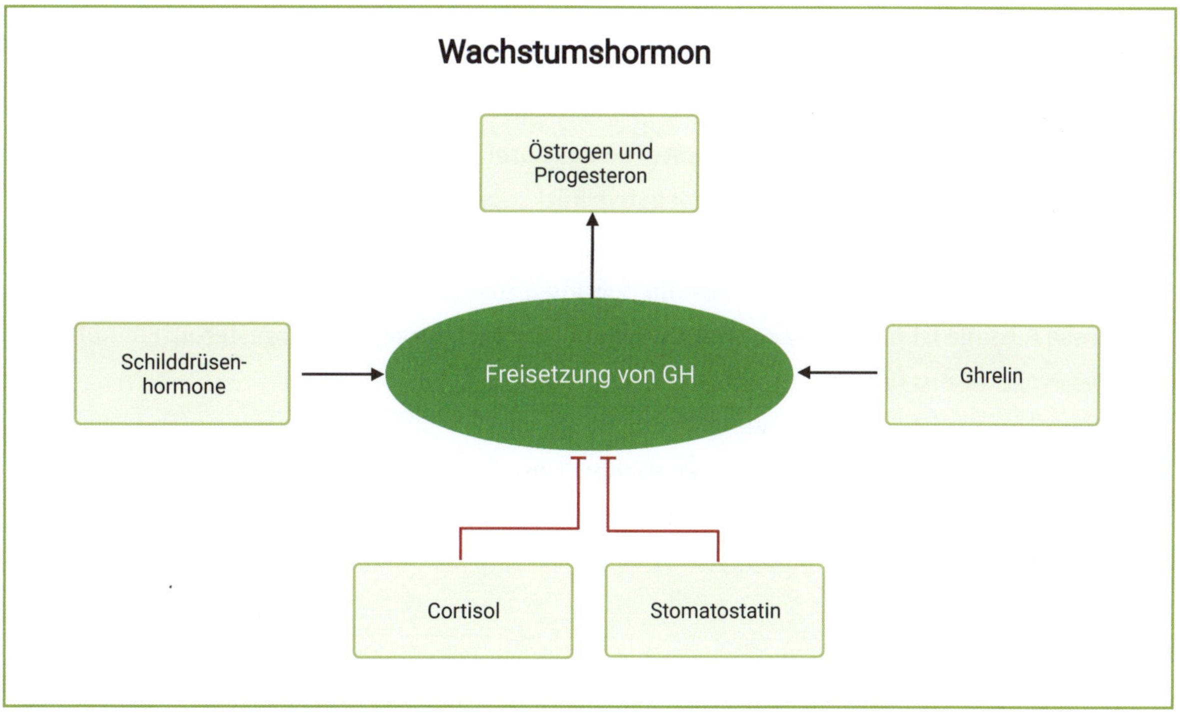

7.7.2 Menstruationszyklus

Nr. 7

Erläuterungen: Lösung A

(A) Diese Aussage ist korrekt. Da die Lutealphase immer 14 Tage dauert, kann die Follikelphase nur 16 Tage andauern.

Nr. 8

Erläuterungen: Lösung C

I Diese Aussage ist nicht korrekt. Der Anstieg des LH-Hormons löst im Menstruationszyklus eine Ovulation aus. Dies würde also genau das Gegenteil bewirken.

II Diese Aussage ist nicht korrekt. Eine Ovulation kann verhindert werden, wenn es nicht zu einem Anstieg des LH-Hormons kommt. Wird nun die negative Rückkopplung gehemmt, so bleibt die Bildung dieser Hormone bestehen und dies würde durch die ständige Produktion an Östrogenen zu einem LH-Anstieg führen. Dieser würde dann eine Ovulation auslösen.

III Diese Aussage ist korrekt. Östrogene und Progesterone bewirken eine negative Rückkopplung der FSH- und LH-Freisetzung. Somit wird die Heranreifung eines Follikels unterdrückt und die Ovulation bleibt aus.

Nr. 9

Erläuterungen: Lösung E

I Diese Aussage ist korrekt. Das Fortbestehen des Corpus luteums führt zu einer konstanten Bildung von Progesteron, das durch negative Rückkopplung die FSH- und LH-Freisetzung unterdrückt. Somit reift kein neues Follikel heran, zusätzlich wirkt Progesteron auch auf das Endometrium und verhindert dessen Abstoßung.

II Diese Aussage ist nicht korrekt. Das Hormon der Lutealzellen ist das Progesteron. Ein Abfall des Progesterons führt zur Menstruationsblutung.

III Diese Aussage ist korrekt. Bei einer Fehlfunktion des FSH- und LH-Rezeptors können keine neuen Follikel in der Follikelphase heranreifen. Die ausbleibende Östrogenbildung verhindert den Aufbau des Endometriums und somit kommt es zu keiner Menstruationsblutung.

Nr. 10

Erläuterungen: Lösung C

(A) Diese Aussage ist nicht korrekt. Inhibin wird in den Granulosazellen, nicht in den Thekazellen, gebildet.

(B) Diese Aussage ist nicht korrekt. Östrogen hemmt nicht, sondern stimuliert die Ausbildung von FSH- und LH-Rezeptoren. In niedrigen Konzentrationen hemmt es die FSH- und LH-Ausschüttung.

(C) Diese Aussage ist korrekt. Die Östrogenproduktion in den Granulosazellen wird durch FSH stimuliert. Hohe Konzentrationen von Östrogen lösen eine positive Rückkopplung, also Stimulierung der Hypophysenhormone FSH und LH aus. Durch den LH-Anstieg wird kurz danach die Ovulation ausgelöst. Die Follikelphase endet mit der Ovulation.

(D) Diese Aussage ist nicht korrekt. Androstendion wird aus Cholesterin, nicht aus Östrogen, hergestellt.

(E) Diese Aussage ist nicht korrekt. FSH-Rezeptoren befinden sich auf den Granulosazellen, nicht in der Hypophyse.

Nr. 11

Erläuterungen: Lösung B

(A) Diese Aussage ist korrekt. In der Desquamationsphase wird das Endometrium mit der Menstruationsblutung ausgeschieden. Der Menstruationszyklus beginnt mit dem ersten Tag der Menstruationsblutung und kennzeichnet auch den Beginn der Follikelphase.

(B) Diese Aussage ist nicht korrekt. Die Selektion des dominanten Follikels fällt laut Text auf den sechsten Tag des Menstruationszyklus. Mit dem ersten Tag der Menstruationsblutung beginnt die Follikelphase und dauert ca. 14±3 Tage an. Die Desquamationsphase des Endometriums entspricht der Menstruationsblutung. Die Menstruationsblutung dauert jedoch durchschnittlich nur vier Tage an, sodass die Selektion des dominanten Follikels am sechsten Tag nicht mehr in diese Phase fällt.

(C) Diese Aussage ist korrekt. Das Umschlagen der Östrogenwirkung von einer positiven auf eine negative Rückkopplung fällt in die Lutealphase des Menstruationszyklus. Der LH-Gipfel löst die Ovulation aus. Durch die großen Mengen LH werden die Lutealzellen gegenüber LH desensibilisiert. Dadurch fällt nach der Ovulation, also während der Lutealphase, die für die Östrogenproduktion notwendige, LH-vermittelte Androstendionproduktion ab.

(D) Diese Aussage ist korrekt. Die Follikelphase endet mit der Ovulation, sodass in diesem Fall die Follikelphase genau 12 Tage andauert. Die Lutealphase beginnt mit der Ovulation. Die Lutealphase ist konstant 14-tägig, sodass die Gesamtzyklusdauer bei einer Ovulation am zwölften Tag genau 26 Tagen entspricht.

(E) Diese Aussage ist korrekt. Die Umwandlung von Granulosazellen und Thekazellen des Follikels in Lutealzellen, welche Progesteron produzieren, findet nach dem Eisprung, der Ovulation, statt. Die Lutealphase beginnt mit der Ovulation.

Nr. 12

Erläuterungen: Lösung A

(A) Diese Aussage ist nicht korrekt. Inhibin hemmt nur die FSH-Ausschüttung in der Hypophyse, nicht die LH-Ausschüttung.

(B) Diese Aussage ist korrekt. LH stimuliert die Thekazellen des Follikels zur Androstendionproduktion, welches von den Granulosazellen als Vorstufe zur Östrogenproduktion verwendet wird. Ein Ausfall von LH kann dementsprechend die Östrogenproduktion hemmen, sodass ein Östrogenmangel entsteht.

(C) Diese Aussage ist korrekt. FSH bewirkt die Follikelreifung.

(D) Diese Aussage ist korrekt. Die positive Rückkopplung von Östrogen auf LH bewirkt ein starkes Ansteigen von LH, wodurch die Ovulation ausgelöst wird, sodass ein Östrogenmangel zum Ausbleiben der Ovulation führen kann.

(E) Diese Aussage ist korrekt. Das Endometrium ist während der Lutealphase von Progesteron abhängig. Ein Progesteronmangel führt zu dessen Untergang, sodass es als Menstruationsblutung ausgeschieden wird.

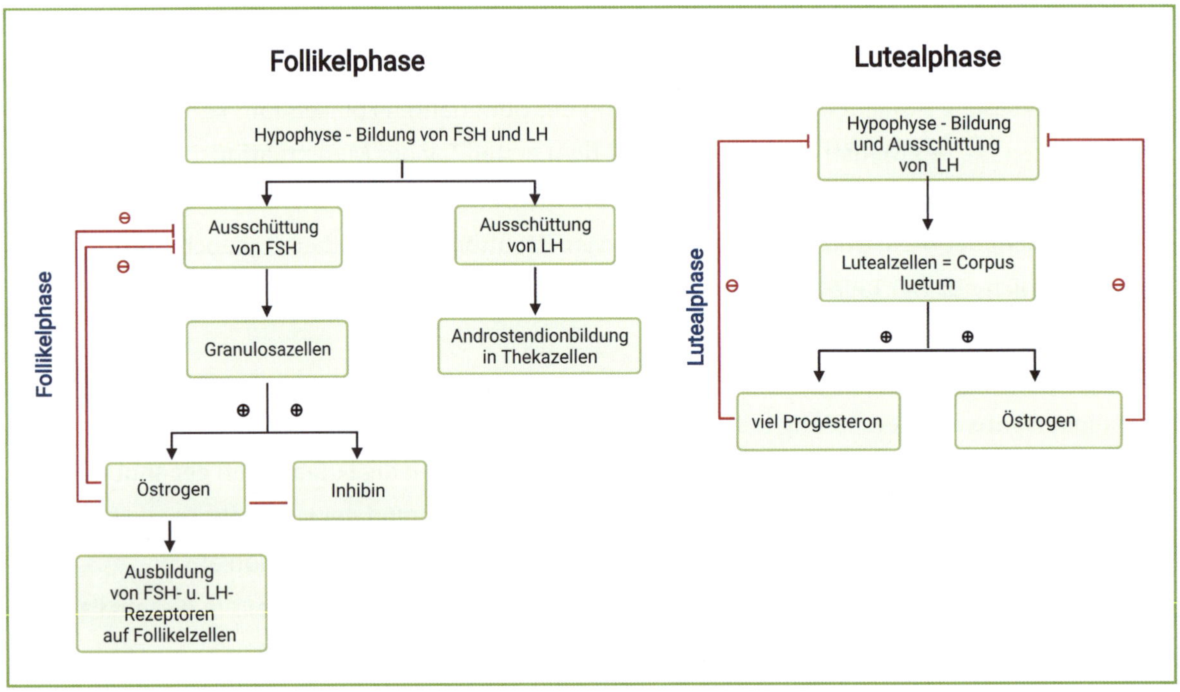

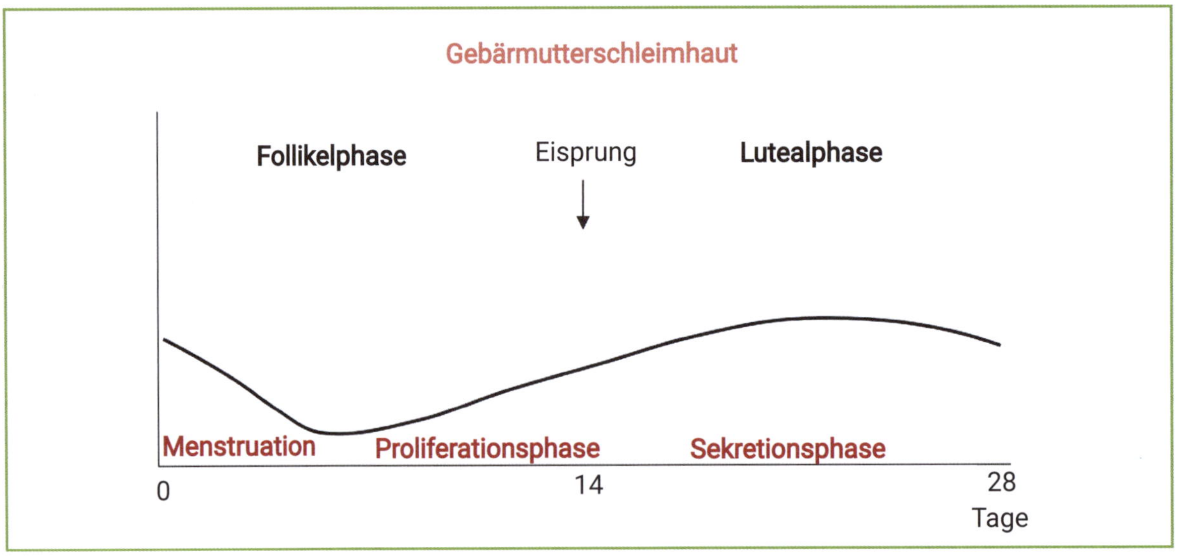

7.7.3 Schilddrüse

Nr. 13

Erläuterungen: Lösung E

(F) Diese Aussage ist korrekt. Die Aufnahme von Jodid ist die Voraussetzung dafür, dass die jodhaltigen Hormone T3 und T4 gebildet werden können. Dies ist im Text beschrieben.

(G) Diese Aussage ist korrekt. Die Jodierung erfolgt an der Aminosäure Thyrosin, sodass bei ihrem Fehlen keine Hormone produziert werden können.

(H) Diese Aussage ist korrekt. Bei Hemmung des Na^+/J^--Transporters wird die Jodaufnahme in die Zelle unterbunden und es entsteht ein intrazellulärer Jodmangel.

(I) Diese Aussage ist korrekt. Das Kolloid stellt die Speicherform des Hormons dar, das bei Bedarf aufgenommen wird. Dies ist im Text beschrieben.

(J) Diese Aussage ist nicht korrekt. Die beiden Schilddrüsenhormone T3 und T4 werden im Verhältnis 1:10 von der Schilddrüse freigesetzt und von den Zielzellen aufgenommen. In den Zielzellen entsteht das aktive T3-Molekül durch die Entfernung eines Jodmoleküls des T4-Moleküls, das aber in höheren Konzentrationen in der Zelle vorliegt. Aus diesem Grund wird der T4-Spiegel in den Zellen weiterhin erhöht sein.

Nr. 14

Erläuterungen: Lösung C

I Diese Aussage ist korrekt. Bei Hemmung des Na^+/J^--Transporters wird die Aufnahme von Jodid unterbunden und somit können in nicht ausreichender Menge T3 und T4 gebildet werden. In Folge sinkt die Hormonkonzentration im Blut. Die Folge ist eine gesteigerte TRH- und TSH-Produktion und -Freisetzung. TSH fördert nicht nur die Freisetzung und Bildung der Hormone, sondern auch das Wachstum der Follikelepithelzellen.

II Diese Aussage ist korrekt. Durch Wegfall der negativen Rückkopplung kommt es zu einer Steigerung der TRH-Konzentrationen.

III Diese Aussage ist nicht korrekt. Eine Gewichtsabnahme ist die Folge einer Hyperthyreose. Durch den induzierten Jodmangel wird hier genau das Gegenteil bewirkt. Es entsteht eine Unterfunktion der Schilddrüse und damit kommt es eher zu einer Gewichtszunahme als -abnahme.

Nr. 15

Erläuterungen: Lösung B

I Diese Aussage ist nicht korrekt. Im Text wird keine Abhängigkeit des Follikelzellwachstums von der Thyreoglobulinkonzentration oder der intrazellulären Jodkonzentration beschrieben.

II Diese Aussage ist nicht korrekt. Im Text wird auch keine Abhängigkeit des Follikelzellwachstums von einer erhöhten Jodidkonzentration im Blut beschrieben.

III Diese Aussage ist korrekt. Das Jodid wird über den Pendin-Transporter in das Kolloid transportiert und steht dann für die Jodierung zur Verfügung. Wird dieser Transport unterbunden, so können nicht genügend Schilddrüsenhormone gebildet werden, die Hormonkonzentration sinkt und damit wird die negative Rückkopplung aufgehoben. Es kommt zur vermehrten Freisetzung von TSH. Der TSH-Spiegel steigt.

Nr. 16

Erläuterungen: Lösung D

I Diese Aussage ist korrekt. Im Text wird beschrieben, dass ein Kältereiz zur vermehrten Freisetzung von TRH führt, in deren Folge es zu einer erhöhten TSH-Freisetzung kommt.

II Diese Aussage ist nicht korrekt. Hohe Konzentration führen durch die negative Rückkopplung zu niedrigen TRH- und TSH-Spiegeln.

III Diese Aussage ist korrekt. Durch einen Jodmangel können nicht genügend Schilddrüsenhormone produziert werden, somit entfällt die negative Rückkopplung und TRH und TSH steigen an.

Nr. 17

Erläuterungen: Lösung A

I Diese Aussage ist korrekt. Ein Tumor im Hypothalamus würde zu einer verstärkten TRH-Bildung führen, in deren Folge die Freisetzung von TSH und Schilddrüsenhormonen ansteigt.

II Diese Aussage ist nicht korrekt. Eine Entfernung der Adenohypophyse führt zu einer Verminderung der Schilddrüsenhormone, da das hypophysäre Hormon TSH nicht mehr freigesetzt wird.

III Diese Aussage ist nicht korrekt. Aus dem Text lässt sich nicht ableiten, ob eine hohe Jodkonzentration sich positiv auf die Bildung von Schilddrüsenhormonen auswirkt.

Nr. 18

Erläuterungen: Lösung C

I Beim Morbus Basedow handelt es sich um eine Autoimmunerkrankung, die zur ständigen Bildung von TSH führt. Als Folge werden verstärkt T3 und T4 gebildet, die dann zu einer erhöhten Herzfrequenz führen.

II Diese Aussage ist korrekt. Beim Morbus Basedow handelt es sich um eine Autoimmunerkrankung, die zur ständigen Bildung von TSH führt.

III Diese Aussage ist nicht korrekt. Beim Morbus Basedow handelt es sich um eine Autoimmunerkrankung, die zur ständigen Bildung von TSH führt. Als Folge werden verstärkt T3 und T4 gebildet, die dann zu einer Gewichtsabnahme führen, aber nicht zu einer Gewichtszunahme.

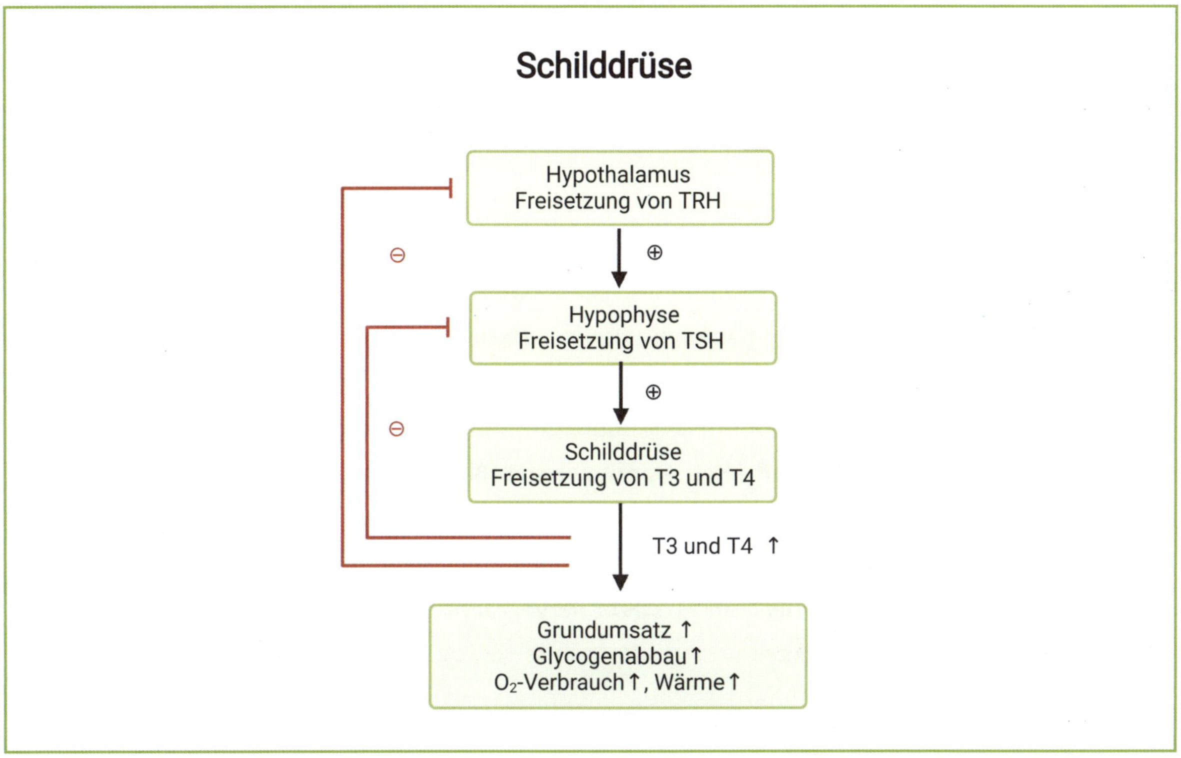

7.7.4 Sauerstoffbindung an Hämoglobin

Nr. 19

Erläuterungen: Lösung A

I Diese Aussage ist korrekt. Die Methämoglobin-Reduktase wandelt Fe^{3+} in Fe^{2+} um. Das O_2-Molekül kann nicht an einem dreiwertigen Eisenatom (Fe^{3+}) binden und aus diesem Grund wird vermehrt desoxygeniertes Hämoglobin vorliegen.

II Diese Aussage ist nicht korrekt. Die Hüfner-Zahl gibt die max. Sauerstoffbindungskapazität von 1 g Hb an. Diese liegt bei 1,34 ml O_2 pro 1 g Hb. Es ist von daher eine absolute Angabe und variiert nicht in Abhängigkeit der tatsächlichen Bedingungen.

III Diese Aussage ist nicht korrekt. 2,3-DPG bindet an die β-Globinkette und beeinträchtigt die Bindung von O_2. Es hat aber keinen Einfluss auf das Eisenatom.

Nr. 20

Erläuterungen: Lösung A

I Diese Aussage ist korrekt. Da 2,3-DPG an das N-terminale Ende der β-Globinkette bindet, kommt es beim Fehlen dieses Abschnitts zu einem Bindungsverlust von 2,3-DPG. Dies wiederum führt dann zu einer erhöhten Sauerstoffbindungsaffinität, da 2,3 DPG den desoxygenierten Zustand stabilisiert.

II Diese Aussage ist nicht korrekt. HbF ist nicht betroffen, da hier keine β-Globinketten vorkommen.

III Diese Aussage ist nicht korrekt. Bei der Sichelzellanämie handelt es sich um eine Punktmutation in der β-Globinkette, die den Missense-Mutationen zugerechnet werden. Dies wurde im vorliegenden Text nicht thematisiert.

Nr. 21

Erläuterungen: Lösung B

I Diese Aussage ist nicht korrekt. Unter dem Bohr-Effekt versteht man die Änderung des Sauerstoffbindungsverhaltens des Hämoglobins, die durch den Kohlendioxidgehalt bzw. die damit verbunden pH-Wert-Änderungen hervorgerufen werden. Bei einem hohen CO_2-Gehalt bzw. bei niedrigem pH-Wert nimmt die Sauerstoffbindungsaffinität ab. Auch ein Anstieg von 2,3-DPG begünstigt dieses Verhalten. Damit wird der Bohr-Effekt verstärkt.

II Diese Aussage ist nicht korrekt. Die Zunahme der CO_2-Konzentration hat eine pH-Wert-Erniedrigung zur Folge und keine Erhöhung.

III Diese Aussage ist korrekt. Aus dem Text geht hervor, dass jede pH-Wert-Änderung sich auf das Bindungsverhalten auswirkt.

Nr. 22

Erläuterungen: Lösung B

I Diese Aussage ist nicht korrekt. Aufgrund der hohen Stoffwechselaktivität wird die Glykolyse verstärkt ablaufen, somit ist der Gehalt an 2,3-DPG erhöht und die Abgabe des Sauerstoffs im Gewebe wird begünstigt.

II Diese Aussage ist nicht korrekt. Aufgrund der in I. erwähnten Faktoren kommt es zu einer Rechtsverschiebung, da neben einem hohen 2,3-DPG-Gehalt auch eine hohe CO_2-Konzentration, eine erhöhte Temperatur und ein erniedrigter pH-Wert beobachtet werden kann.

III Diese Aussage ist korrekt. Aufgrund der hohen Stoffwechselaktivität wird die Glykolyse verstärkt ablaufen, somit ist der Gehalt an 2,3-DPG erhöht und die Abgabe des Sauerstoffs im Gewebe wird begünstigt, wohingegen die Sauerstoffbindung erschwert sein wird. Es kommt deshalb zu einer Rechtsverschiebung.

Nr. 23

Erläuterungen: Lösung A

I Diese Aussage ist korrekt. Eine erniedrigte PCO_2-Konzentration geht mit einem Anstieg des pH-Wertes einher. Dadurch kommt es zu einer Linksverschiebung. Dies bedeutet einen erniedrigten P50-Wert.

II Diese Aussage ist nicht korrekt. Eine erhöhte Temperatur führt zur einer Rechtsverschiebung und dies bedeutet einen erhöhten P50-Wert.

III Diese Aussage ist nicht korrekt. Ein erhöhter PCO_2-Wert führt zu einer Absenkung des pH-Werts und dies hätte eine Rechtsverschiebung zur Folge, also eine Erhöhung des P50-Werts.

Nr. 24

Erläuterungen: Lösung D

I Diese Aussage ist korrekt. Der O_2-Partialdruck von 28 mmHg entspricht unter normalen Bedingungen dem P50-Wert, der wiederum eine 50%ige Sättigung des Hämoglobins bedeutet. Überträgt man dies mithilfe der Hüfner-Zahl auf ein Gramm Hämoglobin, können entsprechend 0,67 ml O2 transportiert werden.

II Diese Aussage ist korrekt. Eine erhöhte Temperatur führt zu einer Rechtsverschiebung der Sauerstoffbindungsfähigkeit.

III Diese Aussage ist nicht korrekt. Die Hüfner-Zahl gibt die maximale Sauerstoffbindungskapazität von einem Gramm Hämoglobin an, sodass eine Sauerstoffsättigung von über 97 % daran auch nichts ändert.

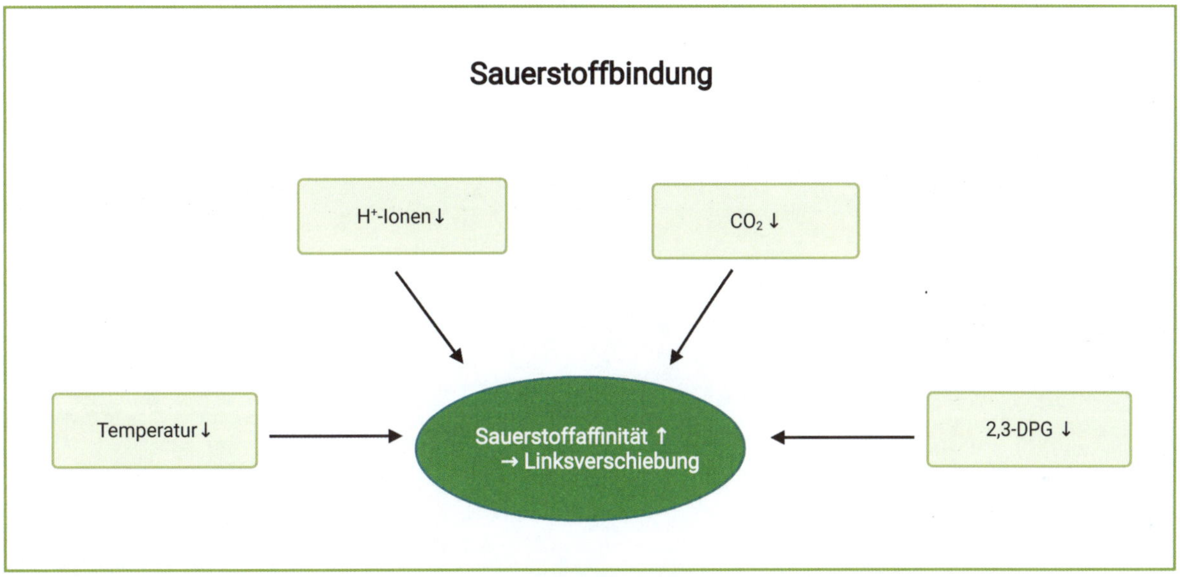

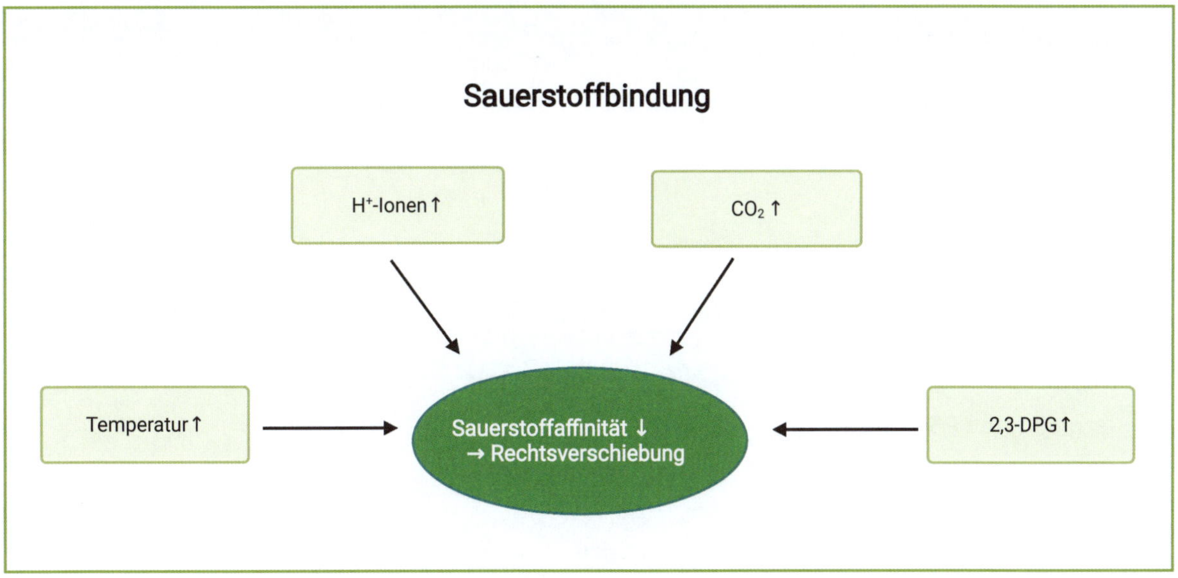

Simulation 8

7.8.1 Stoffwechselstörungen

Nr. 1

Erläuterungen: Lösung C

I Diese Aussage ist korrekt. Bei einer Phenylketonurie-Erkrankung sollte eine phenylarme Ernährung durchgeführt werden. Aus diesem Grund sollten auch nur phenylalaninreiche Nahrungsmittel wie Fleisch und Milchprodukte gemieden werden.

II Diese Aussage ist korrekt. Auch Patienten mit dieser Erkrankung sollten phenylalaninarme Nahrungsmittel zu sich nehmen.

III Diese Aussage ist nicht korrekt. Hierzu gibt es im Text keine Angaben.

Nr. 2

Erläuterungen: Lösung E

(A) Diese Aussage ist nicht korrekt. Es kommt zu einer Anhäufung von Phenylalanin, da dieses nicht mehr abgebaut werden kann.

(B) Diese Aussage ist nicht korrekt. Eine verminderte Konzentration an Thyroxin ist die Folge, weil Phenylalanin nicht zu Thyroxin abgebaut wird.

(C) Diese Aussage ist nicht korrekt. Eine erhöhte Konzentration an Phenylacetat ist die Folge, da sich Phenylalanin in der Zelle anhäuft.

(D) Diese Aussage ist nicht korrekt. Da Phenylalanin nicht weiter zu Thyrosin abgebaut wird, entsteht im nächsten Schritt auch nicht genügend Melanin.

(E) Diese Aussage ist korrekt. Homogentisinsäure ist ein Abbauprodukt von Thyrosin. Durch die Konzentrationsminderung der Aminosäure Thyrosin wird auch nicht mehr in ausreichendem Maß Homogentisinsäure gebildet.

Nr. 3

Erläuterungen: Lösung A

I Diese Aussage ist korrekt. Beim Fehlen der PAH sinkt die Konzentration an Thyrosin. Thyrosin ist aber das Ausgangsprodukt für die Bildung von Melanin und damit entsteht ein Phenylketonurie-Albinismus.

II Diese Aussage ist nicht korrekt. Das Fehlen der Homogentisatdioxygenase würde zu erhöhten Konzentrationen an Homogentisinsäure führen, nicht aber zu einem Mangel an Thyrosin. Deshalb wäre die Melaninbildung hier unbeeinträchtigt.

III Diese Aussage ist nicht korrekt. Ein Melaninmangel, der dem Albinismus zugrunde liegt, kommt nicht durch eine hohe Konzentration an Homogentisinsäure zustande.

Nr. 4

Erläuterungen: **Lösung B**

I Diese Aussage ist nicht korrekt. Als Ochronose bezeichnet man die Ablagerung von Homogentisinsäure in Sehnen, Haut und Knorpel, nicht aber nur die Erhöhung des Homogentisinsäurespiegels im Blut.

II Diese Aussage ist korrekt. Mit Ochronose ist die Ablagerung in Sehnen, Haut und Knorpel gemeint.

III Diese Aussage ist nicht korrekt. Hierbei kommt es zu Ablagerung von Homogentisinsäure und nicht zur erhöhten Konzentration von Homocystein.

Nr. 5

Erläuterungen: **Lösung A**

(A) Die Eltern sind phänotypisch gesund, das bedeutet, dass sie heterozygot für das defekte Gen sind. In diesem Fall besteht nur ein 25%iges Risiko für ihre Kinder, dass sie homozygot für das Gen sind. Siehe Abbildung:

a = krankes Gen

Frau \ Mann	**A**	**a**
A	AA	Aa
a	Aa	aa

Bei einer rezessiven Erkrankung muss das defekte Gen homozygot vorliegen. Dies gilt nur in 25 % der Fälle (aa). Alle anderen Kinder (75 %) sind phänotypisch gesund. 50 % der Kinder sind Konduktoren, da sie für das defekte Gen heterozygot sind (Aa), 25 % der Kinder tragen homozygot das gesunde Gen (AA).

Nr. 6

Erläuterungen: Lösung D

(A) Phenylketonurie wird autosomal-rezessiv vererbt. Dies bedeutet, man ist nur krank, wenn man beide Gene von den Eltern erhält. 25 % der Kinder besitzen beide gesunden Gene, 50 % der Kinder sind Träger und 25 % der Kinder sind krank/homozygot für den Gendefekt.

Frau \ Mann	**A**	**a**
A	AA	Aa
a	Aa	aa

Da die junge Frau nicht krank ist, ist sie folglich nicht homozygot für das defekte Gen. Nun besteht die Möglichkeit, dass sie heterozygot ist bzw. homozygot für das gesunde Gen. Bei den verbleibenden Möglichkeiten (AA, 2 × Aa) beträgt die Wahrscheinlichkeit, dass sie homozygot ist, ⅓, und dass sie heterozygot ist, ⅔. Die Wahrscheinlichkeit, dass sie heterozygot ist, beträgt ⅔ = 66 % (grau hinterlegt).

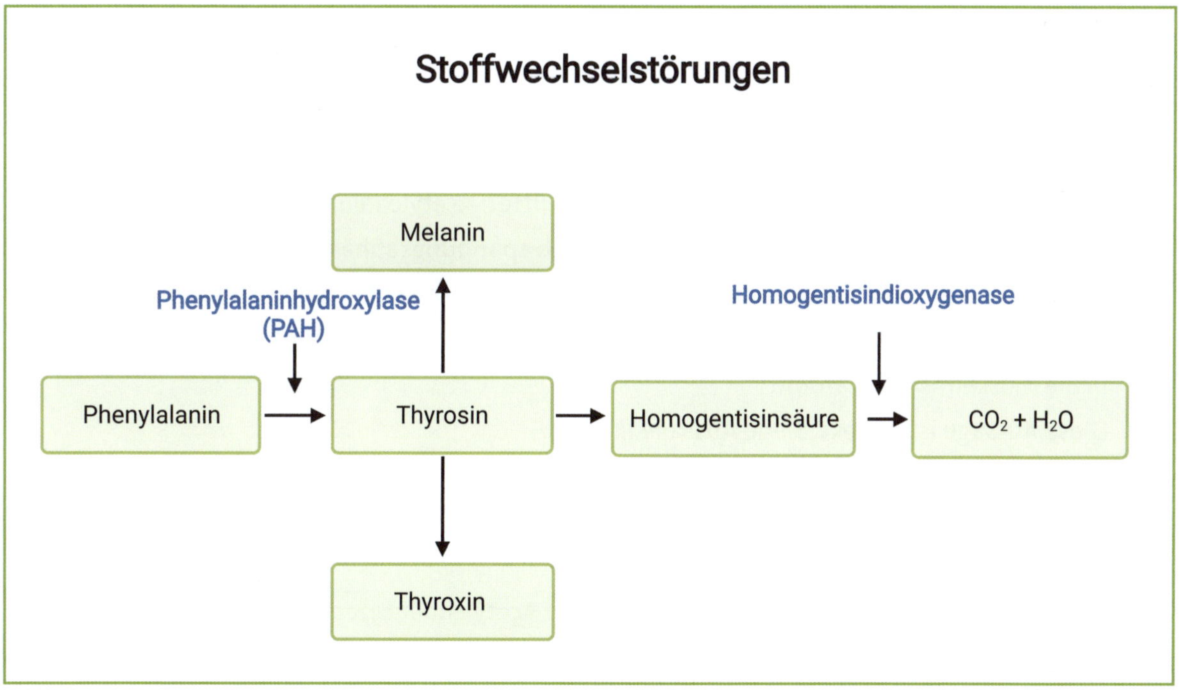

7.8.2 Myasthenia gravis

Nr. 7

Erläuterungen: Lösung A

(A) Diese Aussage ist nicht korrekt. Calcium strömt über präsynaptische spannungsabhängige Calciumkanäle nicht in die Vesikel, sondern in die Präsynapse.

(B) Diese Aussage ist korrekt. Eine Depolarisierung, also elektrische Spannungsänderung der Zellmembran, bewirkt den Natriumeinstrom über spannungsabhängige Natriumkanäle in die Muskelfaser.

(C) Diese Aussage ist korrekt. Der Botenstoff Acetylcholin bewirkt den Natriumeinstrom über nikotinerge Acetylcholinrezeptoren in die Muskelfaser.

(D) Diese Aussage ist korrekt. Ein Aktionspotenzial, also eine elektrische Spannungsänderung der Zellmembran, bewirkt den Calciumeinstrom über Dihydropyridin-Rezeptoren in die Muskelfaser.

(E) Diese Aussage ist korrekt. Der Botenstoff Acetylcholin bewirkt über nikotinerge Acetylcholinrezeptoren einen Natriumeinstrom, der die Postsynapse depolarisiert.

Nr. 8

Erläuterungen: Lösung E

I Diese Aussage ist korrekt. Ein Aktionspotenzial des α-Motoneurons führt zur Öffnung präsynaptischer spannungsabhängiger Calciumkanäle, über die Calcium in die Präsynapse, das Endstück des α-Motoneurons, einfließt.

II Diese Aussage ist korrekt. Ein Aktionspotenzial des α-Motoneurons bewirkt wie oben beschrieben (s. Aussage I) einen Calciumeinstrom in die Präsynapse. Dadurch wird Acetylcholin in den synaptischen Spalt ausgeschüttet. Acetylcholin bewirkt an der Muskelfaser einen Natriumeinstrom, wodurch sich schließlich spannungsabhängige Natriumkanäle öffnen und ein Aktionspotenzial generiert wird. Das Aktionspotenzial breitet sich über die Muskelfaser aus und führt zur Öffnung spannungsabhängiger Calciumkanäle, sodass Calcium in die Muskelfaser einströmt.

III Diese Aussage ist korrekt. Siehe Aussage II.

Nr. 9

Erläuterungen: Lösung B

I Diese Aussage ist nicht korrekt. Die nikotinergen Acetylcholinrezeptoren sind nicht spannungsabhängig, sie reagieren auf ein chemisches Signal, den Botenstoff Acetylcholin.

II Diese Aussage ist nicht korrekt. Acetylcholin wird nicht in der Postsynapse, sondern in der Präsynapse ausgeschüttet.

III Diese Aussage ist korrekt. Antikörper gegen präsynaptische spannungsabhängige Calciumkanäle reduzieren die Acetylcholinfreisetzung in den synaptischen Spalt. Antikörper gegen nikotinerge Acetylcholinrezeptoren beeinflussen die Signalübertragung von Acetylcholin auf die Muskelzelle, jedoch nicht die Acetylcholinfreisetzung in den synaptischen Spalt. Somit befindet sich bei Antikörpern gegen nikotinerge Acetylcholinrezeptoren mehr Acetylcholin im synaptischen Spalt als bei Antikörpern gegen präsynaptische spannungsabhängige Calciumkanäle.

Nr. 10

Erläuterungen: Lösung B

I Diese Aussage ist nicht korrekt. Muskarinerge, nicht nikotinerge Acetylcholinrezeptoren wirken G-Protein-vermittelt, sodass Antikörper gegen nikotinerge Acetylcholinrezeptoren keinen Einfluss nehmen.

II Diese Aussage ist korrekt. Spannungsabhängige Calciumkanäle der Präsynapse dienen der Acetylcholinfreisetzung. Acetylcholin bewirkt die Blasenentleerung. Eine Blockade durch Antikörper führt dementsprechend zu einer reduzierten Acetylcholinfreisetzung, sodass auch die Blasenentleerung vermindert ist.

III Diese Aussage ist nicht korrekt. Die Speichelproduktion ist über muskarinerge Acetylcholinrezeptoren vermittelt, dementsprechend hat eine Blockade der nikotinergen Acetylcholinrezeptoren durch Antikörper keinen Effekt darauf.

Nr. 11

Erläuterungen: Lösung D

(A) Diese Aussage ist nicht korrekt. Physostigmin erhöht die Acetylcholinkonzentration im synaptischen Spalt, sodass sich die nikotinergen Acetylcholinrezeptoren vermehrt öffnen und Natriumionen in die Muskelfaser einströmen. Anschließend öffnen sich spannungsabhängige Natriumkanäle, die zu einem Aktionspotenzial führen, woraufhin sich spannungsabhängige Calciumkanäle öffnen und kontrahierendes Calcium, vermehrt einströmt, nicht weniger.

(B) Diese Aussage ist nicht korrekt. Physostigmin erhöht die Acetylcholinkonzentration im synaptischen Spalt, nicht im präsynaptischen Vesikel.

(C) Diese Aussage ist nicht korrekt. Über Dihydropyridinrezeptoren fließen Calciumionen, nicht Natriumionen ein.

(D) Diese Aussage ist korrekt. Physostigmin erhöht Acetylcholin im synaptischen Spalt. Acetylcholin bewirkt einen Natriumeinstrom in die Muskelfaser über nikotinerge Acetylcholinrezeptoren, sodass die Membran depolarisiert wird. Dies bewirkt die Öffnung spannungsabhängiger Natriumkanäle, die die Ausbildung von Aktionspotenzialen auslösen.

(E) Diese Aussage ist nicht korrekt. An der Muskelfaser finden sich nikotinerge, nicht muskarinerge Acetylcholinrezeptoren.

Nr. 12

Erläuterungen: Lösung B

(A) Diese Aussage ist nicht korrekt. Antikörper gegen präsynaptische spannungsabhängige Calciumkanäle reduzieren die Calcium-vermittelte Acetylcholinfreisetzung in den synaptischen Spalt. Im Auge bewirkt Acetylcholin die Verengung der Pupillen, sodass bei einer Blockade der spannungsabhängigen Calciumkanäle die Pupillenverengung gehemmt wird. Eine immunsuppressive Therapie führt dazu, dass weniger Antikörper gebildet werden, sodass sich die Pupillen wieder verengen können.

(B) Diese Aussage ist korrekt. Physostigmin reduziert den Abbau von Acetylcholin. Die Acetylcholinwirkung wird also verstärkt. Im Herzen bewirkt Acetylcholin eine Hyperpolarisation, wodurch die Häufigkeit der Kontraktionen und damit die Herzfrequenz gesenkt wird. Bei einer reduzierten Herzfrequenz spricht man von einer Bradykardie.

(C) Diese Aussage ist nicht korrekt. Bei Antikörpern gegen nikotinerge Acetylcholinrezeptoren ist die Acetylcholinfreisetzung der Präsynapse normal, nur die Wirkung über nikotinerge Acetylcholinrezeptoren ist blockiert. Eine Immunsuppression, die die Antikörper reduziert, hat also keinen Einfluss auf die Acetylcholinfreisetzung.

(D) Diese Aussage ist nicht korrekt. Physostigmin reduziert den Abbau von Acetylcholin im synaptischen Spalt, sodass der Calciumeinstrom der Postsynapse erhöht wird, nicht aber der Calciumeinstrom in der Präsynapse.

(E) Diese Aussage ist nicht korrekt. Die Schweißproduktion wird über muskarinerge, nicht nikotinerge Acetylcholinrezeptoren vermittelt.

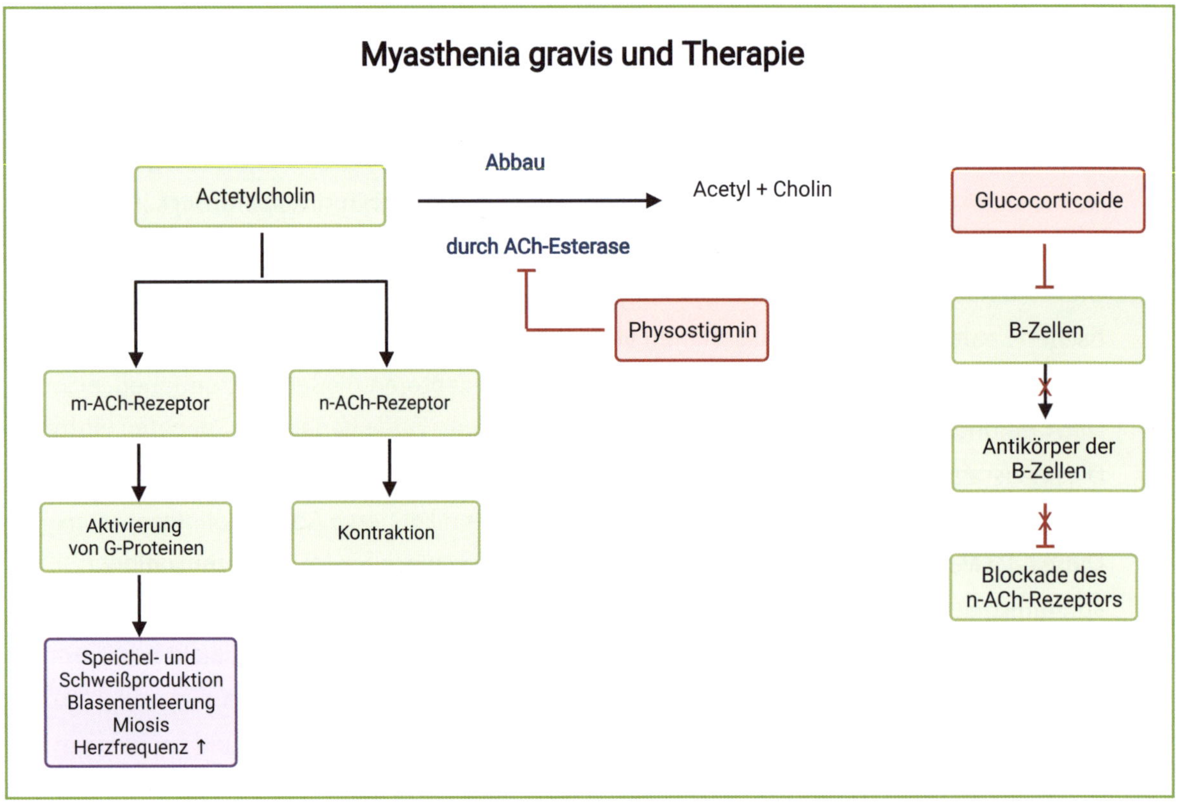

7.8.3 Regulation der Nahrungsaufnahme

Nr. 13

Erläuterungen: Lösung A

(A) Diese Aussage ist nicht korrekt. Bei Stimulation des Hungerzentrum steigt die Nahrungsaufnahme. Bei erhöhter Nahrungsaufnahme werden körpereigene Energiereserven in Form von Fett angelegt, man nimmt also zu und nicht ab.

(B) Diese Aussage ist korrekt. Das Sattheitszentrum hemmt den Appetit und die Nahrungsaufnahme. Der Ausfall führt folglich zum Ansteigen von Appetit und Nahrungsaufnahme. Durch eine erhöhte Nahrungsaufnahme werden körpereigene Energiereserven aufgebaut.

(C) Diese Aussage ist korrekt. Im ventromedialen Hypothalamus liegt das Sattheitszentrum. Eine Stimulation führt dazu, dass die Nahrungsaufnahme reduziert wird, dementsprechend nimmt man an Gewicht ab.

(D) Diese Aussage ist korrekt. Im lateralen Hypothalamus liegt das Hungerzentrum. Das Hungerzentrum aktiviert die Nahrungsaufnahme. Bei einem Ausfall sinkt dementsprechend die Nahrungsaufnahme. Bei niedriger Nahrungsaufnahme werden körpereigene Energiespeicher abgebaut, man nimmt an Gewicht ab.

(E) Diese Aussage ist korrekt. Im ventromedialen Hypothalamus liegt das Sattheitszentrum. Das Sattheitszentrum hemmt die Nahrungsaufnahme. Beim Ausfall steigt somit die Nahrungsaufnahme an, wodurch körpereigene Energiespeicher aufgebaut werden. Der Aufbau von körpereigenen Energiespeichern fällt unter eine anabole Stoffwechsellage.

Nr. 14

Erläuterungen: Lösung D

I Diese Aussage ist korrekt. Hohe Leptin- und Insulinkonzentrationen führen zur vermehrten Ausschüttung von α-MSH, das in Folge das Sattheitszentrum stimuliert. Gleichzeitig wird die Ausschüttung von NYP gehemmt, das normalerweise das Hungerzentrum aktiviert. Werden nun niedrige Leptin- und Insulinkonzentrationen beobachtet, so führen diese dazu, dass durch den Abfall an α-MSH das Sattheitszentrum nicht aktiviert wird und gleichzeitig die Bildung von NYP nicht mehr gehemmt wird, es kommt zu einer verstärkten Bildung von NYP und infolgedessen wird das Hungerzentrum stimuliert.

II Diese Aussage ist nicht korrekt. Wie unter I. beschrieben, würde genau das Gegenteil eintreten. Hohe α-MSH-Konzentrationen und niedrige NYP-Konzentrationen liegen vor, wenn die Insulin- und Leptinkonzentrationen hoch sind.

III Diese Aussage ist korrekt. Das Sattheitszentrum wird durch hohe α-MSH-Konzentrationen stimuliert. Bei niedrigen α-MSH-Konzentrationen erfolgt keine Stimulierung. Gleichzeitig wird das Hungerzentrum durch α-MSH gehemmt. Entfällt diese Hemmung, da die α-MSH-Konzentration niedrig ist, wird das Hungerzentrum aktiviert. Bei niedrigen Insulin- und Leptinkonzentrationen entfällt die Hemmung der NYP-bildenden Neuronen und somit steigt die Konzentration an NYP, wodurch das Hungerzentrum aktiviert wird.

Nr. 15

Erläuterungen: Lösung C

(A) Diese Aussage ist nicht korrekt. Leptin wird im Fettgewebe und nicht in der Bauchspeicheldrüse gebildet.

(B) Diese Aussage ist nicht korrekt. α-MSH bindet im Hungerzentrum an Melanocortin-Rezeptor-4.

(C) Diese Aussage ist korrekt. Leptin wird bei zunehmender Füllung der Energiereserven gebildet. Es bindet an Leptinrezeptoren im Nucleus arcuatus, wodurch α-MSH ausgeschüttet und das Sattheitszentrum stimuliert wird. Bei reduzierten Energiespeichern laufen also gegenteilige Prozesse ab: Es wird weniger Leptin gebildet und bindet an Leptinrezeptoren im Nucleus arcuatus, sodass weniger α-MSH ausgeschüttet wird und die Stimulation des Sattheitszentrums geringer ausfällt.

(D) Diese Aussage ist nicht korrekt. Leptin wird abhängig von der Füllung der körpereigenen Energiereserven ausgeschüttet, nicht als direkte Reaktion auf den Blutzuckerspiegel.

(E) Diese Aussage ist nicht korrekt. α-MSH wird im Nucleus arcuatus gebildet, nicht im ventromedialen Hypothalamus.

Nr. 16

Erläuterungen: Lösung B

I Diese Aussage ist nicht korrekt. Medikamente, die die NPY-bildenden Neuronen im Ncl. arcuatus aktivieren, führen zu einer Entstehung des Hungergefühls.

II Diese Aussage ist korrekt. Medikamente, die wie α-MSH-Rezeptor-Agonisten wirken, stimulieren das Sattheitszentrum und führen zu einer geringeren Nahrungsaufnahme.

III Diese Aussage ist nicht korrekt. Würde man die α-MSH-Konzentration senken, würde das Sattheitszentrum nicht mehr aktiviert werden.

Nr. 17

Erläuterungen: Lösung B

(A) Diese Aussage ist korrekt. Durch Leptin wird die α-MSH-Ausschüttung normalerweise erhöht. α-MSH stimuliert das Sattheitszentrum und hemmt das Hungerzentrum, sodass die Nahrungsaufnahme reduziert wird und der Körper zunehmend körpereigene Energiereserven abbauen muss (katabole Stoffwechsellage), anstatt diese aufzubauen (anabole Stoffwechsellage). Bei einem Ausfall von α-MSH bleiben diese Vorgänge aus.

(B) Diese Aussage ist nicht korrekt. Leptin führt über Leptinrezeptoren im Nucleus arcuatus zu einer Ausschüttung von α-MSH, welches erst daraufhin den ventromedialen Hypothalamus bzw. das Sattheitszentrum aktiviert. Bei einem Ausfall des ventromedialen Hypothalamus ist die α-MSH-Ausschüttung also unbeeinträchtigt.

(C) Diese Aussage ist korrekt. Auf dem ob-Gen liegen die Informationen zum Bau von Leptinrezeptoren. Bei einem Defekt kommt es folglich zu einem Defekt der Leptinrezeptoren. Leptinrezeptoren finden sich im Nucleus arcuatus und im Endothel in den Blutgefäßen im Gehirn. Am Endothel sind Leptinrezeptoren wichtig für die Aufnahme von Leptin in das Gehirn. Dort angekommen sorgt Leptin im Nucleus arcuatus über Leptinrezeptoren für eine α-MSH-Ausschüttung. Daraufhin wird das Sattheitszentrum aktiviert und das Hungerzentrum gehemmt, sodass die Nahrungsaufnahme abnimmt. Bei einem Defekt der Leptinrezeptoren bleibt die Reduktion der Nahrungsaufnahme also aus.

(D) Diese Aussage ist korrekt. Die Leptinrezeptoren der Endothelzellen dienen dem Transport von Leptin vom Blut in das Gehirn. Bei einem Defekt kann Leptin folglich nicht in das Gehirn transportiert werden.

(E) Diese Aussage ist korrekt. Durch Leptin ausgeschüttetes α-MSH bindet im Hungerzentrum an Melanocortin-Rezeptor-4. Dadurch wird das Hungerzentrum normalerweise gehemmt und der Appetit sinkt. Bei einem Defekt des Melanocortin-Rezeptors-4 werden das Hungerzentrum und somit der Appetit folglich weniger gehemmt.

Nr. 18

Erläuterungen: Lösung D

(A) Diese Aussage ist nicht korrekt. Die bariatrische Chirurgie kommt ohne vorliegende Begleiterkrankungen erst ab einem BMI von ≥40 zum Einsatz. Bei der beschriebenen Person liegt der BMI bei 35 (140/ (2*2) = 35).

(B) Diese Aussage ist nicht korrekt. Die bariatrische Chirurgie kommt als letzte Option und nicht in erster Linie infrage.

(C) Diese Aussage ist nicht korrekt. Von Adipositas spricht man ab einem BMI von ≥30. Bei der beschriebenen Person liegt der BMI bei 28, sie ist somit übergewichtig.

(D) Diese Aussage ist korrekt. Bei der beschriebenen Person liegt der BMI bei 32 (128/ (2*2) = 32). Die bariatrische Chirurgie kommt auch bei einer assoziierten Begleiterkrankung wie dem Diabetes mellitus Typ II erst ab einem BMI ≥35 infrage.

(E) Diese Aussage ist nicht korrekt. Bei der beschriebenen Person liegt der BMI bei 28 (112/ (2*2) = 28), somit ist sie nicht adipös, sondern übergewichtig.

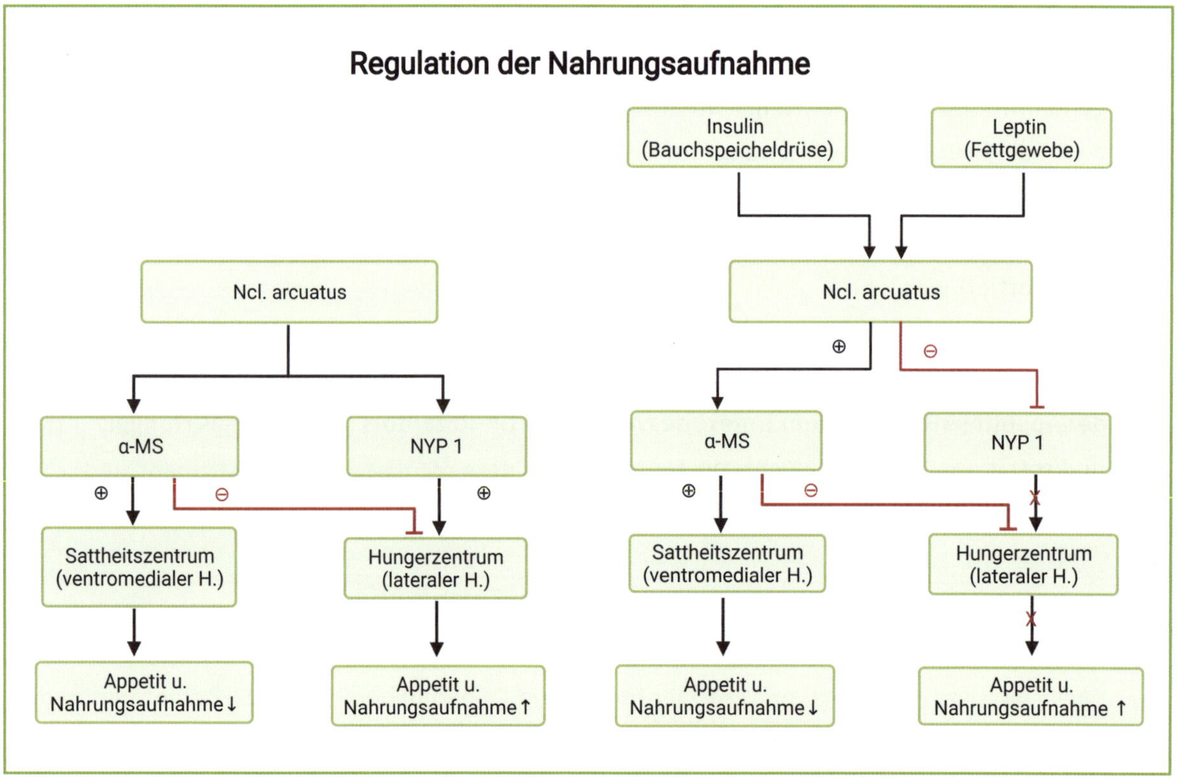

7.8.4 Basalganglien

Nr. 19

Erläuterungen: Lösung B

I Diese Aussage ist nicht korrekt. Das mediale Pallidumsegment hemmt den Thalamus (s. u.), somit wirkt es motorikhemmend.

II Diese Aussage ist nicht korrekt. Der Thalamus wirkt über glutamaterge Neuronen fördernd auf den Kortex, der Bewegung aktiviert.

III Diese Aussage ist nicht korrekt. Der Nucleus subthalamicus aktiviert das mediale Pallidumsegment und wirkt somit motorikhemmend.

Nr. 20

Erläuterungen: Lösung C

(A) Diese Aussage ist nicht korrekt. Der motorikhemmende Anteil des Striatums hemmt das laterale Pallidumsegment, nicht das mediale.

(B) Diese Aussage ist nicht korrekt. Der Nucleus subthalamicus ist Teil der Nebenschleife und nicht der Hauptschleife.

(C) Diese Aussage ist korrekt. In der Nebenschleife wird über die Hemmung des lateralen Pallidumsegments durch den motorikhemmenden Anteil des Striatums der Nucleus subthalamicus enthemmt. Dieser wirkt über glutamaterge Neuronen aktivierend auf das mediale Pallidumsegment.

(D) Diese Aussage ist nicht korrekt. Das laterale Pallidumsegment wirkt motorikfördernd, nicht hemmend. Es hemmt den Nucleus subthalamicus, welcher das mediale Pallidumsegment aktiviert. Das mediale Pallidumsegment wirkt hemmend auf den Thalamus und damit auf die Bewegungsaktivierung im motorischen Kortex.

(E) Diese Aussage ist nicht korrekt. Die Neuronen aus dem medialen Pallidumsegment sind GABAerg, nicht glutamaterg.

Nr. 21

Erläuterungen: Lösung E

(A) Diese Aussage ist korrekt. An D2-Rezeptoren wirkt Dopamin hemmend. D2-Rezeptoren finden sich im Striatum im motorikhemmenden Anteil, sodass Dopamin durch dessen Hemmung motorikfördernd wirkt.

(B) Diese Aussage ist korrekt. In der Nebenschleife enthemmt der motorikhemmende Anteil des Striatums den Nucleus subthalamicus, der Glutamat freisetzt. An D2-Rezeptoren im motorikhemmenden Anteil des Striatums wirkt Dopamin hemmend, somit wird der Nucleus subthalamicus gehemmt und weniger Glutamat freigesetzt.

(C) Diese Aussage ist korrekt. An D1-Rezeptoren wirkt Dopamin aktivierend. D1-Rezeptoren finden sich im Striatum im motorikfördernden Anteil, welcher bei Aktivierung den Thalamus enthemmt.

(D) Diese Aussage ist korrekt. Dopamin hemmt über den motorikhemmenden Anteil des Striatums die Nebenschleife und über den motorikfördernden Anteil des Striatums wird die Hauptschleife aktiviert. Beides führt schließlich dazu, dass am medialen Pallidumsegment weniger GABA freigesetzt wird.

(E) Diese Aussage ist nicht korrekt. Die D2-Rezeptoren befinden sich im motorikhemmenden Anteil des Striatums, nicht im motorikfördernden Anteil.

Nr. 22

Erläuterungen: Lösung A

I Diese Aussage ist korrekt. Dopamin hemmt den motorikhemmenden Anteil des Striatums über D2-Rezeptoren und wirkt somit motorikfördernd. Dopamin aktiviert den motorikfördernden Anteil des Striatums über D1-Rezeptoren, was zusätzlich motorikfördernd wirkt.

II Diese Aussage ist nicht korrekt. Über die glutamatergen Neuronen des Kortex beim Parkinson trifft der Text keine Aussage. Diese sind nicht zu verwechseln mit den glutamatergen Neuronen des Thalamus, welche in den motorischen Kortex ziehen.

III Diese Aussage ist nicht korrekt. Haloperidol wird als Antipsychotikum gegen Wahnvorstellungen/Halluzinationen eingesetzt und kann als unerwünschte Nebenwirkung einen sekundären Parkinson auslösen.

Nr. 23

Erläuterungen: Lösung E

I Diese Aussage ist korrekt. Ropinirol wirkt wie Dopamin. Dopamin wirkt im Brechzentrum übelkeitserregend.

II Diese Aussage ist korrekt. Dopamin wirkt über beide Rezeptortypen motorikfördernd. Als Gegenspieler von Dopamin wirkt Haloperidol dieser motorikfördernden Wirkung entgegen und kann somit Parkinson-Symptome hervorrufen.

III Diese Aussage ist korrekt. L-Dopa wird auch in Kombination mit Benserazid, da es die Blut-Hirn-Schranke nicht passieren kann, im Gehirn zu wirksamem Dopamin umgewandelt. Halluzinationen sind eine zentrale Nebenwirkung von L-Dopa, können also trotz der Kombination mit Benserazid auftreten.

Nr. 24

Erläuterungen: Lösung A

(A) Diese Aussage ist korrekt. Metoclopramid ist ein Gegenspieler von Dopamin, der die Blut-Hirn-Schranke passieren kann. Beim Morbus Parkinson liegt ein Dopaminmangel vor. Dementsprechend verstärkt ein Dopamin-Gegenspieler den Dopaminmangel und so auch die Symptome.

(B) Diese Aussage ist nicht korrekt. Eine Blutdrucksenkung kann eine Nebenwirkung durch Dopamin sein. L-Dopa wird im Körper zu wirksamem Dopamin umgewandelt. Ropinirol wirkt ebenfalls wie Dopamin. Die Nebenwirkungen von L-Dopa können in Kombination mit einem Decarboxylasehemmer wie Benserazid gehemmt werden, da dieser die Aktivierung zu wirksamem Dopamin hemmt. Ein Decarboxylasehemmer ist in der Antwortmöglichkeit jedoch nicht genannt.

(C) Diese Aussage ist nicht korrekt. Benserazid hemmt die Umwandlung von L-Dopa zu wirksamem Dopamin. Ropinirol muss jedoch nicht durch die Decarboxylase aktiviert werden, sondern wirkt direkt wie Dopamin, sodass Decarboxylasehemmer keinen Einfluss auf die dadurch entstehenden Nebenwirkungen haben.

(D) Diese Aussage ist nicht korrekt. Ein Parkinson-Syndrom wird ausgelöst, wenn es im Gehirn, genauer in der Substantia nigra, zu einem Dopaminmangel kommt. Domperidon ist zwar ein Gegenspieler von Dopamin, kann die Blut-Hirn-Schranke allerdings nicht überwinden. Dementsprechend sind die Nervenzellen der Basalganglienschleife vor der dopaminsenkenden Wirkung geschützt.

(E) Diese Aussage ist nicht korrekt. Haloperidol ist ein Dopaminantagonist. Laut Text wirken Dopaminantagonisten gegen Übelkeit.

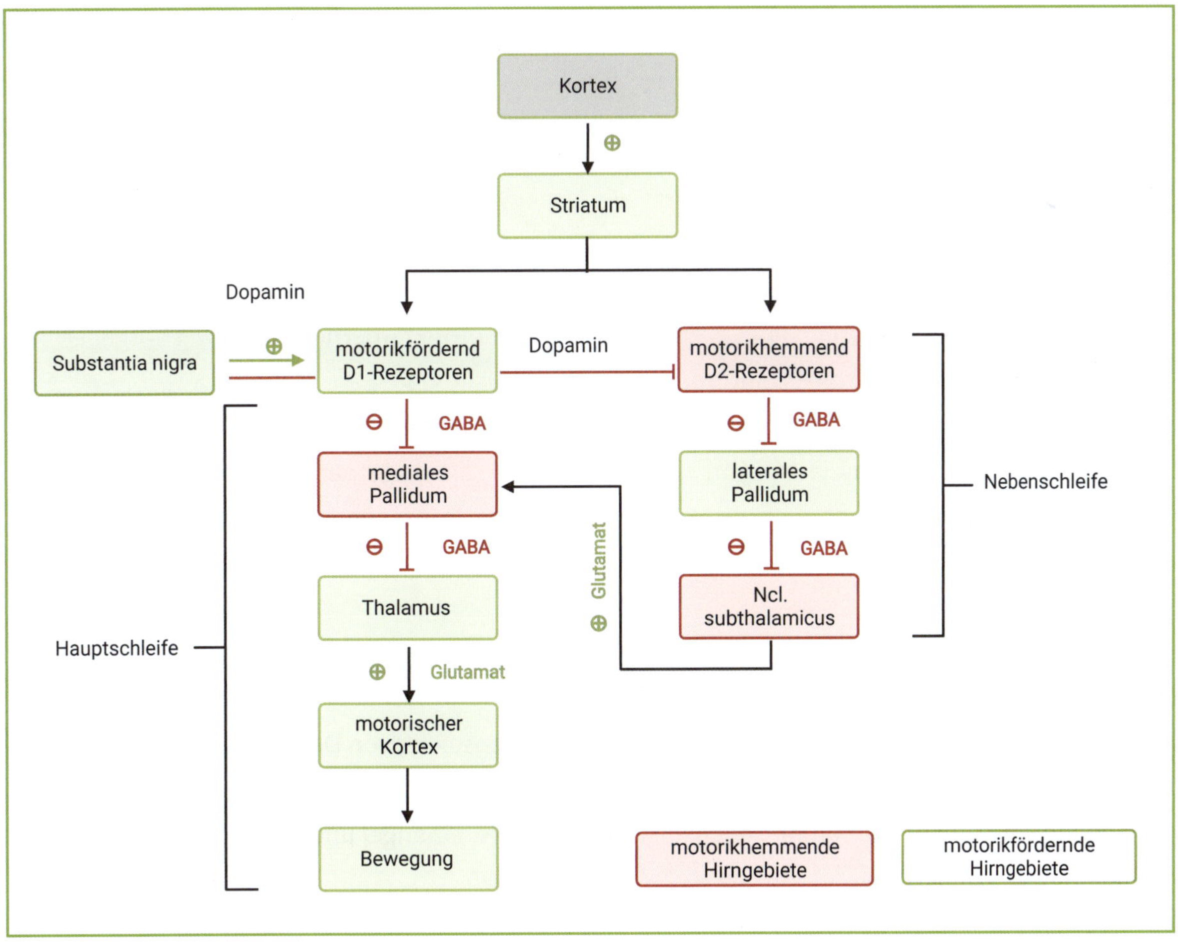

8 Wie Du weiter üben kannst

8.1 Buchempfehlungen

Unsere Buchreihe

Mit unserer Buchreihe „TMS/EMS-Vorbereitung“ kannst Du Dich auf alle Untertests des TMS und EMS vorbereiten. Da sich jedes Buch mit einem spezifischen Bereich beschäftigt, kannst Du Dich damit eigenständig und unabhängig von den anderen Büchern auf jeden Untertest fokussieren. Ausführliche Bearbeitungsstrategien und Tipps helfen Dir dabei.

Unsere Aufgaben sind von Medizinern, Naturwissenschaftlern und erfolgreichen TMS-Absolvierenden (Ergebnisse über 90 %) entwickelt und überprüft worden, sodass Du Dich optimal und den aktuellen Standards entsprechend auf den Text vorbereiten kannst.

Aus unserer Buchreihe sind für den TMS erschienen:

1. Muster zuordnen
2. Medizinisch-naturwissenschaftliches Grundverständnis
3. Schlauchfiguren
4. Quantitative und formale Probleme
5. Figuren und Fakten lernen
6. Textverständnis
7. Diagramme und Tabellen
8. Mathematik im TMS
9. Medizin Basics

Aus unserer Buchreihe ist für den EMS erschienen:

- Konzentriertes und sorgfältiges Arbeiten

8.2 Kurse

Ein vorbereitender Kurs ist kein Muss, kann Dich aber bei einer gezielten und vertiefenden Vorbereitung unterstützen. Wir bieten Dir ein breitgefächertes Kursangebot, das auf unserer mehrjährigen Erfahrung im Bereich Intensivkurse beruht. Darüber hinaus haben wir das Feedback zahlreicher Kursteilnehmenden und eine detaillierte Analyse des TMS in unser Kurskonzept integriert. Unser Ziel ist es, dass wirklich alle unsere Kursteilnehmenden ein hervorragendes Ergebnis im TMS erreichen und ihren gewünschten Studienplatz erhalten.

Unser Kursangebot findet ihr auf unserer Homepage: **www.med2university.de**

TMS-Vorbereitungskurse in Präsenz und Online:
Seit 2020 bieten wir 5-tägige TMS-Intensivkurse mit **intensivem Mathematiktraining** für den Medizinertest (TMS) an. Hierfür haben wir ein **spezielles Kurskonzept** erarbeitet, das sich im Vergleich zu anderen angebotenen Kursen durch seine **besondere Schwerpunktsetzung** auszeichnet. In unseren Kursen konzentrieren wir uns vor allem auf die anspruchsvollen Untertests „Quantitative und formale Probleme“, „Diagramme und Tabellen“, „Medizinisch-naturwissenschaftliches Grundverständnis“ und „Textverständnis“. Darüber hinaus legen wir besonderen Wert auf ein **gutes Mathetraining**.

Unsere Kurse werden alle von erfahrenen Dozenten geleitet: Das Mathematiktraining, die Untertests „Quantitative und formale Probleme“ und „Diagramme und Tabellen“ werden von **Naturwissenschaftler*innen, die Mathematik, Chemie oder Physik** studiert haben, unterrichtet, die anderen Untertests von ehemaligen TMS-Teilnehmenden, die mindestens einen Prozentrang von 90 % erzielten. **Auf diese Weise ist ein hohes und erfolgversprechendes Kursniveau gewährleistet.**

Seminar Medizin Basics
Dieses 2-tägige Seminar vermittelt **ausgewähltes medizinisches Grundlagenwissen**, das Dir bei der Bearbeitung der überwiegend medizinisch ausgerichteten Untertests „Medizinisch-naturwissenschaftliches Grundverständnis“ und „Textverständnis“ enorm helfen wird. Der Erfolg unserer bisherigen Seminarteilnehmenden bestätigt uns den positiven Effekt.

9 Literaturverzeichnis

[1] ITB (Hrsg.), *Test für medizinische Studiengänge TMS Informationsbroschüre 2020 und 2021;* http://www.tms-info.org.

Für die Erstellung der Texte wurden folgende Lehrbücher verwendet:

Gerhard Aumüller et. al, *Anatomie, Duale Reihe*. Stuttgart: Thieme 2007.
Adolf Falke, Michael Schünke, *Der Körper des Menschen*. Stuttgart: Thieme 2008.
Astrid Hick, Christian Hick, *Intensivkurs Physiologie*. München: Urban & Fischer 2009.
Rainer Klinke et al, *Physiologie*. Stuttgart: Thieme 2010.
Steffen Kautzig, Herbert Renz-Polster, *Basislehrbuch Innere Medizin*. München: Urban & Fischer 2008.
Jürgen Schatz, Robert Tammer, *Erste Hilfe – Chemie und Physik für Mediziner*. Berlin: Springer 2012.

Abbildungen:
Alle Abbildungen wurden mit BioRender.com erstellt.

Eigene Notizen